临床常见疾病护理实践

LINCHUANG CHANGJIAN JIBING HULI SHIJIAN

范　萌　赵春芳　李晓萍　李　玮　刘新颖 主编

山东大学出版社

SHANDONG UNIVERSITY PRESS

·济南·

图书在版编目（CIP）数据

临床常见疾病护理实践／范萌等主编. —济南：
山东大学出版社，2021.9
ISBN 978-7-5607-6175-6

Ⅰ.①临… Ⅱ.①范… Ⅲ.①常见病－护理 Ⅳ.
① R47

中国版本图书馆 CIP 数据核字（2021）第 206263 号

策划编辑	徐　翔
责任编辑	徐　翔
文案编辑	毕玉璇
封面设计	宗　宁

出版发行　山东大学出版社
社　　址　山东省济南市山大南路20号
邮政编码　250100
发行热线　（0531）88363008
经　　销　新华书店
印　　刷　山东麦德森文化传媒有限公司
规　　格　787毫米×1092毫米　1/16
　　　　　18.75印张　2彩插　480千字
版　　次　2021年9月第1版
印　　次　2021年9月第1次印刷
定　　价　158.00元

编委会

◎ **主　编**

范　萌　赵春芳　李晓萍　李　玮
刘新颖

◎ **副主编**

王治云　王丹丹　周　璇　钟素妹
刘艳芹　李海瑞　朱　慧　张静静

◎ **编　委**（按姓氏笔画排序）

王丹丹（金乡县人民医院）

王治云（青岛市第八人民医院）

朱　慧（襄阳市中医医院）

刘艳芹（金乡县人民医院）

刘新颖（莱州市第二人民医院）

李　玮（菏泽市定陶区人民医院）

李晓萍（寿光市人民医院）

李海瑞（金乡县人民医院）

张静静（德州市第七人民医院）

范　萌（兖州区人民医院）

周　璇（金乡县人民医院）

赵春芳（寿光市人民医院）

钟素妹（广州市红十字会医院）

前 言
FOREWORD

护理学是将自然科学与社会科学紧密联系起来的、为人类健康服务的综合性应用科学。护理工作是医疗工作的重要组成部分，现代医学发展日新月异，护理工作也更趋多元化，护理模式、护理观念不断更新，"以人为中心"的整体护理理念深入人心，这对护理人员的知识结构和临床技能也提出了更高的要求。为适应医学科学理论和临床研究迅速发展的形势，护理理论与技术也进行了相应的革新。为了满足新入门护士、实习护士及低年资专科护士的需求，编者编写了这本《临床常见疾病护理实践》。

本书大体结构以人体的系统为框架，将临床常见病、多发病按学科不同进行编排，内容包括普外科、胸外科、妇产科、儿科、耳鼻喉科、眼科、风湿免疫科、急诊科疾病以及危重症的护理，还拓展了部分血液透析护理技术的相关知识。本书突出实用性和实践性，编写重点放在了每个病的护理评估及护理措施上，要求详细、具体，条理清楚，层次分明，易于操作和评价。例如，临床表现按症状、体征分别描述；护理措施，如用药护理按药物的作用机制、常用药物及用法、疗效观察、不良反应及应用注意事项分别描述。本书在编写中，注重学科知识与专业需求相结合，以便于读者掌握并用于临床实践，真正实现了突出技能应用。

本书编写的目的是培养临床护理人员发现问题、分析问题、解决问题、独立思考的能力和评判性思维，以更好地满足时代需要，为患者服务。由于时间仓促，编者水平有限，编写难免有不足之处，希望广大读者及同行能给予批评指正，共同进步。

《临床常见疾病护理实践》编委会

2021 年 3 月

目 录
CONTENTS

第一章　普外科疾病的护理

第一节　急性阑尾炎

急性阑尾炎是普外科最常见的疾病之一,也是外科急腹症中最常见的疾病之一,其发病率约为 1‰。各年龄段人(包括妊娠期妇女)均可发病,但以青年最为多见。阑尾切除术是外科最常施行的一种手术。急性阑尾炎临床表现变化较多,需要与许多腹腔内、外疾病相鉴别。早期明确诊断,及时治疗,可使患者在短期内恢复健康。若延误诊治,则可能出现严重后果。因此,对本病的处理须予以重视。

一、病因

阑尾管腔较细且系膜短,常使阑尾扭曲,内容物排出不畅。阑尾管腔内本来就有许多微生物,远侧又是盲端,很容易发生感染。一般认为急性阑尾炎是由下列几种因素综合导致的。

（一）梗阻

梗阻为急性阑尾炎最常见的致病因素,常见的梗阻原因有:①便石和便块等堵塞;②寄生虫,如蛔虫堵塞;③阑尾系膜过短,造成阑尾扭曲,引起部分梗阻;④阑尾壁的改变,以往发生过急性阑尾炎后,肠壁可以纤维化,使阑尾腔变小,亦可减弱阑尾的蠕动功能。

（二）细菌感染

阑尾炎的发生也可能是细菌直接感染的结果。细菌可通过直接侵入、经由血运或邻接感染等方式侵入阑尾壁,从而导致阑尾的感染和炎症。

（三）其他

与急性阑尾炎发病有关的因素还有饮食习惯、遗传因素和胃肠道功能障碍等。阑尾先天性畸形,如阑尾过长、过度扭曲、管腔细小、血供不佳等都是易于发生急性炎症的条件。胃肠道功能障碍(如腹泻、便秘等)引起内脏神经反射,导致阑尾肌肉和血管痉挛,当超过正常强度时,可致阑尾管腔狭窄、血供障碍、黏膜受损,以致细菌入侵而发生急性炎症。

二、病理

根据急性阑尾炎的临床过程和病理解剖学变化,可将其分为四种病理类型,这些不同类型可

1

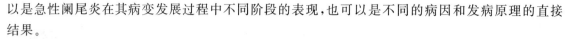

以是急性阑尾炎在其病变发展过程中不同阶段的表现,也可以是不同的病因和发病原理的直接结果。

(一)急性单纯性阑尾炎

阑尾轻度肿胀,浆膜表面充血。阑尾壁各层组织间均有炎性细胞浸润,以黏膜和黏膜下层最为显著。黏膜上可能形成小的溃疡和出现小的出血点,阑尾腔内可能有少量渗出液,临床症状和全身反应较轻,如能及时处理,其感染可以消退,炎症完全吸收,阑尾也可以恢复正常。

(二)急性化脓性阑尾炎

阑尾明显肿胀,壁内有大量炎性细胞浸润,可形成大量大小不一的微小脓肿。浆膜高度充血并有较多脓性渗出物,是机体炎症防御、局限化的一种表现。常有大网膜下移,包绕部分或全部阑尾。此类阑尾炎的阑尾已有不同程度的组织破坏,即使经保守治疗恢复,阑尾壁仍可留有瘢痕挛缩,致阑尾腔狭窄,因此日后炎症可反复发作。

(三)坏疽性及穿孔性阑尾炎

坏疽性及穿孔性阑尾炎是一种重型阑尾炎。根据阑尾血运阻断的部位,坏死范围可仅限于阑尾的一部分或累及整个阑尾。阑尾管壁坏死或部分坏死,呈暗紫色或黑色。阑尾腔内积脓,且压力升高,阑尾壁血液循环受阻。穿孔部位多位于阑尾根部和尖端。如穿孔未被包裹,感染继续扩散,则可引起急性弥漫性腹膜炎。

(四)阑尾周围脓肿

急性阑尾炎化脓坏疽或穿孔,如果此过程进展较慢,大网膜可移至右下腹部,将阑尾包裹并形成粘连,形成炎性肿块或阑尾周围脓肿。

阑尾穿孔并发弥漫性腹膜炎最为严重,常见于坏疽穿孔性阑尾炎。婴幼儿大网膜过短,妊娠期的子宫妨碍大网膜下移,故易于在阑尾穿孔后出现弥漫性腹膜炎。由于阑尾炎症严重,进展迅速,局部大网膜或肠祥粘连尚不足以局限之,故一旦穿孔,感染很快蔓及全腹腔。患者有全身性感染、中毒和脱水等现象,有全腹性的腹壁强直和触痛,并有肠麻痹的腹胀、呕吐等症状。如不经适当治疗,病死率很高;即使经过积极治疗后全身性感染获得控制,也常因出现盆腔脓肿、膈下脓肿或多发性腹腔脓肿等并发症而需多次手术引流,甚至遗下腹腔窦道、肠瘘、粘连性肠梗阻等并发症而使病情复杂、病期迁延。

三、临床表现

不论急性阑尾炎病因如何,亦不论其病理变化为单纯性、化脓性或坏疽性,在阑尾未穿孔、坏死或并有局部脓肿以前,临床表现大致相似。多数急性阑尾炎有较典型的症状和体征。

(一)症状

急性阑尾炎的症状一般表现在三个方面。

1.腹痛不适

腹痛不适是急性阑尾炎最常见的症状,约有98%的急性阑尾炎患者以此为首发症状。典型的急性阑尾炎腹痛开始时多在上腹部或脐周围,有时为阵发性,并常有轻度恶心或呕吐,一般持续6~36小时(通常约12小时)。当阑尾炎症涉及壁腹膜时,腹痛变为持续性并转移至右下腹部,疼痛加剧,不少患者伴有呕吐、发热等全身症状。此种转移性右下腹痛是急性阑尾炎的典型症状,70%以上的患者具有此症状。该症状在临床诊断上有重要意义。但也应该指出,不少患者的腹痛可能开始时即在右下腹,不一定有转移性腹痛,这可能与阑尾炎病理过程不同有关。没有明显管腔梗阻而直接发生的阑尾感染,可能一开始就是右下腹炎症持续性疼痛。在临床上,虽异位阑尾炎同样也可有初期梗阻性、后期炎症性腹痛,但其最后腹痛所在部位因阑尾部位不同而异。

腹痛的轻重程度与阑尾炎的严重性之间并无直接关系。虽然腹痛的突然减轻一般表示阑尾腔的梗阻已解除或炎症在消退,但有时因阑尾腔内压过大或组织缺血坏死,神经末梢失去感受和传导能力,腹痛也可减轻。有时阑尾穿孔以后,由于腔内压随之减低,自觉的腹痛也可突然消失。故腹痛减轻,必须伴有体征消失,方可视为病情好转的证据。

2.胃肠道症状

恶心、呕吐、便秘、腹泻等胃肠道症状是急性阑尾炎患者所常有的。呕吐是急性阑尾炎常见的症状,当阑尾管腔梗阻及炎症程度较重时更为突出。呕吐与发病前有无进食有关。阑尾炎发生于空腹时,往往仅伴有恶心;饱食后发生者多有呕吐;偶然于病程晚期亦见有恶心、呕吐者,则多由腹膜炎所致。食欲缺乏、不思饮食,则更是患者常见的症状。

当阑尾感染扩散至全腹时,恶心、呕吐可加重。其他胃肠道症状,如食欲缺乏、便秘、腹泻等也偶可出现,腹泻多由于阑尾炎症扩散至盆腔内形成脓肿,刺激直肠而引起肠功能亢进。此时患者常有排便不畅、便次增多、里急后重及便中带黏液等症状。

3.全身反应

急性阑尾炎患者的全身症状一般并不显著。当阑尾化脓坏疽并有扩散性腹腔内感染时,会出现明显的全身症状,如寒战、高热、反应迟钝或烦躁不安;当弥漫性腹膜炎严重时,会同时出现血容量不足与脓毒症表现,甚至有心、肺、肝、肾等生命器官功能障碍。

(二)体征

急性阑尾炎的体征在诊断上较自觉症状更具重要性。它的表现取决于阑尾的部位、位置的深浅和炎症的程度,常见的体征有下列几类。

1.患者体位

不少患者来诊时常弯腰行走,且往往以双手按在右下腹部。在床上平卧时,其右髋关节常呈屈曲状。

2.压痛和反跳痛

最主要和典型的症状是右下腹压痛,其存在是诊断阑尾炎的重要依据,典型的压痛较局限,位于麦氏点(阑尾点)或其附近。无并发症的阑尾炎压痛点比较局限,有时可以用一个手指在腹壁找到最明显压痛点。待出现腹膜炎时,压痛范围可变大,甚至全腹压痛,但压痛最剧点仍在阑尾部位。压痛点具有重大诊断价值,即使患者自觉腹痛尚在上腹部或脐周围,体检时往往已能发现在右下腹有明显的压痛点,常可借此获得早期诊断。

年老体弱、反应差的患者有时即使炎症很重,但压痛可能比较轻微,或必须深压才痛。压痛表明阑尾炎症的存在和其所在的部位,较转移性腹痛更具诊断意义。

反跳痛具有重要的诊断意义,体检时将压在局部的手突然松开,患者感到更重于压痛的剧烈疼痛。这是腹膜受到刺激的反应,可以更肯定局部炎症的存在。阑尾部位压痛与反跳痛的同时存在对诊断阑尾炎来说,比单个存在更有价值。

3.右下腹肌紧张和强直

肌紧张是腹壁对炎症刺激的反应性痉挛,强直则是一种不由自主的持续性、保护性的腹肌收缩,都见于阑尾炎症已超出浆膜并侵及周围脏器或组织时。检查腹肌有无紧张和强直,要求动作轻柔,患者情绪平静,以避免引起腹肌过度反应或痉挛,导致得出不正确结论。

4.疼痛试验

有些急性阑尾炎患者以下几种疼痛试验可能呈阳性,其主要原理是处于深部但有炎症的阑尾黏附于腰大肌或闭孔肌,在行以下各种试验时,局部受到明显刺激而出现疼痛。①结肠充气试验(Rovsing 征):深压患者左下腹部降结肠处,患者感到阑尾部位疼痛。②腰大肌试验:患者左侧卧,右腿伸直并过度后伸时阑尾部位出现疼痛。③闭孔内肌试验:患者屈右髋右膝并内旋时感到阑尾部位疼痛。④直肠内触痛:直肠指检时按压右前壁,患者有疼痛感。

(三)化验

急性阑尾炎患者的血常规、尿常规检查有一定的重要性。90％的患者常有白细胞计数增多,是临床诊断的重要依据,一般为$(10\sim15)\times10^9/L$。随着炎症加重,白细胞计数可以增多,甚至可为$20\times10^9/L$以上。但年老体弱或免疫功能受抑制的患者,白细胞计数不一定增多,甚至反而下降。白细胞数增多常伴有核左移。急性阑尾炎患者的尿液检查一般无特殊改变,但对排除类似阑尾炎症状的泌尿系统疾病,如输尿管结石,常规检查尿液仍有必要。

四、诊断

多数急性阑尾炎的诊断以转移性右下腹痛或右下腹痛、阑尾部位压痛和白细胞计数升高三者为决定性依据。典型的急性阑尾炎(约占80％)均有上述症状及体征,易于据此作出诊断。对于临床表现不典型的患者,尚需考虑借助其他一些诊断手段,以作进一步肯定。

五、鉴别诊断

典型的急性阑尾炎一般诊断并不困难,但在另一部分病例,由于临床表现并不典型,诊断相当困难,有时甚至诊断错误,以致采用错误的治疗方法或延误治疗,产生严重并发症,甚至死亡。需要与急性阑尾炎相鉴别的疾病很多,常见的为以下三类。

(一)内科疾病

临床上,不少内科疾病具有急腹症的临床表现,常被误诊为急性阑尾炎而施行不必要的手术探查,将无病变的阑尾切除,甚至危及患者生命,故诊断时必须慎重。常见的需要与急性阑尾炎鉴别的内科疾病有以下几种。

1.急性胃肠炎

一般急性胃肠炎患者发病前常有饮食不慎或食物不洁史。症状虽亦以腹痛、呕吐、腹泻三者为主,但通常以呕吐或腹泻较为突出,有时在腹痛之前已有吐泻。急性阑尾炎患者即使有吐泻,一般也不严重,且多发生在腹痛以后。

急性胃肠炎的腹痛有时虽很剧烈,但其范围较广,部位较不固定,更无转移至右下腹的特点。

2.急性肠系膜淋巴结炎

本病多见于儿童,往往发生于上呼吸道感染之后。患者大多有相同腹痛史,且常在上呼吸道感染后发作。起病初期于腹痛开始前后往往即有高热,此与一般急性阑尾炎不同;腹痛初起时即位于右下腹,而无急性阑尾炎之典型腹痛转移史。其腹部触痛的范围亦较急性阑尾炎为广,部位亦较阑尾的位置高,并较靠近内侧。腹壁强直不甚明显,反跳痛亦不显著。结肠充气试验(Rovsing 征)和肛门指检都是阴性。

3.梅克尔(Meckel)憩室炎

Meckel 憩室炎往往无转移性腹痛,局部压痛点也在阑尾点之内侧,多见于儿童。由于

1/3 的 Meckel 憩室中有胃黏膜存在,患者可有黑便史。Meckel 憩室炎发生穿孔时成为外科疾病。临床上如诊断为急性阑尾炎而手术中发现阑尾正常,应即检查末段回肠至少 100 cm,以视有无 Meckel 憩室炎,免因遗漏而造成严重后果。

4.局限性回肠炎

典型的局限性回肠炎不难与急性阑尾炎相区别。但不典型的局限性回肠炎急性发作时,右下腹痛、压痛及白细胞计数升高与急性阑尾炎相似,必须通过细致临床观察,发现局限性回肠炎所致的部分肠梗阻的症状与体征(如阵发绞痛和可触及条状肿胀肠祥),方能鉴别。

5.心胸疾病

如右侧胸膜炎、右下肺炎和心包炎等均可有反射性右侧腹痛,甚至右侧腹肌反射性紧张等,但这些疾病以呼吸、循环系统功能改变为主,一般没有典型急性阑尾炎的转移性右下腹痛和压痛。

6.其他

如过敏性紫癜、铅中毒等,均可有腹痛,但腹软无压痛。详细的病史、体检和辅助检查可予以鉴别。

(二)外科疾病

1.胃、十二指肠溃疡急性穿孔

本病为常见急腹症,发病突然,临床表现可与急性阑尾炎相似。溃疡病穿孔患者多数有慢性溃疡史,穿孔大多发生在溃疡病的急性发作期。溃疡穿孔所引起的腹痛,虽起于上腹部并可累及右下腹,但一般均迅速累及全腹,不像急性阑尾炎有局限于右下腹的趋势。腹痛发作极为突然,程度也颇剧烈,常可引致患者休克。体检时右下腹虽也有明显压痛,但上腹部溃疡穿孔部位一般仍为压痛最显著的地方。腹肌的强直现象也特别显著,常呈"板样"强直。腹内因有游离气体存在,肝浊音界多有缩小或消失现象,X 线透视如能确定膈下有积气,将有助于作出诊断。

2.急性胆囊炎

总体上急性胆囊炎的症状与体征均以右上腹为主,常可扪及肿大和有压痛的胆囊,墨菲(Murphy)征阳性,辅以 B 超不难鉴别。

3.右侧输尿管结石

本病有时与阑尾炎表现相似。但输尿管结石以腰部酸痛或绞痛为主,可有向会阴部放射痛,右肾区叩击痛(＋),肉眼或镜检尿液有大量红细胞,辅以 B 超检查和肾、输尿管、膀胱 X 线片(KUB)可确诊。

(三)妇科疾病

1.右侧异位妊娠破裂

这是育龄妇女最易与急性阑尾炎相混淆的疾病,尤其对于未婚怀孕女性,诊断时更要细致。异位妊娠患者常有月经过期或近期不规则史,在腹痛发生以前,可有不规则的阴道出血史。其腹痛之发作极为突然,开始即在下腹部,并常伴有会阴部垂痛感觉。全身无炎症反应,但有不同程度的出血性休克症状。妇科检查常能发现阴道内有血液,子宫颈柔软而有明显触痛,一侧附件有肿大且具压痛。如阴道后穹隆或腹腔穿刺抽出新鲜不凝固血液,同时妊娠试验阳性可以确诊。

2.右侧卵巢囊肿扭转

本病可突然出现右下腹痛,囊肿绞窄坏死可刺激腹膜而致局部压痛,与急性阑尾炎相似。但急性扭转时疼痛剧烈而突然,坏死囊肿引起的局部压痛位置偏低,有时可扪及肿大的囊肿,都与阑尾炎不同,妇科双合诊或B超检查等可明确诊断。

3.其他

如急性盆腔炎、右侧附件炎、右侧卵巢滤泡或黄体破裂等,可通过病史、月经史、妇科检查、B超检查、后穹隆或腹腔穿刺等作出正确诊断。

六、治疗

手术切除是治疗急性阑尾炎的主要方法,但阑尾炎症的病理变化比较复杂,非手术治疗仍有其价值。

(一)非手术治疗

1.适应证

(1)患者情况差或客观条件不允许,如合并严重心、肺功能障碍时,可先行非手术治疗,但应密切观察病情变化。

(2)急性单纯性阑尾炎早期,药物治疗多有效,其炎症可吸收消退,阑尾能恢复正常,也可能不再复发。

(3)当急性阑尾炎已被延误诊断超过48小时,病变局限,已形成炎性肿块,也应采用非手术治疗。待炎症消退,肿块吸收后,再考虑择期切除阑尾。当炎性肿块转成脓肿时,应先行脓肿切开引流,以后再择期进行阑尾切除术。

(4)急性阑尾炎诊断尚未明确,临床观察期间可采用非手术治疗。

2.方法

非手术治疗的方法有卧床、禁食、静脉补充水电解质和热量,同时应用有效抗生素以及对症处理(如镇静、止痛、止吐等)。

(二)手术治疗

绝大多数急性阑尾炎诊断明确后均应采用手术治疗,以去除病灶,促进患者迅速恢复。但是急性阑尾炎的病理变化和患者条件常有不同,因此也要根据具体情况,对不同时期、不同阶段的患者采用不同的手术方式分别处理。

七、急救护理

(一)护理目标

(1)患者焦虑情绪明显好转,配合治疗及护理。

(2)患者主诉疼痛明显缓解或消失。

(3)术后未发生相关并发症或并发症发生后能得到及时治疗与处理。

(二)护理措施

1.非手术治疗

(1)体位:取半卧位休息,以减轻疼痛。

(2)饮食:轻者可进流质,重症患者应禁食以减少肠蠕动,有利于炎症局限。

(3)加强病情观察:定时测量生命体征,密切观察患者的腹部症状和体征,尤其注意腹痛的变化。观察期间禁用镇静止痛剂,如吗啡等,以免掩盖病情。

(4)避免增加肠内压力:禁服泻药及灌肠,以免肠蠕动加快,增高肠内压力,导致阑尾穿孔或炎症扩散。

（5）使用有效的抗生素控制感染。

（6）心理护理：耐心做好患者及家属的解释工作，减轻其焦虑和紧张情绪；向患者和家属介绍疾病相关知识，使之积极配合治疗和护理。

2.术后护理

（1）体位：患者全麻术后清醒或硬膜外麻醉平卧6小时后，若血压平稳，则采用半卧位，以减少腹壁张力，减轻切口疼痛，有利于呼吸和引流。

（2）饮食护理：患者术后禁食，禁食期间给予静脉补液。待肛门排气，肠蠕动恢复后，进流质饮食，并逐渐向半流质和普食过渡。

（3）合理使用抗生素：术后遵医嘱及时正确使用抗生素，控制感染，防止并发症发生。

（4）早期活动：鼓励患者术后在床上活动，待麻醉反应消失后可起床活动，以促进肠蠕动恢复，防止肠粘连，增进血液循环，促进伤口愈合。

（5）切口的护理：①及时更换污染敷料，保持切口清洁、干燥。②密切观察切口愈合情况，及时发现出血及感染征象。

（6）引流管的护理：①妥善固定引流管和引流袋，防止引流管折叠、受压或牵拉而脱出，并减少牵拉引起的疼痛。②保持引流通畅，经常从近端至远端挤压引流管，防止血块或脓液堵塞。如发现引流液突然减少，应检查引流管有无脱落和堵塞。③观察并记录引流液的颜色、性状及量，准确记录24小时的引流量。当引流液量逐渐减少、颜色逐渐变淡至浆液性，患者体温及血常规正常时，可考虑拔管。④每周更换引流袋2～3次。更换引流袋和敷料时，严格执行无菌操作，防止污染和避免引起逆行感染。

（7）术后并发症的观察及护理。①切口感染：是阑尾切除术后最常见的并发症，多见于化脓性或穿孔性阑尾炎。切口感染可通过术中有效保护切口、彻底止血、消灭无效腔等措施得到预防。一般临床表现为术后2～3日体温升高，切口处出现红、肿、痛。治疗原则：先试穿刺抽脓液，一经确诊立即充分敞开引流。排出脓液，放置引流，定期换药，短期内可愈合。②粘连性肠梗阻：与局部炎性渗出、手术损伤和术后长期卧床等因素有关。早期手术、术后早期下床活动可以有效预防该并发症，完全性肠梗阻者应手术治疗。③腹腔内出血：常发生在术后24～48小时内，多因阑尾系膜结扎线松脱或止血不彻底引起。临床表现为腹痛、腹胀和失血性休克等。一旦发生出血，应立即输血、补液及紧急手术止血。④腹腔感染或脓肿：多发生于化脓性或坏疽性阑尾炎术后，尤其多发于阑尾穿孔伴腹膜炎的患者。患者表现为体温升高、腹痛、腹胀、腹部压痛及全身中毒症状。按腹膜炎治疗和护理原则处理。⑤阑尾残株炎：阑尾残端保留过长（超过1 cm）时，术后残株易复发炎症，仍表现为阑尾炎的症状。X线钡剂检查可明确诊断。症状较重者，应手术切除阑尾残株。⑥便瘘：很少见。残端结扎线脱落、盲肠原有结核或癌肿等病变、手术时误伤盲肠等因素均是发生便瘘的原因。临床表现类似阑尾周围脓肿，经非手术治疗后，便瘘多可自行闭合。少数需手术治疗。

（三）健康教育

（1）术前向患者解释禁食的目的和意义，指导患者采取正确的卧位。

（2）指导患者术后早期下床活动，促进肠蠕动恢复，避免肠粘连。

（3）术后鼓励患者进食营养丰富的食物，以利于伤口愈合。

（4）出院指导。若出现腹痛、腹胀等症状，应及时就诊。

（刘新颖）

第二节　急性肠梗阻

一、概述

肠梗阻指肠内容物在肠道中通过受阻,为常见急腹症,可因多种因素引起。起病初梗阻肠段先有解剖和功能性改变,进而发生体液和电解质的丢失、肠壁循环障碍坏死和继发感染,最后可致毒血症休克死亡。如能及时诊断、积极治疗,大多能逆转病情的发展以至治愈。

二、病因

(一)机械性肠梗阻

1.肠外原因

(1)粘连与粘连带压迫:粘连可引起肠折叠扭转而造成梗阻。先天性粘连带较多见于小儿,腹部手术或腹内炎症产生的粘连是成人肠梗阻最常见的原因,但少数病例无腹部手术及炎症史。

(2)嵌顿性外疝或内疝。

(3)肠扭转常由粘连所致。

(4)肠外肿瘤或腹块压迫。

2.肠管本身的原因

(1)先天性狭窄和闭孔畸形。

(2)炎症肿瘤吻合手术及其他因素所致的狭窄。例如,炎症性肠病、肠结核、放射性损伤、肠肿瘤(尤其是结肠瘤)、肠吻合等。

(3)肠套叠在成人中较少见,多因息肉或其他肠管病变引起。

3.肠腔内原因

成团蛔虫异物或便块等引起的肠梗阻已不常见。巨大胆石通过胆囊或胆总管、十二指肠瘘管进入肠腔,产生胆石性肠梗阻的病例时有报道。

(二)动力性肠梗阻

(1)麻痹性。腹部大手术后腹膜炎、腹部外伤、腹膜后出血、某些药物肺炎、脓胸脓毒血症、低钾血症或其他全身性代谢紊乱均可并发麻痹性肠梗阻。

(2)痉挛性。肠道炎症及神经系统功能紊乱均可引起肠管暂时性痉挛。

(三)血管性肠梗阻

肠系膜动脉栓塞或血栓形成和肠系膜静脉血栓形成为主要病因。各种病因引起肠梗阻的频率随年代地区、民族医疗卫生条件等不同而有所不同。例如,几十年前嵌顿疝所致的机械性肠梗阻的发生率最高,随着医疗水平的提高、预防性疝修补术得到普及,现已明显减少,而粘连所致的肠梗阻的发生率明显上升。

三、病理改变

单纯性完全机械性肠梗阻发生后,梗阻部位以上的肠腔扩张,肠壁变薄,黏膜易有糜烂和溃疡发生,浆膜可被撕裂,整个肠壁可因血供障碍而坏死穿孔,梗阻以下部分肠管多呈空虚坍陷。

麻痹性肠梗阻时,肠管扩张,肠壁变薄。

在绞窄性肠梗阻的早期,由于静脉回流受阻,小静脉和毛细血管可发生淤血、通透性增加甚至破裂而渗出血浆或血液,此时肠管内因充血和水肿而呈紫色,继而出现动脉血流受阻、血栓形成,肠壁因缺血而坏死,肠内细菌和毒素可通过损伤的肠壁进入腹腔,坏死的肠管呈紫黑色,最后可自行破裂。

四、病理生理

肠梗阻的主要病理生理改变为肠膨胀、体液和电解质的丢失、感染及毒血症。这些改变的严重程度视梗阻部位的高低、梗阻时间的长短以及肠壁有无血液供应障碍而不同。

（一）肠膨胀

机械性肠梗阻时,梗阻以上的肠腔因积液、积气而膨胀,肠段对梗阻的最先反应是增强蠕动,而强烈的蠕动引起肠绞痛。此时食管上端括约肌发生反射性松弛,患者在吸气时不自觉地将大量空气吞入胃肠,因此肠腔积气的70%是咽下的空气,其中大部分是氮气,不易被胃肠吸收,其余30%的积气是肠内酸碱中和与细菌发酵作用产生的,后弥散至肠腔的 CO_2、H_2、CH_4 等气体。正常成人每天消化道分泌的唾液、胃液、胆液、胰液和肠液的总量约 8 L,绝大部分被小肠黏膜吸收,以保持体液平衡。肠梗阻时大量液体和气体聚积在梗阻近端引起肠膨胀,而膨胀能抑制肠壁黏膜吸收水分,以后又刺激其增加分泌,如此肠腔内液体越积越多,使肠膨胀进行性加重。单纯性肠梗阻的肠管内压力一般较低,初始常低于 8 cmH_2O(1 cmH_2O＝98 Pa)。

但随着梗阻时间的延长,肠管内压力甚至可达到 18 cmH_2O。结肠梗阻时肠腔内压力平均在 25 cmH_2O 以上,甚至可高达 52 cmH_2O。肠管内压力的增高可使肠壁静脉回流障碍,引起肠壁充血水肿,通透性增加。肠管内压力继续增高可使肠壁血流阻断,使单纯性肠梗阻变为绞窄性肠梗阻。严重的肠膨胀甚至可使横膈抬高,影响患者的呼吸和循环功能。

（二）体液和电解质的丢失

肠梗阻时肠膨胀可引起反射性呕吐。高位小肠梗阻时呕吐频繁,大量水分和电解质被排出体外。如梗阻位于幽门或十二指肠上段,呕出过多胃酸,则易产生脱水和低氯低钾性碱中毒。如梗阻位于十二指肠下段或空肠上段,则重碳酸盐的丢失严重。低位肠梗阻,因肠黏膜吸收功能降低而分泌液量增多,梗阻以上肠腔中积留大量液体,有时多达 5～10 L,内含大量碳酸氢钠。这些液体虽未被排出体外,但封闭在肠腔内不能进入血液,等于体液的丢失。此外,过度的肠膨胀影响静脉回流,导致肠壁水肿和血浆外渗,在绞窄性肠梗阻时,血和血浆的丢失尤其严重。因此,患者多发生脱水伴少尿、氮质血症和酸中毒。如持续脱水,血液进一步浓缩,则导致低血压和低血容量休克。失钾和不进饮食所致的血钾过低可引起肠麻痹,进而加重肠梗阻的发展。

（三）感染和毒血症

正常人的肠蠕动使肠内容物经常向前流动和更新,因此小肠内是无菌的,或只有极少数细菌。单纯性机械性小肠梗阻时,肠内纵有细菌和毒素也不能通过正常的肠黏膜屏障,因而危害不大。若梗阻转变为绞窄性,开始时,静脉血流被阻断,受累的肠壁渗出大量血液和血浆,使血容量进一步减少,继而动脉血流被阻断而加速肠壁的缺血性坏死。绞窄段肠腔中的液体含大量细菌(如梭状芽孢杆菌、链球菌、大肠杆菌等)、血液和坏死组织,细菌的毒素以及血液和坏死组织的分解产物均具有极强的毒性。这种液体通过破损或穿孔的肠壁进入腹腔后,可引起强烈的腹膜刺激和感染,被腹膜吸收后,则引起脓毒血症。严重的腹膜炎和毒血症是导致肠梗阻患者死亡的主要原因。

除上述三项主要的病理生理改变之外,绞窄性肠梗阻往往还伴有肠壁、腹腔和肠腔内的渗血,绞窄的肠袢越长,失血量越大,亦是导致肠梗阻患者死亡的原因之一。

五、临床表现

症状和体征典型的肠梗阻是不难诊断的,但缺乏典型表现者诊断较困难。X线腹部透视或摄片检查对证实临床诊断、确定肠梗阻的部位很有帮助。正常人腹部X线平片上只能在胃和结肠内见到少量气体。如小肠内有气体和液平面,表明肠内容物通过障碍,提示肠梗阻的存在。通常要经过6小时,急性小肠梗阻患者的肠内才会积聚足够的液体和气体,形成明显的液平面。经过12小时,肠扩张的程度达到诊断水平。结肠梗阻发展到出现X线征象的时间就更长。充气的小肠特别是空肠可从横绕肠管的环状襞加以辨认,并可与具有结肠袋影的结肠相区别。此外,典型的小肠肠型多在腹中央部分,而结肠影在腹周围或在盆腔。根据患者体力情况可采用立式或卧式,从正位或侧位摄片,必要时进行系列摄片。

肠梗阻的诊断确定后,应进一步鉴别梗阻的类型。不同类型肠梗阻的治疗及预后方面差异很大,如机械性肠梗阻多需手术解除,动力性肠梗阻则可用保守疗法治愈,绞窄性肠梗阻应尽早进行手术,而单纯性机械性肠梗阻可先试行保守治疗。鉴别方法如下。

(一)鉴别机械性肠梗阻和动力性肠梗阻

首先要从病史上分析有无机械梗阻因素。动力性肠梗阻包括常见的麻痹性和少见的痉挛性肠梗阻。机械性肠梗阻的特征是阵发性肠绞痛、肠鸣音亢进和非对称性腹胀;麻痹性肠梗阻的特征为无绞痛、肠鸣音消失和全腹均匀膨胀;痉挛性肠梗阻可有剧烈腹痛突然发作和消失,间歇期不规则,肠鸣音减弱而不消失,但无腹胀。X线腹部平片有助于两者的鉴别:机械性梗阻的肠胀气局限于梗阻部位以上的肠段;麻痹性梗阻时,全部胃、小肠和结肠均有胀气,程度大致相同;痉挛性梗阻时,肠无明显胀气和扩张。每隔5分钟拍摄正、侧位腹部平片以观察小肠有无运动,常可鉴别机械性与麻痹性肠梗阻。

(二)鉴别单纯性肠梗阻和绞窄性肠梗阻

绞窄性肠梗阻可于单纯性机械性肠梗阻的基础上发生,单纯性肠梗阻因治疗不善而转变为绞窄性肠梗阻的占15%～43%,一般认为出现下列征象应疑有绞窄性肠梗阻。

(1)急骤发生的剧烈腹痛持续不减,或由阵发性绞痛转变为持续性腹痛,疼痛的部位较为固定。若腹痛涉及背部,提示肠系膜受到牵拉,更提示为绞窄性肠梗阻。

(2)腹部有压痛、反跳痛和腹肌强直,腹胀与肠鸣音亢进则不明显。

(3)呕吐物、胃肠减压引流物、腹腔穿刺液含血液,亦可有便血。

(4)全身情况急剧恶化,毒血症表现明显,可出现休克。

(5)X线平片检查可见梗阻部位以上肠段扩张并充满液体,状若肿瘤或呈"C"形面,被称为"咖啡豆征",在扩张的肠管间常可见有腹水。

(三)鉴别小肠梗阻和结肠梗阻

高位小肠梗阻呕吐频繁而腹胀较轻,低位小肠梗阻与之相反。结肠梗阻的临床表现与低位小肠梗阻相似,但X线腹部平片检查则可区别。小肠梗阻是充气之肠袢遍及全腹,液平较多,而结肠则不显示。若为结肠梗阻,则在腹部周围可见扩张的结肠和袋形,小肠内积气则不明显。

（四）鉴别完全性肠梗阻和不完全性肠梗阻

完全性肠梗阻多为急性发作而且症状明显；不完全性肠梗阻则多为慢性梗阻，症状不明显，往往为间歇性发作。X线平片检查完全性肠梗阻者肠袢充气扩张明显，不完全性肠梗阻则反之。

（五）肠梗阻病因的鉴别诊断

判断病因可从年龄、病史、体检、X线检查等方面的分析着手。例如，以往有过腹部手术、创伤、感染的病史，应考虑肠粘连或粘连带所致的梗阻。如患者有肺结核，应想到肠结核或腹膜结核引起肠梗阻的可能。遇风湿性心瓣膜病伴心房纤颤、动脉粥样硬化或闭塞性动脉内膜炎的患者，应考虑肠系膜动脉栓塞，而门静脉高压和门静脉炎可致门静脉栓塞，这些动静脉血流受阻是血管性肠梗阻的常见原因。在儿童中，蛔虫引起肠堵塞偶可见到；3岁以下婴幼儿中原发性肠套叠多见；青、中年患者的常见病因是肠粘连、嵌顿性外疝和肠扭转；老年人的常见病因是结肠癌、乙状结肠扭转和便块堵塞，而结肠梗阻病例的90%为癌性梗阻。成人中肠套叠少见，多继发于Meckel憩室、肠息肉和肿瘤。在腹部检查时，要特别注意腹部手术切口瘢痕和隐蔽的外疝。

腹痛、呕吐、腹胀、便秘和停止排气是肠梗阻的典型症状，但在各类肠梗阻中轻重并不一致。

1.腹痛

肠梗阻的患者大多有腹痛。在急性完全性机械性小肠梗阻患者中，腹痛表现为阵发性绞痛。腹痛是由梗阻部位以上的肠管强烈蠕动引起，多位于腹中部，常突然发作，逐步加剧至高峰，持续数分钟后缓解。间隙期可以完全无痛，但过段时间后可以再发，绞痛的程度和间隙期的长短则视梗阻部位的高低和病情的缓急而异。一般而言，十二指肠、上段空肠梗阻时，呕吐可起减压作用，患者绞痛较轻。而低位回肠梗阻则可因肠胀气抑制肠蠕动，故绞痛亦轻。唯急性空肠梗阻时绞痛较剧烈，一般每2～5分钟即发作一次。不完全性肠梗阻腹痛较轻，在一阵肠鸣或排气后可见缓解。慢性肠梗阻亦然，且间隙期亦长。急性机械性结肠梗阻时，腹痛多在下腹部，一般较小肠梗阻为轻。结肠梗阻时若回盲瓣功能正常，结肠内容物不能逆流到小肠，肠腔因而逐渐扩大，压力增高，因此，除阵发性绞痛外可有持续性钝痛。若此种情况出现，应注意有闭袢性肠梗阻的可能性。发作间隙期的持续性钝痛亦是绞窄性肠梗阻的早期表现。若肠壁已发生缺血坏死，则呈持续性剧烈腹痛。至于麻痹性肠梗阻，由于肠肌已无蠕动能力，故无肠绞痛发作，可由高度肠管膨胀引起腹部持续性胀痛。

2.呕吐

肠梗阻患者几乎都有呕吐，早期为反射性呕吐，吐出物多为胃内容物。后期则为反流性呕吐，因梗阻部位高低而不同，部位越高，呕吐越频越剧烈。低位小肠梗阻时呕吐较轻亦较疏。结肠梗阻时，由于回盲瓣可以阻止反流，故早期可无呕吐，但后期因肠腔过度充盈而回盲瓣关闭不全时，亦有较剧烈的呕吐，吐出物可含便汁。

3.腹胀

腹胀是较迟出现的症状，其程度与梗阻部位有关。高位小肠梗阻由于频繁呕吐多无明显腹胀；低位小肠梗阻或结肠梗阻的晚期常有显著的全腹膨胀；闭袢性梗阻的肠段膨胀很突出，常呈不对称的局部膨胀；麻痹性肠梗阻时，全部肠管均膨胀扩大，故腹胀显著。

4.便秘和停止排气

完全性肠梗阻时，患者排便和排气现象消失。但在高位小肠梗阻最初的2～3日，如梗阻以下肠腔内积存了粪便和气体，则仍有排便和排气现象，不能因此否定完全性梗阻的存在。同样，绞窄性肠梗阻如肠扭转、肠套叠以及结肠癌所致的肠梗阻等都仍可有血便或脓血便排出。

5.全身症状

单纯性肠梗阻患者一般无明显的全身症状,但呕吐频繁和腹胀严重者必有脱水,血钾过低者有疲软、嗜睡、乏力和心律失常等症状。绞窄性肠梗阻患者的全身症状最显著,早期即有虚脱,很快进入休克状态。伴有腹腔感染者,腹痛持续并扩散至全腹,同时有畏寒、发热、白细胞增多等感染和毒血症表现。

六、治疗措施

肠梗阻的治疗方法取决于梗阻的原因、性质、部位、病情和患者的全身情况。但不论采取何种治疗方法,纠正肠梗阻所引起的水、电解质和酸碱平衡的失调,做胃肠减压以改善梗阻部位以上肠段的血液循环以及控制感染等皆属必要。

(一)纠正脱水、电解质丢失和酸碱平衡失调

脱水与电解质的丢失与病情及病类有关,应根据临床经验与血化验结果予以估计。一般成人症状较轻的约需补液 1500 mL,有明显呕吐的则需补 3000 mL,而伴周围循环虚脱和低血压时则需补液4000 mL以上。若病情一时不能缓解,则尚需补给从胃肠减压及尿中排泄的量以及正常的每天需要量。当尿量排泄正常时,尚需补给钾盐。低位肠梗阻患者多因碱性肠液丢失易发生酸中毒,而高位肠梗阻患者则因胃液和钾的丢失易发生碱中毒,皆应予相应的纠正。在绞窄性肠梗阻和机械性肠梗阻的晚期,可有血浆和全血的丢失,造成血液浓缩或血容量的不足,故尚应补全血或血浆、白蛋白等,方能有效地消除循环障碍。

在制订或修改此项计划时,必须根据患者的呕吐情况,脱水体征,每小时尿量和尿比重,血钠、钾、氯离子、二氧化碳结合力,血肌酐以及血细胞压积、中心静脉压的测定结果加以调整。由于酸中毒、血浓缩,钾离子从细胞内逸出,血钾测定有时不能真实地反映细胞缺钾情况,而应进行心电图检查作为补充。补充体液和电解质、纠正酸碱平衡失调的目的在于维持机体内环境的相对稳定,保持机体的抗病能力,使患者在肠梗阻解除之前渡过难关,能在有利的条件下经受外科手术治疗。

(二)胃肠减压

通过胃肠插管减压可引出吞入的气体和滞留的液体,解除肠膨胀,避免吸入性肺炎,减轻呕吐,改善由于腹胀引起的循环和呼吸窘迫症状,在一定程度上能改善梗阻以上肠管的淤血、水肿和血液循环。少数轻型单纯性肠梗阻经有效的减压后肠腔可恢复通畅。胃肠减压可减少手术操作困难,提高手术的安全性。

减压管有两种:较短的一种是列文氏管(Levin 管),可放置在胃或十二指肠内,操作方便,对高位小肠梗阻减压有效;另一种减压管是米勒-雅培管(Miller-Abbott 管),长数米,适用于较低位小肠梗阻和麻痹性肠梗阻的减压,但操作费时,放置时需要 X 线透视以确定管端的位置。结肠梗阻发生肠膨胀时,插管减压无效,常需手术减压。

(三)控制感染和毒血症

肠梗阻时间过长或发生绞窄时,肠壁和腹膜常有多种细菌感染(如大肠杆菌、梭形芽孢杆菌、链球菌等),积极地采用以抗革兰氏阴性杆菌为重点的广谱抗生素静脉滴注治疗十分重要。动物实验和临床实践都证实,应用抗生素可以显著降低肠梗阻的病死率。

(四)解除梗阻,恢复肠道功能

对单纯性机械性肠梗阻,尤其是早期不完全性肠梗阻,如由蛔虫、便块堵塞或炎症粘连等所致的肠梗阻可行非手术治疗。早期肠套叠、肠扭转引起的肠梗阻亦可在严密的观察下先行非手术治疗。动力性肠梗阻除非伴有外科情况,否则不需手术治疗。

非手术治疗除前述各项治疗外,尚可加用下列措施。

(1)可用液状石蜡、生豆油或菜油200～300 mL分次口服或由胃肠减压管注入。适用于病情较重,体质较弱者。

(2)麻痹性肠梗阻如无外科情况可用新斯的明注射、腹部芒硝热敷等治疗。

(3)针刺足三里、中脘、天枢、内关、合谷、内庭等穴位可作为辅助治疗。

绝大多数机械性肠梗阻需做外科手术治疗,缺血性肠梗阻和绞窄性肠梗阻更宜及时手术处理。

外科手术的主要内容为:①松解粘连或嵌顿性疝,整复扭转或套叠的肠管等,以消除梗阻的局部原因。②切除坏死的或有肿瘤的肠段,引流脓肿等,以清除局部病变。③肠造瘘术可解除肠膨胀,便于肠段切除,肠吻合术可绕过病变肠段,恢复肠道的通畅。

七、急救护理

急性肠梗阻护理要点是矫正因肠梗阻引起的全身性生理紊乱和解除梗阻而采取的相应措施,即胃肠减压,纠正水、电解质紊乱和酸碱失衡,防治感染和中毒。采用非手术疗法过程中,需严密观察病情变化。如病情不见好转或继续恶化,应及时为医师提供信息,修改治疗方案。有适应证者积极完善术前准备,尽早行手术解除梗阻,加强围术期护理。

(一)护理目标

(1)严密观察病情变化,使患者迅速进入诊断、治疗程序。

(2)维持有效的胃肠减压。

(3)减轻症状,如疼痛、腹胀、呼吸困难等。

(4)加强基础护理,增加患者的舒适感。

(5)做好水分、电解质管理。

(6)预防各种并发症,提高救治成功率。

(7)加强心理护理,增强患者战胜疾病的信心。

(8)帮助患者及家属掌握自护知识,为患者回归正常生活做准备。

(二)护理措施

1.密切观察病情变化

(1)意识及表情变化能够反映中枢神经系统血液灌注情况。意识由清醒变模糊或昏迷提示病情加重。

(2)监测患者血压、脉搏、呼吸及体温,每15～30分钟,记录尿量,观察腹痛、腹胀、呕吐、肛门排气排便情况。如果患者有口渴、尿量减少、脉率增快、脉压缩小、烦躁不安、面色苍白等表现,为早期休克征象,应加快输液速度,配合医师进行抢救。早期单纯性肠梗阻患者,全身情况无明显变化,后因呕吐,水、电解质紊乱,可出现脉搏细速、血压下降、面色苍白、眼球凹陷、皮肤弹性减退以及四肢发凉等中毒性休克征象,尤以绞窄性肠梗阻更为严重。

(3)注意有无突发的剧烈腹痛、腹胀明显加重等异常情况。若出现持续剧烈的腹痛,频繁的呕吐,非手术治疗疗效不明显,有明显的腹膜炎表现以及呕血、便血等症状,为绞窄性肠梗阻表现,应尽早配合医师行手术治疗。

（4）密切观察患者术后一般情况，应每 30～60 分钟测血压、脉搏一次，平稳后可根据医嘱延长测定时间。对重症患者进行心电监护，预防中毒性休克。如发现异常情况，要及时通知医师，做好抢救工作。

（5）保持各引流管通畅，妥善固定，防止挤压扭曲，同时密切观察引流液的性状，如量、颜色及气味等。

2.胃肠减压的护理

（1）肠梗阻的急性期须禁食，并保持有效的胃肠减压。可吸出肠道内气体和液体，减轻腹胀，降低肠腔内压力，改善肠壁血液循环，有利于改善局部病变及全身情况。关心安慰患者，讲解胃肠减压的作用及重要性，使患者重视胃肠减压的作用。

（2）妥善固定胃管，每 2 小时抽吸一次，避免折曲或脱出，保持引流通畅，若引流不畅时可用等渗盐水冲洗胃管，观察引出物的色、质、量并记录。

（3）避免胃内存留大量的液体和气体，影响药物的保存和吸收。注药操作时，动作要轻柔，避免牵拉胃管引起患者不适。注射完毕，一定要夹紧胃管 2～3 小时，以利于药物吸收及进入肠道。

（4）动态观察胃肠吸出物的颜色及量。若吸出物减少及变清，肠鸣音恢复，表示梗阻正在缓解；若吸出物的量较多，有便臭味或呈血性，表示肠梗阻未解除，促使细菌繁殖或者引起肠管血循环障碍，应及早通知医师，采取合理手术治疗。

（5）术后更应加强胃肠减压的护理。每天记录胃液量，便于医师参考补液治疗。注意胃液性质，发现有大量血性液体引出时，应及时报告医师处理。

3.体位和活动的护理

（1）非手术患者卧床休息：在血压稳定的情况下，可采取半卧位，以减轻腹痛、腹胀，并有利于呼吸。

（2）术后待生命体征平稳后采用半卧位，以利于腹腔内渗出液流向盆腔而利于吸收（盆腔内腹膜吸收能力较强），使感染局限化，减少膈下感染，减轻腹部张力，减轻切口疼痛，有利于切口愈合。有造瘘口者，应向造瘘口侧卧，以防肠内大便或肠液流出污染腹部切口或从造瘘口基底部刀口流入肠腔而致感染。护理人员应经常协助患者维持好半卧位。

（3）指导和协助患者活动：术后 6 小时血压平稳后，可在床上翻身，动作宜小且轻缓，术后第一天可协助患者坐起并拍背促进排痰。同时鼓励患者早期下床活动，有利于肠蠕动恢复，防止肠粘连，促进生理功能和体力的恢复，防止肺不张。

（4）被动、主动活动双下肢，防止下肢静脉血栓形成。瘦、弱、年老的患者要特别注意骶尾部的皮肤护理，防止因受压过久发生压疮。

4.腹痛的护理

（1）患者主诉疼痛时，应立即采取相应的处理措施，如给予其舒适的体位，同情安慰患者，让患者做深呼吸等。但在明确诊断前禁用强镇痛药物。

（2）禁食，保持有效的胃肠减压。

（3）观察腹疼的部位、性质、程度、进展情况。单纯性机械性肠梗阻一般为阵发性剧烈绞痛；绞窄性肠梗阻往往为持续性腹痛伴有阵发性加重，疼痛也较剧烈；麻痹性肠梗阻腹痛往往不明显，阵发性绞痛尤为少见；结肠梗阻一般为胀痛。要观察生命体征变化，判断有无绞窄性肠梗阻及休克的发生，为治疗时机的选择提供依据。

5.呕吐的观察及护理

(1)呕吐时,协助患者坐起或使其头侧向一边,及时清理呕吐物,防止窒息和引起吸入性肺炎。

(2)呕吐后用温开水漱口,保持口腔清洁,清洁颜面部,并观察记录呕吐时间、次数、性质、量等。维持口腔清洁卫生,每天口腔护理2次,防止口腔感染。

(3)留置胃肠减压后仍出现呕吐者,应考虑是否存在引流不畅,检查胃管是否移位或脱出,管道是否打折、扭曲,管腔是否堵塞,应及时给予相应的处理。

6.腹部体征的观察及护理

(1)评估、记录腹胀的程度,观察病情变化。观察腹部外形,每小时听诊肠鸣音一次,若腹胀伴有阵发性腹绞痛,肠鸣音亢进,甚至有气过水声或金属音,应严密观察。麻痹性肠梗阻时全腹膨胀显著,但不伴有肠型;闭袢性肠梗阻可以出现局部膨胀;因回盲瓣关闭,结肠梗阻可以显示腹部高度膨胀,而且往往不对称。

(2)动态观察是否有肛门排气、排便。

(3)减轻腹胀的措施有胃管引流,保持有效负压吸引,热敷或按摩腹部。如无绞窄性肠梗阻,可从胃管注入液状石蜡,每次20~30 mL,促进排气、排便。

7.加强水、电解质管理

(1)准确记录24小时出入量、每小时尿量,作为调整输液量的参考指标。

(2)遵医嘱尽快补充水和电解质。护士应科学、合理地安排补液顺序。危及生命的电解质紊乱,如低钾,要优先补给。

(3)维持有效的静脉通道,必要时建立中心静脉通道。加强局部护理。

8.预防感染的护理

(1)为患者执行各项治疗、操作时严格遵守无菌技术原则。接触患者前后均用流水洗手,防止交叉感染。

(2)有引流管者,应每天更换引流袋,保持引流通畅。

(3)禁食和胃肠减压期间,应用生理盐水或漱口液进行口腔护理,每天3次,防止口腔炎的发生。

(4)对留置导尿管者,应用0.1%苯扎溴铵消毒尿道口或抹洗外阴,每天3次。

(5)加强皮肤护理,及时擦干汗液、清理呕吐物及更换衣被。每2小时变换体位一次,按摩骨突部位,防止压疮的发生。

9.引流管的护理

(1)术后因病情需要放置腹腔引流管时,护士应明确引流管的放置位置及作用,注意引流管是否固定牢固,有无扭曲、阻塞等。

(2)术后每30分钟挤压一次引流管,保持引流管通畅,避免管腔被血块堵塞。

(3)注意观察引流液的量及性质,及时准确地向医师报告病情。

(4)在操作过程中注意无菌操作,防止逆行感染。

10.饮食护理

待胃肠功能恢复,肛门排气后,给患者少量流质饮食。肠切除者,应在肛门排气后1~2天才能开始进食流质饮食。进食后如无不适,逐渐过渡至半流、软质、普通饮食。给予无刺激、易消化、营养丰富及富含纤维素的食物。有造瘘口者应避免进食产气、产酸和刺激性的食物,如蛋、洋葱、芹菜、蒜或含糖高的食物,以免产生臭气。随着病情恢复,造瘘口功能逐渐健全,两周左右可进容易消化的少渣普食及含纤维素高的食物,不但可使粪便成形,便于护理,而且可以起到扩张造瘘口的作用。

11.心理护理

肠梗阻发病急,疼痛剧烈,患者一般有紧张、恐惧、焦虑等不良情绪,入院后急于得到治疗,缓解疼痛。护士应耐心安慰、解释,与家属做好沟通工作,共同鼓励、关心患者。

(1)介绍环境及负责医师、护士,协助患者适应新环境。为患者提供安静、整洁、舒适的环境,避免不良刺激。

(2)治疗操作前简单解释,操作轻柔,尽量减少引起患者恐惧的医源性因素。

(3)用浅显的语言向患者解释疾病的原因、治疗措施及手术需要的配合。

(4)对患者的感受表示理解,耐心倾听,鼓励其说出自己心中的感受,给予帮助。

(5)避免在与医师、家属充分沟通前,直接同患者谈论病情的严重性。

(三)健康教育

(1)养成良好的生活习惯,如生活起居要有规律,每天定时排便,排便时集中精力,即使无便意也要做排便动作,保持大便通畅。

(2)饱餐后不宜剧烈运动和劳动,防止发生肠扭转。

(3)定期复诊。有腹胀、腹痛等不适时,及时到医院检查。及早发现引起肠梗阻的因素,早诊断、早治疗。

(刘新颖)

第三节　胃十二指肠溃疡

一、胃溃疡和十二指肠溃疡

胃十二指肠溃疡是指发生于胃和十二指肠黏膜的局限性圆形或椭圆形的全层黏膜缺损。因溃疡的形成与胃酸、胃蛋白酶的消化作用有关,故又称为消化性溃疡。纤维内镜技术的不断完善、新型制酸剂和抗幽门螺杆菌药物的合理应用使得大部分患者经内科药物治疗可以痊愈,需要外科手术的溃疡患者显著减少。外科治疗主要用于溃疡穿孔、溃疡出血、瘢痕性幽门梗阻、药物治疗无效及恶变的患者。

(一)病因与发病机制

胃十二指肠溃疡病因复杂,是多种因素综合作用的结果。其中最为重要的是幽门螺杆菌感染、胃酸分泌异常和黏膜防御机制的破坏,某些药物以及其他因素也参与胃十二指肠溃疡的发病。

1.幽门螺杆菌(Heticobacter pylori,Hp)感染

幽门螺杆菌(Hp)感染与消化性溃疡的发病密切相关。90%以上的十二指肠溃疡患者与近70%的胃溃疡患者检出 Hp 感染,Hp 感染者发展为消化性溃疡的累积危险率为15%～20%。Hp 可分泌多种酶,部分 Hp 还可产生毒素,使细胞发生变性反应,损伤组织细胞。Hp 感染破坏

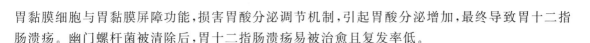

胃黏膜细胞与胃黏膜屏障功能,损害胃酸分泌调节机制,引起胃酸分泌增加,最终导致胃十二指肠溃疡。幽门螺杆菌被清除后,胃十二指肠溃疡易被治愈且复发率低。

2.胃酸分泌过多

溃疡只发生在经常与胃酸相接触的黏膜。胃酸过多的情况下,会激活胃蛋白酶,可使胃、十二指肠黏膜发生自身消化。十二指肠溃疡可能与迷走神经张力及兴奋性过度增高有关,也可能与壁细胞数量的增加以及壁细胞对胃泌素、组胺、迷走神经刺激敏感性的增高有关。

3.黏膜屏障损害

非类固醇抗炎药(NSAIDs)、肾上腺皮质激素、胆汁酸盐、乙醇等均可破坏胃黏膜屏障,造成氢离子(H^+)逆流入黏膜上皮细胞,引起胃黏膜水肿、出血、糜烂,甚至溃疡。长期使用 NSAIDs者,胃溃疡的发生率显著增加。

4.其他因素

其他因素包括遗传、吸烟、心理压力和咖啡因等。遗传因素在十二指肠溃疡的发病中起一定作用。O 型血者患十二指肠溃疡的概率显著高于其他血型者。

正常情况下,酸性胃液对胃黏膜的侵蚀作用和胃黏膜的防御机制处于相对平衡状态。如平衡受到破坏,侵害因子的作用增强,胃黏膜屏障等防御因子的作用减弱,胃酸、胃蛋白酶分泌增加,最终导致消化性溃疡。

(二)临床表现

典型消化性溃疡的表现为节律性和周期性发作的腹痛,与进食有关,且病程较慢。

1.症状

(1)十二指肠溃疡:主要表现为上腹部或剑突下的疼痛,有明显的节律性,与进食密切相关,常表现为餐后延迟痛(餐后 3~4 小时发作),进食后腹痛能暂时缓解,服制酸药物能止痛。饥饿痛和夜间痛是十二指肠溃疡的特征性症状,与胃酸分泌过多有关,疼痛多为烧灼痛或钝痛,程度不一。腹痛具有周期性发作的特点,好发于秋冬季。十二指肠溃疡每次发作时,症状持续数周后缓解,间歇 1~2 个月再发。若间歇期缩短,发作期延长,腹痛程度加重,则提示溃疡病变加重。

(2)胃溃疡:腹痛是胃溃疡的主要症状,多于餐后 0.5~1 小时开始疼痛,持续 1~2 小时,进餐后疼痛不能缓解,有时反而加重,服用抗酸药物疗效不明显。疼痛部位在中上腹偏左,但腹痛的节律性不如十二指肠溃疡明显。胃溃疡经抗酸治疗后常容易复发,除易引起大出血、急性穿孔等严重并发症外,约有 5% 的胃溃疡可发生恶变,其他症状还有反酸、嗳气、恶心、呕吐、食欲缺失,病程迁延可致消瘦、贫血、失眠、心悸及头晕等。

2.体征

溃疡活动期剑突下或偏右部位有一固定的局限性压痛,十二指肠溃疡压痛点在脐部偏右上方,胃溃疡压痛点位于剑突与脐的正中线或略偏左部位。缓解期无明显体征。

(三)实验室及其他检查

1.内镜检查

胃镜检查是诊断胃十二指肠溃疡的首选检查方法,可明确溃疡部位,并可经活检做病理学检查及幽门螺杆菌检测。

2.X线钡餐检查

可在胃十二指肠部位显示一周围光滑、整齐的龛影或见十二指肠壶腹部变形。上消化道大出血时不宜行钡餐检查。

（四）治疗要点

无严重并发症的胃十二指肠溃疡一般均采取内科治疗，外科手术治疗主要针对胃十二指肠溃疡的严重并发症。

1.非手术治疗

（1）一般治疗：包括养成生活规律、定时进餐的良好习惯，避免过度劳累及精神紧张等。

（2）药物治疗：包括根除幽门螺杆菌、抑制胃酸分泌和保护胃黏膜的药物。

2.手术治疗

（1）适应证包括以下两种。

1）十二指肠溃疡外科治疗：外科手术治疗的主要适应证包括十二指肠溃疡急性穿孔、内科无法控制的急性大出血、瘢痕性幽门梗阻以及经内科治疗无效的十二指肠溃疡，即顽固性溃疡。

2）胃溃疡的外科治疗：胃溃疡外科手术治疗的适应证包括以下五种：①8～12周抗幽门螺杆菌措施在内的严格内科治疗，溃疡不愈合或短期内复发。②胃溃疡急性大出血、溃疡穿孔及溃疡穿透至胃壁外。③溃疡巨大（直径＞2.5 cm）或高位溃疡。④胃十二指肠复合型溃疡。⑤溃疡不能除外恶变或已经恶变。

（2）手术方式包括胃大部切除术和胃迷走神经切断术两种。

1）胃大部切除术。这是治疗胃十二指肠溃疡的首选术式。胃大部切除术治疗溃疡的原理是：①切除胃窦部，减少G细胞分泌的胃泌素所引起的体液性胃酸分泌。②切除大部分胃体，减少分泌胃酸、胃蛋白酶的壁细胞和主细胞数量。③切除溃疡本身及溃疡的好发部位。胃大部切除的范围是胃远侧2/3～3/4，包括部分胃体、胃窦部、幽门和十二指肠壶腹部的近胃部分。

胃大部切除术后胃肠道重建的基本术式包括胃十二指肠吻合或胃空肠吻合。术式包括以下3种。①毕（Billrorh）Ⅰ式胃大部切除术：在胃大部切除后将残胃与十二指肠吻合（见图1-1），多适用于胃溃疡。其优点是重建后的胃肠道接近正常解剖生理状态，胆汁、胰液较少反流入残胃，术后因胃肠功能紊乱而引起的并发症亦较少；缺点是有时为避免残胃与十二指肠吻合口的张力过大致切除胃的范围不够，增加了术后溃疡的复发机会。②毕（Billrorh）Ⅱ式胃大部切除术：切除远端胃后，缝合关闭十二指肠残端，将残胃与空肠行断端侧吻合（见图1-2），适用于各种胃及十二指肠溃疡，特别是十二指肠溃疡。十二指肠溃疡切除困难时，可行溃疡旷置。优点是即使胃切除较多，胃空肠吻合口张力也不致过大，术后溃疡复发率低；缺点是吻合方式改变了正常的解剖生理关系，术后发生胃肠道功能紊乱的可能性较毕Ⅰ式大。③胃大部切除后胃空肠Roux-en-Y吻合术：胃大部切除后关闭十二指肠残端，在距十二指肠悬韧带10～15 cm处切断空肠，将残胃和远端空肠吻合，据此吻合口以下45～60 cm处将空肠与空肠近侧断端吻合。此法临床应用较少，但有防止术后胆汁、胰液进入残胃的优点。

2）胃迷走神经切断术。此手术方式临床已较少使用。迷走神经切断术治疗溃疡的原理是：①阻断迷走神经对壁细胞的刺激，消除神经性胃酸分泌；②阻断迷走神经引起的促胃泌素的分泌，减少体液性胃酸分泌。可分为三种类型：①迷走神经干切断术；②选择性迷走神经切断术；③高选择性迷走神经切断术。

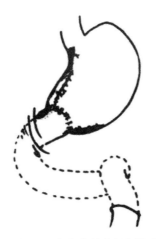

图 1-1　毕 I 式胃大部切除术

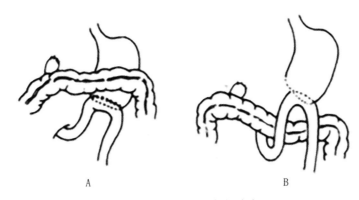

A　　　　　　　　　　　　　　　　B

图 1-2　毕 II 式胃大部切除术

（五）常见护理诊断/问题

1.焦虑、恐惧

焦虑、恐惧与对疾病缺乏了解,担心治疗效果及预后有关。

2.疼痛

疼痛与胃十二指肠黏膜受侵蚀及手术后创伤有关。

3.潜在并发症

出血、感染、十二指肠残端破裂、吻合口瘘、胃排空障碍、消化道梗阻及倾倒综合征等。

（六）护理措施

1.术前护理

(1)心理护理:关心、了解患者的心理和想法,告知有关疾病治疗和手术的知识、手术前和手术后的配合,耐心解答患者的各种疑问,消除患者的不良心理,使其能积极配合疾病的治疗和护理。

(2)饮食护理:一般择期手术患者饮食宜少食多餐,给予高蛋白、高热量、高维生素等易消化的食物,忌酸辣、生冷、油炸、浓茶、烟酒等刺激性食品。营养状况较差或不能进食者常伴有贫血、低蛋白血症,术前应给予静脉输液,补充足够的热量,必要时补充血浆或全血,以改善患者的营养状况,提高其对手术的耐受力。术前 1 天进流质饮食,术前 12 小时禁食、水。

（3）协助患者做好各种检查及手术前常规准备，做好健康教育，如教会患者深呼吸、有效咳嗽、床上翻身及肢体活动方法等。

（4）术日晨留置胃管，必要时遵医嘱留置胃肠营养管，并铺好麻醉床，备好吸氧装置，综合心电监护仪观察等。

2.术后护理

（1）病情观察。术后严密观察患者生命体征的变化，每30分钟测量一次生命体征，直至血压平稳；如病情较重，仍需每1～2小时测量一次，或根据医嘱给予心电监护。同时观察患者神志、体温、尿量及伤口渗血、渗液情况，并且注意有无内出血、腹膜刺激征及腹腔脓肿等迹象，发现异常及时通知医师给予处理。

（2）体位。患者去枕平卧，头后仰偏向一侧，麻醉清醒、血压平稳后改半卧位，以保持腹部松弛，减少切口缝合处张力，减轻疼痛和不适，以利腹腔引流，也有利于呼吸和循环。

（3）引流管护理。十二指肠溃疡术后，患者常留有胃管、尿管及腹腔引流管等。护理时应注意：①妥善固定各种引流管，防止松动和脱出，并做好标识，一旦脱出后不可自行插回。②保持引流通畅、持续有效，防止引流管受压、扭曲及折叠等，可经常挤捏引流管以防堵塞。如若堵塞，可在医师指导下用生理盐水冲洗引流管。③密切观察并记录引流液的性质、颜色和量，发现异常及时通知医师，协助处理。留置胃管可减轻胃肠道张力，促进吻合口愈合。护理时还应注意：胃大部切除术后24小时内，可由胃管内引流出少量血液或咖啡样液体，若引流液有较多鲜血，应警惕吻合口出血，需及时与医师联系并处理；术后胃肠减压量减少，腹胀减轻或消失，肠蠕动功能恢复，肛门排气后可拔除胃管。

（4）疼痛护理。术后切口疼痛的患者，可遵医嘱给予镇痛药物或应用自控止痛泵。对应用自控止痛泵的患者，应注意预防并处理可能发生的并发症，如尿潴留、恶心及呕吐等。

（5）禁食及静脉补液。禁食期间应静脉补充液体。因胃肠减压期间，引流出大量含有各种电解质的胃肠液，加之患者禁食、水，易造成水、电解质及酸碱失调和营养缺乏。因此，术后需及时补充患者所需的各种营养物质，包括糖、脂肪、氨基酸、维生素及电解质等，必要时输血、血浆或清蛋白，以改善患者的营养状况，促进切口的愈合。同时详细记录24小时液体出入量，为合理补液提供依据。

（6）早期肠内营养支持的护理。术前或术中放置空肠喂养管的患者，术后早期（术后24小时）可经喂养管输注肠内营养制剂，对改善患者的全身营养状况、维持胃肠道屏障结构和功能、促进肠功能恢复等均有益处。护理时应注意：①妥善固定喂养管，避免过度牵拉，防止滑脱、移动、扭曲和受压；保持喂养管的通畅，每次输注前后，每隔4～6小时用温开水或温生理盐水冲洗管道，防止营养液残留堵塞管腔。②肠内营养支持早期，应遵循从少到多、由慢至快和由稀到浓的原则，使肠道能更好地适应。③营养液的温度以37 ℃左右为宜，温度偏低会刺激肠道引起肠痉挛，导致腹痛、腹泻；温度过高则可灼伤肠道黏膜，甚至可引起溃疡或出血。同时观察患者有无恶心、呕吐、腹痛、腹胀、腹泻和水电解质紊乱等并发症的发生。

（7）饮食护理。功能恢复、肛门排气后可拔除胃管，拔除胃管后，当日可给少量饮水或米汤。如无不适，第2天进半量流食，每次50～80 mL，第3天进全量流食，每次100～150 mL。进食后若无不适，第4天可进半流食，以温、软、易于消化的食物为好，术后第10～14天可进软食，忌生、冷、硬和刺激性食物。要少食多餐，开始时每天5～6餐，以后逐渐减少进餐次数并增加每餐进食量，逐步过渡到正常饮食。术后早期禁食牛奶及甜品，以免引起腹胀及胃酸。

(8)鼓励患者早期活动。术后鼓励并协助患者翻身,病情允许时,鼓励并协助患者早期下床活动。如无禁忌,术日可活动四肢,术后第 1 天床上翻身或坐起做轻微活动,第 2~3 天视情况协助患者床边活动,第 4 天可在室内活动。患者活动量应根据个体差异而定,以不感到劳累为宜。

(9)胃大部切除术后并发症的观察及护理如下。

1)术后出血。术后出血包括胃和腹腔内出血。胃大部切除术后 24 小时内可由胃管内引流出少量血液或咖啡样液体,一般 24 小时内不超过 300 mL,且逐渐减少,颜色逐渐变浅变清,出血自行停止。若术后短期内从胃管不断引流出新鲜血液,24 小时后仍未停止,则为术后出血。发生在术后24 小时以内的出血,多属术中止血不确切;术后 4~6 天发生的出血,常为吻合口黏膜坏死脱落所致;术后 10~20 天发生的出血,与吻合口缝线处感染或黏膜下脓肿腐蚀血管有关。术后要严密观察患者的生命体征变化,包括血压、脉搏、心率、呼吸、神志和体温的变化,加强对胃肠减压及腹腔引流的护理,观察和记录胃液及腹腔引流液的量、颜色和性质,若短期内从胃管引流出大量新鲜血液,持续不止,应警惕有术后胃出血。若术后持续从腹腔引流管引出大量新鲜血性液体,应怀疑腹腔内出血,须立即通知医师协助处理。遵医嘱采用静脉给予止血药物、输血等措施,或用冰生理盐水洗胃,一般可控制。若非手术疗法不能有效止血或出血量大于每小时 500 mL,需再次手术止血,应积极完善术前准备,并做好相应的术后护理。

2)十二指肠残端破裂。十二指肠残端破裂一般多发生在术后 24~48 小时,是毕Ⅱ式胃大部切除术后早期的严重并发症,原因与十二指肠残端处理不当及胃空肠吻合口输入袢梗阻引起的十二指肠腔内压力升高有关。临床表现为突发性上腹部剧痛、发热和出现腹膜刺激征以及白细胞计数增加,腹腔穿刺可有胆汁样液体。一旦确诊,应立即进行手术治疗。

3)胃肠吻合口破裂或吻合口瘘。胃肠吻合口破裂或吻合口瘘是胃大部切除术后早期并发症,常发生在术后 1 周左右。原因与术中缝合技术不当、吻合口张力过大、组织供血不足有关,表现为高热、脉速等全身中毒症状,有上腹部疼痛及腹膜炎的表现。如发生较晚,多形成局部脓肿或外瘘。临床工作中应注意观察患者生命体征和腹腔引流情况,一般情况下,患者术后体温逐渐趋于正常,腹腔引流液逐日减少和变清。若术后腹腔引流量仍不减、伴有黄绿色胆汁或呈脓性、带臭味,伴腹痛,体温再次升高,应警惕吻合口瘘的可能,须及时通知医师,协助处理。处理包括:①出现吻合口破裂伴有弥漫性腹膜炎的患者须立即手术治疗,做好急症手术准备。②症状较轻无弥漫性腹膜炎的患者,可先行禁食、胃肠减压、充分引流,合理应用抗生素并给予肠外营养支持,纠正水、电解质紊乱和酸碱平衡失调。③保护瘘口周围皮肤,应及时清洁瘘口周围皮肤,并保持皮肤干燥,局部可涂以氧化锌软膏或使用皮肤保护膜加以保护,以免皮肤破溃继发感染。经上述处理后,多数患者吻合口瘘可在 4~6 周自愈,若经久不愈,须再次手术。

4)胃排空障碍。胃排空障碍也称胃瘫,常发生在术后 4~10 天,发病机制尚不完全明了。临床表现为拔除胃管后,患者出现上腹饱胀、钝痛和呕吐,呕吐物含食物和胆汁,消化道 X 线造影检查可见残胃扩张、无张力、蠕动波少而弱,且内容物通过胃肠吻合口不畅。处理措施包括:①禁食、胃肠减压,减少胃肠道积气、积液,降低胃肠道张力,使胃肠道得到充分休息,并记录 24 小时出入量。②输液及肠外营养支持,纠正低蛋白血症,维持水、电解质和酸碱平衡。③应用胃动力促进剂如甲氧氯普安、多潘立酮,促进胃肠功能恢复,也可用 3% 温盐水洗胃。一般经上述治疗均可痊愈。

5)输入袢梗阻。输入袢梗阻可分为急、慢性两类:①急性完全性输入袢梗阻,多发生于毕Ⅱ式结肠前输入段对胃小弯的吻合术式。临床表现为上腹部剧烈疼痛,频繁呕吐,呕吐量少、多不含胆汁,呕吐后症状不缓解,且上腹部有压痛性肿块,是输出袢系膜悬吊过紧压迫输入袢,或是输入袢过长,穿入输出袢与横结肠的间隙孔形成内疝所致,属闭袢性肠梗阻,易发生肠绞窄,应紧急手术治疗。②慢性不完全性输入袢梗阻患者,表现为进食后出现右上腹胀痛或绞痛,呈喷射状呕吐,呕吐物为大量不含食物的胆汁,呕吐后症状缓解。多由输入袢过长扭曲或输入袢过短在吻合口处形成锐角,使输入袢内胆汁、胰液和十二指肠液排空不畅而滞留所致。由于消化液潴留在输入袢内,进食后消化液分泌明显增加,输入袢内压力增高,刺激肠管发生强烈的收缩,引起喷射样呕吐,也称输入袢综合征。

6)输出袢梗阻。输出袢梗阻多因粘连、大网膜水肿或坏死、炎性肿块压迫所致,临床表现为上腹饱胀,呕吐食物和胆汁。如果非手术治疗无效,应手术解除梗阻。

7)吻合口梗阻。因吻合口过小或吻合时胃肠壁组织内翻过多引起,也可因术后吻合口炎性水肿出现暂时性梗阻。患者表现为进食后出现上腹部饱胀感和溢出性呕吐等,呕吐物含或不含胆汁。应即刻禁食,给予胃肠减压和静脉补液等保守治疗。若保守治疗无效,可行手术解除梗阻。

8)倾倒综合征。由于胃大部切除术后,胃失去幽门窦、幽门括约肌、十二指肠壶腹部等结构对胃排空的控制,导致胃排空过速,产生一系列综合征。可分为早期倾倒综合征和晚期倾倒综合征。①早期倾倒综合征:多发生在进食后半小时内,患者以循环系统症状和胃肠道症状为主要表现。患者可出现心悸、乏力、出汗及面色苍白等一过性血容量不足表现,并有恶心、呕吐、腹部绞痛、腹泻等消化道症状。处理:主要采用饮食调整,嘱患者少食多餐,饭后平卧20～30分钟,避免过甜食物、减少液体摄入量并降低食物渗透浓度,多数可在术后半年或一年内逐渐自愈。极少数症状严重而持久的患者需手术治疗。②晚期倾倒综合征:主要因进食后,胃排空过快,高渗性食物迅速进入小肠,使得吸收过快而使血糖急剧升高,刺激胰岛素大量释放,而当血糖下降后,胰岛素并未相应减少,继而发生低血糖,故又称低血糖综合征。表现为餐后2～4小时,患者出现心慌、无力、眩晕、出汗、手颤、嗜睡乃至虚脱。消化道症状不明显,可有饥饿感,出现症状时稍进饮食即可缓解。饮食中需减少糖类含量,增加蛋白质比例,少食多餐。

(七)健康指导

(1)向患者及家属讲解有关胃十二指肠溃疡的知识,使之能更好地配合治疗和护理。

(2)指导患者学会自我情绪调整,保持乐观进取的精神风貌,注意劳逸结合,减少溃疡病的客观因素。

(3)指导患者饮食应定时定量,少食多餐,营养丰富,以后可逐步过渡至正常饮食。少食腌、熏食品,避免进食过冷、过烫、过辣及油煎炸食物,切勿酗酒、吸烟。

(4)告知患者及家属有关手术后期可能出现的并发症的表现和预防措施。

(5)定期随访,如有不适及时就诊。

二、胃十二指肠溃疡急性穿孔

胃十二指肠溃疡急性穿孔是胃十二指肠溃疡的严重并发症,为常见的外科急腹症。其起病急,变化快,病情严重,需要紧急处理,若诊治不当可危及生命。其发生率呈逐年上升趋势,发病逐渐趋于老龄化。十二指肠溃疡穿孔男性患者较多,胃溃疡穿孔则多见于老年妇女。

(一)病因及发病机制

溃疡穿孔是活动期胃十二指肠溃疡向深部侵蚀、穿破浆膜的结果。60%的胃溃疡穿孔发

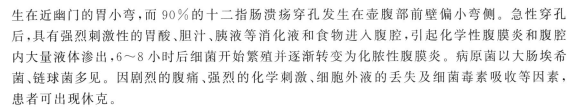

生在近幽门的胃小弯,而90%的十二指肠溃疡穿孔发生在壶腹部前壁偏小弯侧。急性穿孔后,具有强烈刺激性的胃酸、胆汁、胰液等消化液和食物进入腹腔,引起化学性腹膜炎和腹腔内大量液体渗出,6～8小时后细菌开始繁殖并逐渐转变为化脓性腹膜炎。病原菌以大肠埃希菌、链球菌多见。因剧烈的腹痛、强烈的化学刺激、细胞外液的丢失及细菌毒素吸收等因素,患者可出现休克。

(二)临床表现

1.症状

穿孔多突然发生于夜间空腹或饱食后,主要表现为突发性上腹部刀割样剧痛,很快波及全腹,但仍以上腹为重。患者疼痛难忍,常伴恶心、呕吐、面色苍白、出冷汗、脉搏细速、血压下降、四肢厥冷等表现。其后由于大量腹腔渗出液的稀释,腹痛略有减轻,继发细菌感染后,腹痛可再次加重。当胃内容物沿右结肠旁沟向下流注时,可出现右下腹痛。溃疡穿孔后病情的严重程度与患者的年龄、全身情况、穿孔部位、穿孔大小和时间以及是否空腹穿孔密切相关。

2.体征

体检时患者呈急性病容,表情痛苦,蜷屈位、不愿移动,腹式呼吸减弱或消失,全腹有明显的压痛、反跳痛,腹肌紧张呈"木板样"强直,以右上腹部最为明显,肝浊音界缩小或消失、可有移动性浊音,肠鸣音减弱或消失。

(三)实验室及其他检查

1.X线检查

大约80%的患者行站立位腹部X线检查时,可见膈下新月形游离气体影。

2.实验室检查

实验室检查提示血白细胞计数及中性粒细胞比例增高。

3.诊断性腹腔穿刺

临床表现不典型的患者可行诊断性腹腔穿刺,穿刺抽出液可含胆汁或食物残渣。

(四)治疗要点

根据病情选用非手术或手术治疗。

1.非手术治疗

(1)适应证:一般情况良好,症状及体征较轻的空腹状态下穿孔;穿孔超过24小时,腹膜炎症已局限;胃十二指肠造影证实穿孔已封闭;无出血、幽门梗阻及恶变等并发症。

(2)治疗措施:①禁食,持续胃肠减压,减少胃肠内容物继续外漏,以利于穿孔的闭合和腹膜炎症消退。②输液和营养支持治疗,以维持机体水、电解质平衡及营养需求。③全身应用抗生素,以控制感染。④应用抑酸药物,如给予H_2受体阻断剂或质子泵拮抗剂等制酸药物。

2.手术治疗

(1)适应证:①上述非手术治疗措施6～8小时,症状无减轻,甚至逐渐加重。②饱食后穿孔,顽固性溃疡穿孔和伴有幽门梗阻、大出血及恶变等并发症,应及早进行手术治疗。

(2)手术方式包括以下两种。①单纯缝合修补术:缝合穿孔处并加大网膜覆盖。此方法操作简单,手术时间短,安全性高。适用于穿孔时间超过8小时,腹腔内感染及炎症水肿严重者;以往无溃疡病史或有溃疡病史但未经内科正规治疗,无出血、梗阻并发症者;有其他系统器质性疾病,不能耐受急诊彻底性溃疡切除手术者。②彻底的溃疡切除手术(连同溃疡一起切除的胃大部切除术):手术方式包括胃大部切除术,对十二指肠溃疡穿孔行迷走神经切断加胃窦切除术,或缝合穿孔后行迷走神经切断加胃空肠吻合术,或行高选择性迷走神经切断术。

（五）常见护理诊断/问题

1.疼痛

疼痛与胃十二指肠溃疡穿孔后消化液对腹膜的强烈刺激及手术后切口有关。

2.体液不足

体液不足与溃疡穿孔后消化液的大量丢失有关。

（六）护理措施

1.术前护理/非手术治疗的护理

（1）禁食、胃肠减压:溃疡穿孔患者要禁食禁水,有效地胃肠减压,以减少胃肠内容物继续流入腹腔。做好引流期间的护理,保持引流通畅和有效负压,注意观察和记录胃液的颜色、性质和量。

（2）体位:休克者取休克体位(头和躯干抬高 20°～30°、下肢抬高 15°～20°),以增加回心血量;无休克者或休克改善后取半卧位,以利于漏出的消化液积聚于盆腔最低位,便于引流,减少毒素的吸收,同时也可降低腹壁张力和减轻疼痛。

（3）静脉输液,维持体液平衡:①观察和记录 24 小时出入量,为合理补液提供依据。②给予静脉输液,根据出入量和医嘱,合理安排输液的种类和速度,以维持水、电解质及酸碱平衡,同时给予营养支持和相应护理。

（4）预防和控制感染:遵医嘱合理应用抗菌药。

（5）做好病情观察:密切观察患者生命体征、腹痛、腹膜刺激征及肠鸣音变化等。若经非手术治疗6～8 小时病情不见好转,症状、体征反而加重,应积极做好急诊手术准备。

2.术后护理

加强术后护理,促进患者早日康复。

三、胃十二指肠溃疡大出血

胃十二指肠溃疡出血是上消化道大出血中最常见的原因,占 50% 以上。其中 5%～10%需要手术治疗。

（一）病因与病理

因溃疡基底的血管壁被侵蚀而导致破裂出血,患者过去多有典型溃疡病史,近期可有服用非甾体类抗炎药物、疲劳及饮食不规律等诱因。胃溃疡大出血多发生在胃小弯,出血源自胃左、右动脉及其分支或肝胃韧带内较大的血管。十二指肠溃疡大出血通常位于壶腹部后壁,出血多来自于胃十二指肠动脉或胰十二指肠上动脉及其分支,溃疡基底部的血管侧壁破裂出血不易自行停止,可引发致命的动脉性出血。大出血后,因血容量减少、血压下降、血流变慢,可在血管破裂处形成血凝块而暂时止血。由于胃酸和胃十二指肠内容物与溃疡病灶的接触以及胃肠蠕动,部分病例可发生再次出血。

（二）临床表现

1.症状

患者的主要表现是呕血和黑便,多数患者只有黑便而无呕血,迅猛的出血则表现为大量呕血和排紫黑色血便。呕血前患者常有恶心,便血前多突然有便意,呕血或便血前后者常有心悸、目眩、无力甚至昏厥。如出血速度缓慢则血压、脉搏改变不明显。如果短期内失血量超过

400 mL,患者可出现面色苍白、口渴、脉搏快速有力,血压正常或略偏高的循环系统代偿表现;当失血量超过800 mL时,可出现休克症状,患者烦躁不安、出冷汗、脉搏细速、血压下降、呼吸急促、四肢厥冷等。

2.体征

腹稍胀,上腹部可有轻度压痛,肠鸣音亢进。

(三)实验室及其他检查

1.内镜检查

胃十二指肠纤维镜检查可明确出血原因和部位,出血24小时内阳性率可达70%～80%,超过24小时则阳性率下降。

2.血管造影

选择性腹腔动脉或肠系膜上动脉造影可明确病因与出血部位,并可采取栓塞治疗或动脉注射垂体升压素等介入性止血措施。

3.实验室检查

大量出血早期,由于血液浓缩,血常规变化不大,之后红细胞计数、血红蛋白、血细胞比容均呈进行性下降。

(四)治疗要点

胃十二指肠溃疡出血的治疗原则:补充血容量,防止失血性休克,尽快明确出血部位并采取有效止血措施。

1.非手术治疗

(1)补充血容量:迅速建立静脉通路,快速行静脉输液、输血。失血量达全身总血量的20%时,应输注右旋糖酐、羟乙基淀粉或其他血浆代用品,出血量较大时可输注浓缩红细胞,必要时可输全血,保持血细胞比容不低于30%。

(2)禁食、留置胃管:用生理盐水冲洗胃腔,清除血凝块,直至胃液变清。还可经胃管注入200 mL含8 mg去甲肾上腺素的生理盐水溶液,每4～6小时1次。

(3)应用止血、制酸等药物:经静脉或肌内注射巴曲酶等止血药物;静脉给予 H_2 受体拮抗剂(西咪替丁等)、质子泵抑制剂(奥美拉唑)或生长抑素等。

(4)胃镜下止血:经急诊胃镜检查明确出血部位后,同时实施电凝、激光灼凝、注射或喷洒药物、钛夹夹闭血管等局部止血措施。

2.手术治疗

(1)适应证:①重大出血,短期内出现休克,或短时间内(6～8小时)需输入大量血液(>800 mL)方能维持血压和血细胞比容。②正在进行药物治疗的胃十二指肠溃疡患者发生大出血,说明溃疡侵蚀性大,非手术治疗难以止血,或暂时血止后又复发。③60岁以上伴血管硬化症者自行止血机会较小,应及早手术。④近期发生过类似的大出血或合并溃疡穿孔或幽门梗阻。⑤胃镜检查发现动脉搏动性出血或溃疡底部血管显露,再出血危险性大。

(2)手术方式:①胃大部切除术,适用于大多数溃疡出血的患者。②贯穿缝扎术,在病情危急,不能耐受胃大部切除手术时,可采用单纯贯穿缝扎止血法。③在贯穿缝扎处理溃疡出血后,可行迷走神经干切断加胃窦切除或幽门成形术。

（五）常见护理诊断/问题

1.焦虑、恐惧

焦虑、恐惧与突发胃十二指肠溃疡大出血及担心预后有关。

2.体液不足

体液不足与胃十二指肠溃疡出血致血容量不足有关。

（六）护理措施

1.术前护理/非手术治疗的护理

（1）缓解焦虑和恐惧：关心和安慰患者，给予心理支持，减轻患者的焦虑和恐惧。及时为患者清理呕吐物。情绪紧张者，可遵医嘱适当给予镇静剂。

（2）体位：取平卧位，卧床休息。有呕血者，头偏向一侧。

（3）补充血容量：迅速建立多条畅通的静脉通路，快速输液、输血，必要时可行深静脉穿刺输液。开始输液时速度宜快，待休克纠正后减慢滴速。

（4）采取止血措施：遵医嘱应用止血药物或冰盐水洗胃，以控制出血。

（5）做好病情观察：严密观察患者生命体征的变化，判断、观察和记录呕血、便血情况，观察患者有无口渴、肢端湿冷、尿量减少等循环血量不足的表现。必要时测量中心静脉压并做好记录。观察有无鲜红色血性胃液从胃管流出，以判断有无活动性出血和评估止血效果。若患者出血仍在继续，短时间（6～8 小时）内需大量输血（＞800 mL）才能维持血压和血细胞比容，或停止输液、输血后，病情又恶化，应及时报告医师，并配合做好急症手术的准备。

（6）饮食：出血时暂禁食，出血停止后，可进流质或无渣半流质饮食。

2.术后护理

加强术后护理，促进患者早日康复。

四、胃十二指肠溃疡瘢痕性幽门梗阻

胃十二指肠溃疡病程中，因幽门管、幽门溃疡或十二指肠壶腹部溃疡反复发作，形成瘢痕狭窄、幽门痉挛水肿而造成幽门梗阻。

（一）病因与病理

瘢痕性幽门梗阻常见于十二指肠壶腹部溃疡和位于幽门的胃溃疡。溃疡引起幽门梗阻的机制有幽门痉挛、炎性水肿和瘢痕三种，前两种情况是暂时的和可逆的，在炎症消退、痉挛缓解后梗阻解除，无需外科手术。而瘢痕性幽门梗阻属于永久性，需要手术方能解除梗阻。梗阻初期，为克服幽门狭窄，胃蠕动增强，胃壁肌肉代偿性增厚。后期，胃代偿功能减退，失去张力，胃高度扩大，蠕动减弱甚至消失。由于胃内容物潴留引起呕吐而致水、电解质的丢失，导致脱水、低钾、低氯性碱中毒。长期慢性不全性幽门梗阻者，由于摄入减少，消化吸收不良，可出现贫血与营养障碍。

（二）临床表现

1.症状

患者表现为进食后上腹饱胀不适并出现阵发性胃痉挛性疼痛，伴恶心、嗳气与呕吐。呕吐多发生在下午或晚间，呕吐量大，一次达 1000～2000 mL，呕吐物内含大量宿食，有腐败酸臭味，但不含胆汁。呕吐后自觉胃部舒适，故患者常自行诱发呕吐以缓解症状。常有少尿、便秘及贫血等慢性消耗表现。体检时常可见患者有消瘦、皮肤干燥及皮肤弹性消失等营养不良的表现。

2.体征

上腹部可见胃型和胃蠕动波,用手轻拍上腹部可闻及"振水声"。

(三)实验室及其他检查

1.内镜检查

内镜检查可见胃内有大量潴留的胃液和食物残渣。

2.X线钡餐检查

X线钡餐检查可见胃高度扩张,24小时后仍有钡剂存留(正常24小时排空)。已明确幽门梗阻者避免做此检查。

(四)治疗要点

瘢痕性幽门梗阻以手术治疗为主。最常用的术式是胃大部切除术,但年龄较大、身体状况极差或合并其他严重内科疾病者,可行胃空肠吻合加迷走神经切断术。

(五)常见护理诊断/问题

1.体液不足

体液不足与大量呕吐、胃肠减压引起水、电解质的丢失有关。

2.营养失调

营养失调与幽门梗阻致摄入不足、禁食和消耗、丢失体液有关。

(六)护理措施

1.术前护理

(1)静脉输液:根据医嘱和电解质检测结果合理安排输液种类和速度,以纠正脱水及低钾、低氯性碱中毒。密切观察及准确记录24小时出入量,为静脉补液提供依据。

(2)饮食与营养支持:非完全梗阻者可给予无渣半流质饮食,完全梗阻者术前应禁食、水,以减少胃内容物潴留。根据医嘱于手术前给予肠外营养,必要时输血或其他血液制品,以纠正营养不良、贫血和低蛋白血症,提高患者对手术的耐受力。

(3)采取有效措施,减轻疼痛,增进舒适。

1)禁食,胃肠减压:完全幽门梗阻患者,给予禁食,保持有效胃肠减压,减少胃内积气、积液,减轻胃内张力。必要时遵医嘱给予解痉药物,以减轻疼痛,增加患者的舒适度。

2)体位:取半卧位,卧床休息。呕吐时,头偏向一侧。呕吐后及时为患者清理呕吐物。对情绪紧张者,可遵医嘱给予镇静剂。

(4)洗胃:完全幽门梗阻者,除持续胃肠减压排空胃内潴留物外,须做术前胃的准备,即术前3天,每晚用300～500 mL温盐水洗胃,以减轻胃黏膜水肿和炎症,有利于术后吻合口愈合。

2.术后护理

加强术后护理,促进患者早日康复。

(刘新颖)

第四节　胃十二指肠损伤

一、概述

由于胃有肋弓保护且活动度较大,柔韧性较好,壁厚,钝挫伤时很少受累,只有胃膨胀时偶有发生胃损伤。上腹或下胸部的穿透伤则常导致胃损伤,多伴有肝、脾、横膈及胰等损伤。胃镜检查及吞入锐利异物或吞入酸、碱等腐蚀性毒物也可引起穿孔,但很少见。十二指肠损伤是由于上、中腹部受到间接暴力或锐器的直接刺伤而引起的,缺乏典型的腹膜炎症状和体征,术前诊断困难,漏诊率高,多伴有腹部脏器合并伤,病死率高,术后并发症多,肠瘘发生率高。

二、护理评估

(一)健康史

详细询问患者、现场目击者或陪同人员,以了解受伤的时间地点、环境,受伤的原因,外力的特点、大小和作用方向;了解受伤前后饮食及排便情况,受伤时的体位,有无防御,伤后意识状态、症状、急救措施、运送方式,既往疾病及手术史。

(二)临床表现

胃损伤若未波及胃壁全层,可无明显症状。若全层破裂,由于胃酸有很强的化学刺激性,可立即出现剧痛及腹膜刺激征。当破裂口接近贲门或食管时,可因空气进入纵隔而呈胸壁下气肿。当发生较大的穿透性胃损伤时,可自腹壁流出食物残渣、胆汁和气体。

十二指肠破裂后,因有胃液、胆汁及胰液进入腹腔,早期即可发生急性弥漫性腹膜炎,有剧烈的刀割样持续性腹痛伴恶心、呕吐,腹部检查可见板状腹、腹膜刺激征症状。

(三)辅助检查

(1)疑有胃损伤者,应置胃管,若自胃内吸出血性液或血性物可确诊。

(2)腹腔穿刺术和腹腔灌洗术。腹腔穿刺抽出不凝血液、胆汁,灌洗吸出 10 mL 以上肉眼可辨的血性液体,即为阳性结果。

(3)X 线检查。腹部 X 线片显示腹膜后组织积气、肾脏轮廓清晰、腰大肌阴影模糊不清等有助于腹膜后十二指肠损伤的诊断。

(4)CT 检查。CT 检查可显示少量的腹膜后积气和渗至肠外的造影剂。

(四)治疗原则

抗休克和及时、正确的手术处理是治疗的两大关键。

(五)心理-社会因素

胃十二指肠外伤性损伤多数在意外情况下发生,患者出现突发外伤后,易出现紧张、痛苦、悲哀、恐惧等心理,会担心手术能否成功及疾病预后。

三、护理问题

（一）疼痛

疼痛与胃肠破裂、腹腔内积液、腹膜刺激征有关。

（二）组织灌注量不足

这与大量失血、失液,严重创伤,有效循环血量减少有关。

（三）焦虑或恐惧

这种情绪与经历意外及担心预后有关。

（四）潜在并发症

出血、感染、肠瘘及低血容量性休克。

四、护理目标

（1）患者疼痛减轻。

（2）患者血容量得以维持,各器官血供正常、功能完整。

（3）患者的焦虑或恐惧减轻或消失。

（4）护士密切观察病情变化,如发现异常,及时报告医师,并配合处理。

五、护理措施

（一）一般护理

1.预防低血容量性休克

吸氧、保暖、建立静脉通道,遵医嘱输入温热生理盐水或乳酸盐林格液,抽血查全血细胞计数、血型和交叉配血。

2.密切观察病情变化

每15～30分钟评估一次患者情况。评估内容包括意识状态、生命体征、肠鸣音、尿量、氧饱和度、有无呕吐、肌紧张和反跳痛等。观察胃管内引流物颜色、性质及量,若引流出血性液体,提示有胃、十二指肠破裂的可能。

3.术前准备

胃十二指肠破裂大多需要手术处理,故患者入院后,在抢救休克的同时,应尽快完成术前准备工作,如备皮、备血、插胃管及留置尿管、做好抗生素皮试等,一旦需要,可立即实施手术。

（二）心理护理

评估患者对损伤的情绪反应,鼓励他们说出自己内心的感受,帮助建立积极有效的应对措施。向患者介绍有关病情、损伤程度、手术方式及疾病预后,鼓励患者,告诉患者良好的心态与积极的配合有利于疾病早日康复。

（三）术后护理

1.体位

患者意识清楚、病情平稳,给予半坐卧位,有利于引流及呼吸。

2.禁食、胃肠减压

观察胃管内引流液颜色、性质及量,引流出血性液体,提示有胃、十二指肠再出血的可能。十二指肠创口缝合后,将胃肠减压管置于十二指肠腔内,使胃液、肠液、胰液得到充分引流。一定要

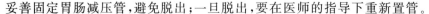

妥善固定胃肠减压管,避免脱出;一旦脱出,要在医师的指导下重新置管。

3.严密监测生命体征

术后每15～30分钟监测一次生命体征,直至患者病情平稳。注意肾功能的改变。胃十二指肠损伤后,特别有出血性休克时,肾脏会受到一定的损害,尤其是严重腹部外伤伴有重度休克者,有发生急性肾功能障碍的危险,所以,术后应密切注意尿量,争取保持每小时尿量在50 mL以上。

4.补液和营养支持

根据医嘱,合理补充水、电解质和维生素,必要时输新鲜血、血浆,维持水、电解质及酸碱平衡。给予肠内、外营养支持,促进合成代谢,提高机体防御能力。继续应用有效抗生素,控制腹腔内感染。

5.术后并发症的观察和护理

(1)出血:如胃管内24小时内引流出的新鲜血液大于300 mL,提示吻合口出血,要立即配合医师给予胃管内注入凝血酶粉、冰盐水洗胃等止血措施。

(2)肠瘘:患者术后持续低热或高热不退,腹腔引流管中引流出黄绿色或褐色渣样物,有恶臭或引流出大量气体,提示肠瘘发生,要配合医师进行腹腔双套管冲洗,并做好相应护理。

(四)健康教育

(1)讲解术后饮食注意事项,当患者胃肠功能恢复后,一般3～5天后开始恢复饮食,由流质逐步恢复至半流质、普食,进食高蛋白、高能量、易消化饮食,增强抵抗力,促进愈合。

(2)行全胃切除或胃大部分切除术的患者,因胃肠吸收功能下降,要及时补充微量元素和维生素等营养素,预防贫血、腹泻等并发症。

(3)避免工作过于劳累,注意劳逸结合。讲明饮酒、抽烟对胃、十二指肠疾病的危害性。

(4)避免长期大量服用非甾体抗炎药,如布洛芬等,以免引起胃肠道黏膜损伤。

(刘新颖)

第二章　胸外科疾病的护理

第一节　呼吸道异物

一、概述

气道异物阻塞(FBAO)是导致窒息的紧急情况,如不及时解除,患者数分钟内即可死亡。FBAO造成心脏停搏并不常见,但有意识障碍或吞咽困难的老人和儿童发生人数相对较多。FBAO是可以预防从而避免发生的。

二、原因及预防

任何人突然的呼吸骤停都应考虑到FBAO。成人通常在进食时易发生,肉类食物是造成FBAO最常见的原因。FBAO的诱因有:吞食大块难咽食物、饮酒、老年人戴义齿或吞咽困难、儿童口含小颗粒状食物及物品。注意以下事项有助于预防FBAO,如:①进食切碎的食物,细嚼慢咽,尤其是戴义齿者;②咀嚼和吞咽食物时,避免大笑或交谈;③避免酗酒;④阻止儿童口含食物行走、跑或玩耍;⑤将易误吸入的异物放在婴幼儿拿不到处;⑥不宜给小儿需要仔细咀嚼或质韧而滑的食物(如花生、坚果、玉米花及果冻等)。

三、临床表现

异物可造成呼吸道部分或完全阻塞,识别气道异物阻塞是及时抢救的关键。

(一)气道部分阻塞

患者有通气,能用力咳嗽,但咳嗽停止时出现喘息声。这时救助者不宜妨碍患者自行排出异物,应鼓励患者用力咳嗽,并自主呼吸。但救助者应守护在患者身旁,并监视患者的情况,如不能解除,即求救紧急医疗服务(EMS)系统。

FBAO患者可能一开始表现为通气不良,或一开始通气好,但逐渐恶化,表现乏力、无效咳嗽、吸气时高调噪音、呼吸困难加重、发绀。对待这类患者要同对待气道完全阻塞患者一样,须争分夺秒地救助。

(二)气道完全阻塞

患者已不能讲话,呼吸或咳嗽时,双手抓住颈部,无法通气。对此征象必须能够立即明确识别。救助者应马上询问患者是否被异物噎住,如果患者点头确认,必须立即救助,帮助解除异物。由于气体无法进入肺脏,如不能迅速解除气道阻塞,患者很快就会意识丧失,甚至死亡。如果患者已意识丧失、猝然倒地,则应立即实施心肺复苏。

四、治疗

(一)解除气道异物阻塞

对气道完全阻塞的患者,必须争分夺秒地解除气道异物。通过压迫使气道内压力骤然升高,产生人为咳嗽,把异物从体内排除。具体可采用以下方法。

1.腹部冲击法(Heimlish 法)

此法可用于有意识的站立或坐位患者。急救者站在患者身后,双臂环抱患者腰部,一手握拳,握拳手的拇指侧抵住患者腹部,位于剑突下与脐上的腹中线部位,再用另一手握紧拳头,快速向内向上用拳头冲击腹部,反复冲击腹部直到把异物排出。如患者意识丧失,立即开始心肺复苏术(CPR)。

采用此法后,应注意检查有无危及生命的并发症,如胃内容物反流造成误吸、腹部或胸腔脏器破裂。除必要时,不宜随便使用。

2.自行腹部冲击法

气道阻塞患者本人可一手握拳,用拇指抵住腹部,部位同上,再用另一只手握紧拳头,用力快速向内、向上使拳头冲击腹部。如果不成功,患者应快速将上腹部抵压在一硬质物体上,如椅背、桌缘、护栏,用力冲击腹部,直到把异物排出。

3.胸部冲击法

患者是妊娠末期或过度肥胖者时,救助者双臂无法环抱患者腰部,可用胸部冲击法代替Heimlish法。救助者站在患者身后,把上肢放在患者腋下,将胸部环抱住。一只手握拳,拇指侧放在胸骨中线,避开剑突和肋骨下缘,另一只手握住拳头,向后冲压,直至把异物排出。

(二)对意识丧失者的解除方法

1.解除 FBAO 中意识丧失

救助者立即开始 CPR。在 CPR 期间,经反复通气后,患者仍无反应,急救人员应继续 CPR,严格按30：2的按压/通气比例。

2.发现患者时已无反应

急救人员初始可能不知道患者发生了 FBAO,在反复通气数次后,若患者仍无反应,应考虑到 FBAO。可采用以下方法。

(1)在 CPR 过程中,如果有第二名急救人员在场,一名实施救助,另一名启动急救医疗服务体系(EMSS),患者保持平卧。

(2)用舌-上颌上提法开放气道,并试用手指清除口咽部异物。

(3)如果通气时患者胸廓无起伏,应重新摆正头部位置,注意开放气道,再尝试通气。

(4)异物清除前,如果通气后仍未见胸廓起伏,应考虑进一步抢救措施[如使用凯利钳(Kelly Forceps)、马吉拉镊(Magilla Forceps)行环甲膜穿刺/切开术]来开通气道。

(5)如异物取出,气道开通后仍无呼吸,需继续缓慢人工通气,再检查脉搏、呼吸、反应。如无脉搏,即行胸外按压。

五、急救护理

急性呼吸道异物短时间内可危及生命,护士必须有强烈的风险意识,争分夺秒地协助抢救治疗工作。

(一)做好抢救准备

备氧气、吸引器、电动负压吸引器、纤维支气管镜、直接喉镜、气管插管及气管切开包等急救物品。使用静脉留置针建立静脉通道。完善术前准备,与手术室联系,做好气管、支气管镜检查的准备。询问过敏史。一旦出现极度呼吸困难,立即协助医师抢救,给予氧气吸入。

(二)病情观察

密切观察患者的呼吸情况,判断异物所在部位及运动情况。异物进入喉部及声门下时,患者有剧烈呛咳、喉喘鸣、声嘶、面色发绀、吸气性呼吸困难等症状,可在数分钟内引起窒息。发现上述情况立即报告医师抢救。观察双肺呼吸动度是否相同、两侧呼吸音是否一致,吸气时胸骨上窝、锁骨上窝、肋间隙有无凹陷,有无喘鸣、口唇发绀,咳嗽及咳嗽的性质,有无颈静脉怒张及颈胸部皮下气肿。持续监护生命体征和血氧饱和度,记录各项目的基础数据。观察有无颅内压增高或颅内出血的征象,注意瞳孔大小、神经反射,有无惊厥、四肢震颤及肌张力增高或松弛等。

(三)尽量保持患者安静

安排在单人间,保持环境安静。使患者卧床,安定其情绪,避免其紧张,集中进行检查和治疗,尽量避免刺激。减少患儿哭闹,避免因大哭导致异物突然移位阻塞对侧支气管或卡在声门后引起窒息或增加耗氧量。禁饮食。

(四)向患者及家属介绍手术过程及注意事项

确定实施经气管镜取异物者,遵医嘱给予阿托品等术前用药。向患者及家属介绍手术的过程,术中、术后可能发生的并发症,配合治疗及护理的注意事项等。检查手术知情同意书是否签字。

(五)术后护理

(1)全麻术后麻醉尚未清醒前,设专人护理,患者取平卧位,头偏向一侧,防止误吸分泌物。及时吸净患者口腔及呼吸道分泌物,保持呼吸道通畅,持续吸氧。

(2)严密观察呼吸的节率、频率及形态,保持呼吸道通畅,血氧饱和度应保持在95%～100%。观察有无口唇发绀、烦躁不安、鼻翼扇动,注意呼吸有无喉鸣或喘鸣音,监测心电和血氧饱和度。检查口腔中有无分泌物和血液,观察双侧胸部呼吸动度是否对称一致。触诊患者颈部、胸部有无皮下气肿,如有应及时通知医师处理,并标记气肿的范围,以便动态观察。检查患者牙齿有无松动或脱落,并详细记录。

(3)了解术中情况和处理结果,包括异物是否取出、异物的种类、有无异物残留,术中是否发生呼吸暂停、出血、心力衰竭、气胸等并发症,便于进行有预见性和针对性的护理。

(4)并发症的观察与护理。①喉头水肿:婴幼儿患者,施行支气管镜取出异物术后,可发生喉头水肿。如患儿出现声音嘶哑、烦躁不安、吸气性呼吸困难等症状,应考虑有喉头水肿。此时应密切观察呼吸,有无口唇、面色发绀等窒息的前驱症状。遵医嘱给予吸氧,应用足量抗生素及激素,定时雾化吸入。若患者症状经上述处理仍无缓解,并呈进行性加重,应及时告知医师,必要时行气管切开术解除梗阻。②气胸和纵隔气肿:术后患者出现咳嗽、胸闷、不同程度的呼吸困难时,应考虑可能并发气胸。立即听诊双肺呼吸音,密切观察呼吸情况、血氧饱和度等,及时通知医师。

做好紧急胸腔穿刺放气和胸腔闭式引流的准备,并做好相应护理。③支气管炎、肺炎:注意呼吸道感染的早期征象。反复出现体温升高、咳嗽、气促、多痰等,在确定无异物残留的情况下应考虑并发支气管炎、肺炎等感染。应鼓励患者咳嗽,帮助其每小时翻身1次,定时拍背,促进呼吸道分泌物排出,必要时超声雾化吸入,湿化气道、稀释痰液,使其便于咳出。根据医嘱给予抗生素治疗。

(六)健康指导

呼吸道异物是最常见的儿童意外危害之一,但可以预防。应加强宣传教育,使人们认识到呼吸道异物的危险性,掌握预防知识。

(1)避免给幼儿吃花生、瓜子、豆类等带硬壳的食物,避免给孩子玩能够进入口、鼻孔的细小玩具。

(2)教育儿童进食应保持安静,避免其间逗笑、哭闹、嬉戏或受惊吓,以免深吸气时将食物误吸入气道。

(3)教育儿童不要口中含物玩耍。成人要纠正口中含物作业的不良习惯。

(4)加强对昏迷及全麻患者的护理,防止呕吐物被吸入下呼吸道,活动义齿应取下。

(李　玮)

第二节　食管异物

食管异物是临床常见急诊之一,常发生于幼童及缺牙老人。食管自上而下有4个生理狭窄,食管入口为第一狭窄,异物最常停留在食管入口。

一、食管异物的常见原因

(1)进食匆忙,食物未经仔细咀嚼而咽下,发生食管异物。

(2)进餐时注意力不集中,大口吞吃混有碎骨的汤饭。

(3)松动的牙齿或义齿脱落或使用义齿咀嚼功能差,口内感觉欠灵敏,易误吞。

(4)小儿磨牙发育不全,食物未充分咀嚼或将物件放在口中玩耍误咽等。

(5)食管本身的疾病如食管狭窄或食管癌,引起管腔变细。

二、食管异物的临床分级

Ⅰ级:食管壁非穿透性损伤(食管损伤达黏膜、黏膜下层或食管肌层,未穿破食管壁全层),伴少量出血或食管损伤局部感染。

Ⅱ级:食管壁穿透性损伤,伴局限性食管周围炎或纵隔炎,炎症局限且较轻。

Ⅲ级:食管壁穿透性损伤并发严重的胸内感染(如纵隔脓肿、脓胸),累及邻近器官(如气管)或伴脓毒症。

Ⅳ级:濒危出血型,食管穿孔损伤,感染累及主动脉,形成食管-主动脉瘘,发生致命性大出血。

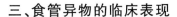

三、食管异物的临床表现

（1）吞咽困难。异物较小时虽有吞咽困难，但仍能进流质食；异物较大时，会并发感染，可完全不能进食，重者饮水也困难。小儿患者常有流涎症状。

（2）疼痛。异物较小或较圆钝时，常仅有梗阻感。尖锐、棱角异物刺入食管壁时，疼痛明显，吞咽时疼痛更甚，患者常能指出疼痛部位。

（3）呼吸道症状。异物较大，向前压迫气管后壁时，或异物位置较高，未完全进入食管内，且压迫喉部时，可有呼吸困难。

（4）食管异物致食管穿破而引起感染的患者发生食管周围脓肿或脓胸，可有胸痛、吐脓。损伤血管时表现为呕血、黑便、休克甚至死亡。

四、治疗原则

食管镜下取出异物；有食管穿孔者应禁经口进食、水，采用鼻饲及静脉给予营养；颈深部或纵隔脓肿形成者切开引流；给足量有效抗生素治疗；对症、支持治疗。

五、急救护理

（一）护理目标

（1）密切观察病情变化，使患者迅速接受治疗，提高救治成功率。

（2）协助患者迅速进入诊疗程序，完善围术期护理。

（3）预防各种并发症，提高救治成功率。

（4）保持呼吸道通畅，增加患者舒适感。

（5）帮助患者及家庭了解食管异物的有关知识。

（二）护理措施

1.密切观察病情变化

Ⅲ级、Ⅳ级食管异物患者病情危重、多变，胸腔、纵隔受累多见，而大血管损伤出血病死率最高。

（1）给予持续心电、血压监护，密切监视心率和心律的变化。必要时需监测中心静脉压和血氧饱和度，随时观察患者的意识、神志变化。

（2）观察患者疼痛的部位、性质和持续时间，胸段食管异物痛常在胸骨后或背；异物位于食管上段时，疼痛部位常在颈根部或胸骨上窝处，为诊断提供依据。

（3）观察有无呕血，估计出血量。观察大便次数、性质和量。注意肢体温度和湿度，睑结膜、皮肤与甲床色泽，如有异常及时通知医师。

（4）记录24小时出入量，病情危重者应记录每小时尿量。

（5）监测体温变化。食管穿孔后伴有局部严重感染，体温是观察、判断治疗效果的重要指标之一，每2小时测量一次。如体温过高应给予物理降温，防止高热惊厥；如出现体温不升，伴血压下降、脉搏细速、面色苍白，应警惕有大出血的发生，要及时报告医师。

（6）随时监测电解质，患者有不明原因的腹胀和肌无力时，要警惕低血钾，结合检查结果及时补钾。

（7）注意全身基础疾病的护理。既往有糖尿病、肝硬化等全身基础疾病者，预后极差。合并糖尿病者,需监测血糖。合并高血压者,加强血压监测。

2.食管异物取出术的围术期护理

(1)患者入院后,详细询问病史,包括时间、吞入异物的种类、异物是否有尖、吞咽困难及疼痛部位、有无呛咳史等,以便与气管异物鉴别。及时进行胸片检查,确定异物存留部位,并通知患者禁食,备好手术器械,配合医师及早手术。

(2)注意患者有无疼痛加剧、发热及食管穿孔等并发症的症状。

(3)患者因异物卡入食管,急需手术治疗,常表现出精神紧张、恐惧,应耐心做好解释工作,说明手术的目的、过程,消除患者不良心理,并指导其进行术中配合,避免手术中患者挣扎,使异物不能取出或引起食管黏膜损伤等并发症。

(4)对异物嵌顿时间过长、合并感染、水与电解质紊乱者,首先应用有效的抗菌药物,静脉补液,给予鼻饲,补充足够的水分与营养,待炎症控制,纠正酸碱平衡紊乱后,及时进行食管镜检查加异物取出术。

(5)术前30分钟注射阿托品,减少唾液分泌,以利手术。将患者送入手术室,并将术前拍摄的胸片送入手术室,为手术医师提供异物存留部位的相关资料,避免盲目性手术。

(6)术后及时向术者了解手术过程是否顺利,异物是否取出,有无残留异物,并注意体温、脉搏、呼吸的变化,严密观察有无颈部皮下气肿、疼痛加剧、进食后呛咳、胸闷等症状。术后若出现颈部皮下气肿,局部疼痛明显或放射至肩背部,X线检查见纵隔气肿等,提示有食管穿孔可能。

(7)术后禁食6小时,如病情稳定,可恢复软质饮食;如有食管黏膜损伤或炎症者,勿过早进食,应禁食48小时以上,以防引起食管穿孔;对发生穿孔者,应给予鼻饲,同时注意观察钾、钠、氯及非蛋白氮的变化,防止发生或加重水与电解质紊乱,从而加重病情。

3.并发症的护理

(1)食管周围炎:食管周围脓肿是较常见的并发症,常表现为局部疼痛加重,吞咽困难和发热。应严密观察病情,注意局部疼痛是否加剧,颈部是否肿胀,有无吞咽困难及呼吸困难等,定时测量体温、脉搏、呼吸。体温超过39 ℃者,在给予药物降温的同时,进行物理降温,按时、按量应用抗菌药物,积极控制炎症,给予鼻饲,加强口腔护理。

(2)食管气管瘘的护理:卧床休息,严密观察病情变化,应用大量有效的抗生素、静脉补液、鼻饲饮食,控制病情发展,避免发生气胸。对发生气胸者,进行胸腔闭式引流术,并严格按胸腔闭式引流术常规护理。

(3)食管主动脉瘘的护理。食管主动脉瘘是食管异物最严重的致死性并发症,重点应在预防。一旦疑为此并发症,应严密观察出血先兆,从主动脉损伤到引起先兆性出血,潜伏期一般为5天至3周,此期间应注意观察患者有无胸骨后疼痛、不规则低热等症状,同时做好抢救的各种准备工作,根据患者情况,配合医师进行手术治疗。

4.保持呼吸道通畅

食管异物严重并发症多有气道压迫和肺部感染,通气功能往往受到影响,应加强气道管理。

(1)给予半卧位,减轻压迫症状和肺淤血,以利于呼吸。

(2)吸氧。对呼吸困难、低氧血症患者应给予鼻导管或面罩吸氧,并监测血氧饱和度,定时行血气分析。

(3)及时清除气道分泌物。协助患者变换体位,轻拍其背部,鼓励咳嗽,促进呼吸道分泌物排除。对痰液黏稠者,应给予雾化吸入以稀释痰液,利于咳出,必要时可予以吸痰。

（4）有呼吸困难者,应做好气管插管和气管切开的准备。气管切开后做好气管切开护理,及时有效地吸痰。

5.维持营养和水、电解质平衡

（1）密切观察病情,严格记录出入量,判断有无营养缺乏、失水等表现。

（2）做好胃管护理。对于食管穿孔患者,最好在食管镜下安置胃管,避免盲法反复下插,加重食管损伤。留置胃管者,要保持通畅、固定,防止脱出。管饲饮食要合理配搭,保证足够的热量和蛋白质,适当的微量元素和维生素,以促进伤口愈合。管饲的量应满足个体需要,一般每天1500～3000 mL,具体应结合输入液量、丢失液量和患者饮食量来确定。

（3）维持静脉通畅。外周静脉穿刺困难者,应给予中心静脉置管,保证液体按计划输入。低位食管穿孔要禁止胃管管饲,可给予静脉高营养或胃造瘘。

（4）若有其他严重的基础疾病,应注意相应的特殊饮食要求,如糖尿病要控制糖的摄入,心脏病和肾脏病需限制钠盐及水分,以免顾此失彼。

6.做好心理护理,适时开展健康教育

由于病情重,病程长,患者往往有不良情绪反应,应关心、爱护患者,多与其交谈,建立良好的护患关系。应介绍有关疾病的知识、治疗方法及效果,将检查结果及时告知患者,提高遵医率,消除患者不良情绪。

（三）健康教育

食管异物虽不及气管异物危险,但仍是事故性死亡的一个原因,在护理上应予重视。加强卫生宣教,可减少食管异物发生。食管异物发生后应尽早取出异物,以减少或避免食管异物所致的并发症。健康教育的具体内容为下。

（1）教育人们进食不宜太快,提倡细嚼慢咽,进食时勿高声喧哗、大笑。

（2）教育儿童不要把小玩具放在口中玩耍,小儿口内有食物时不宜哭闹、嬉笑及奔跑等。工作时不要将钉子之类的物品含在口中,以免误吞。

（3）照顾好年岁已高的老人,松动义齿应及时修复,戴义齿者尤应注意睡前将义齿取出,团块食物宜切成小块等。昏迷患者或做食管、气管镜检查者,应取下义齿。

（4）强酸、强碱等腐蚀性物品要标记清楚,严格管理,放在小孩拿不到的地方。

（5）误吞异物后要及时到医院就诊,不要强行自吞。切忌自己吞入饭团、韭菜等食物,以免加重损伤或将异物推入深部,增加取出难度。

（李　玮）

第三节　心脏损伤

心脏损伤是暴力作为一种能量作用于机体,直接或间接转移到心脏所造成的心肌及其结构的损伤,甚至心脏破裂。心脏损伤又分为闭合性损伤和穿透性损伤。

一、闭合性心脏损伤

闭合性心脏损伤又称非穿透性心脏损伤或钝性心脏损伤,实际发病率远比临床统计的要高。

许多外力作用都可以造成心脏损伤,包括:①暴力直接打击胸骨,传递到心脏。②车轮碾压过胸廓,心脏被挤压于胸骨椎之间。③腹部或下肢突然受到暴力打击,通过血管内液压作用传至心脏。④爆炸时高压的气浪冲击。

(一)心包损伤

心包损伤指暴力导致的心外膜和(或)壁层破裂和出血。

1.分类

心包是一个闭合纤维浆膜,分为脏、壁两层。心包损伤分为胸膜-心包撕裂伤和膈-心包撕裂伤。

2.临床表现

单纯心包裂伤或伴少量血心包时,大多数无症状,但如果出现烦躁不安、气急、胸痛,特别是循环功能不佳、低血压和休克等症状时,应想到急性心脏压塞的临床征象。

3.诊断

①心电图(ECG):低电压、ST段和T波的缺血性改变。②二维心动图(UCG):心包腔有液平段,心排幅度减弱,心包腔内有纤维样物沉积。

4.治疗

心包穿刺术(见图2-1)、心包开窗探查术(见图2-2)、开胸探查术。

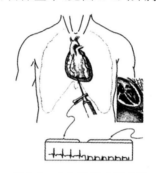

图2-1　心包穿刺术示意图

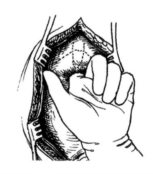

图2-2　心包开窗探查术示意图

(二)心肌损伤

所有因钝性暴力所致的心脏创伤,如果无原发性心脏破裂或心内结构(包括间隔、瓣膜、腱束或乳头肌)损伤,统称心肌损伤。

1.原因

一般是由于心脏与胸骨直接撞击,心脏被压缩所造成的,最常见的原因是汽车突然减速时方

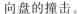

向盘的撞击。

2.临床表现

主要症状取决于创伤造成心肌损伤的程度和范围。轻度损伤可无明显症状;中度损伤出现心悸、气短或一过性胸骨后疼痛;重度可出现类似心绞痛症状。

3.检查方法

轻度心脏损伤时 ECG 无改变,异常 ECG 分两类:①心律失常和传导阻滞。②复极紊乱。X 线检查一般无明显变化。UCG 可直接观测心脏结构和功能变化,在诊断心肌挫伤以评估损伤程度的应用上最简便、快捷、实用。

4.治疗

心肌损伤主要采用非手术治疗。①一般心肌挫伤的处理:观察 24 小时,充分休息,检查 ECG 和激肌酸激酶同功酶(CPK-MD)。②有冠状动脉粥样硬化性心脏病(CDA)者:在 ICU 监测病情变化,可进行血清酶测定除外 CAD。③临床上有低心排血量或低血压者:常规给予正性肌力药,必须监测中心静脉压(CVP),适当纠正血容量,避免输液过量。

(三)心脏破裂

闭合性胸部损伤导致心室或心房全层撕裂,心腔内血液进入心包腔,经心包裂口流进胸膜腔。患者可因急性心脏压塞或失血性休克而死亡。

1.原因

一般认为外力作用于心脏后,心腔易发生变形并吸收能量,当外力超过心脏耐受程度时,即出现原发性心脏破裂。

2.临床表现

血压下降、中心静脉压高、心动过速、颈静脉扩张、发绀、对外界无反应,伴胸部损伤,胸片显示心影增宽。

3.诊断

①ECG:观察 ST 段和 T 段的缺血性改变或有无心梗图形。②X 线和 UCG:可提示有无心包积血和大量血胸的存在。

4.治疗

紧急开胸以解除急性心脏压塞和修补心脏损伤是抢救心脏破裂唯一有效的治疗措施。

二、穿透性心脏损伤

该损伤以战时多见,按致伤物质不同可分为火器伤和刃器伤两大类。

(一)心脏穿透伤

1.临床表现

主要表现为失血性休克和急性心脏压塞。前者早期有口渴、呼吸浅、脉搏细、血压下降、烦躁不安和出冷汗,后者有呼吸急促、面唇发绀、血压下降、脉搏细速、颈静脉怒张并伴奇脉。

2.诊断

①ECG:血压下降,ST 段和 T 波改变。②UCG:诊断价值较大。③心包穿刺:对急性心脏压塞的诊断和治疗都有价值。

3.治疗

快速纠正血容量,并迅速进行心包穿刺或同时在急诊室紧急气管内插管进行开胸探查。

（二）冠状动脉穿透伤

冠状动脉穿透伤是心脏损伤的一种特殊类型,即任何枪弹或锐器在损伤心脏的同时也刺伤冠状动脉,主要表现为心外膜下的冠状动脉分支损伤,造成损伤远侧冠状动脉供血不足。

1.临床表现

单纯冠脉损伤,可出现急性心脏压塞或内出血征象。冠状动脉瘘者心前区可闻及连续性心脏杂音。

2.诊断

较小分支损伤很难诊断;较大冠脉损伤,ECG 主要表现为创伤相应部位出现心肌缺血和心肌梗死图形。若心前区出现均匀连续性心脏杂音,则提示有外伤性冠状动脉瘘存在。

3.治疗

冠脉小分支损伤可以结扎;主干或主要分支损伤可予以缝线修复;如已断裂则应紧急行心脏复苏(CPR)术。

三、护理问题

（一）疼痛

疼痛与心肌缺血有关。

（二）有休克的危险

休克与大量出血有关。

四、护理措施

（一）维持循环功能,配合手术治疗

(1)迅速建立静脉通路。

(2)在中心静脉压及肺动脉楔压监测下,快速补充血容量,积极抗休克治疗并做好紧急手术准备。

（二）维持有效的呼吸

(1)选择合适的体位。半卧位吸氧,休克者取平卧位或中凹卧位。

(2)清除呼吸道分泌物,保持呼吸道通畅。

（三）急救处理

(1)心脏压塞一旦发生,应迅速进行心包穿刺减压术。

(2)凡确诊为心脏破裂者,应做好急症手术准备,充分备血。

(3)出现心脏停搏时,立即进行心肺复苏术。

(4)备好急救设备及物品。

（四）心理护理

严重心脏损伤者常出现极度窘迫感,应为其提供安静舒适的环境,采取积极果断的抢救措施,向患者解释治疗的过程和治疗计划,使患者情绪稳定。

（李　玮）

第四节 胸部损伤

胸廓由胸椎、胸骨、肋骨和肋间组织组成,外有胸壁和肩部肌肉,内有胸膜。上口由胸骨上缘和第1肋组成,下口为膈所封闭,主动脉、胸导管、奇静脉、食管和迷走神经以及下腔静脉穿过各自裂孔进入腹腔。膈是重要呼吸肌,呼气时变为圆顶形,吸气时变扁平以增加胸腔容量。

纵隔为两肺间的胸内空隙,前为胸骨,后为胸椎,两侧为左右胸膜。除两肺外,胸内器官均居于纵隔。纵隔的位置有赖于两侧胸膜腔压力的平衡。

胸膜腔左右各一。胸膜有内外两层,即脏层和壁层,两层间为胸膜腔,只有少量浆液。腔内压力为 $-10 \sim -8 \ cmH_2O$,如负压消失,肺立即萎陷,故在胸部损伤或开胸手术后,保持胸膜腔内的负压至关重要。

一、病因与发病机制

胸部损伤一般根据是否穿破壁层胸膜,造成胸膜腔与外界相通而分为闭合性损伤和开放性损伤两类。闭合性损伤多由暴力挤压、冲撞或钝器打击胸部引起,轻者造成胸壁软组织挫伤或单根肋骨骨折,重者可发生多根多处肋骨骨折或胸腔内器官损伤。开放性损伤多为利器或枪弹所致,胸膜的完整性遭到破坏,导致开放性气胸或血胸,并常伴有胸腔内器官损伤,若同时伤及腹部脏器,为胸腹联合伤。

二、临床表现

(一)胸痛

胸痛是胸部损伤的主要症状,常位于受损处,伴有压痛,呼吸时胸痛加剧。

(二)呼吸困难

胸部损伤后,疼痛可使胸廓活动受限、呼吸浅快。血液或分泌物堵塞气管、支气管,肺挫伤导致肺水肿、出血或淤血,气、血胸使肺膨胀不全等均致呼吸困难。多根多处肋骨骨折,胸壁软化引起胸廓反常呼吸运动,则加重呼吸困难。

(三)咯血

小支气管或肺泡破裂,出现肺水肿及毛细血管出血者,常痰中带血或咯血。大支气管损伤者,咯血量较多,且出现较早。

(四)休克

胸内大出血、张力性气胸、心包腔内出血、疼痛及继发感染等,均可导致休克的发生。

(五)局部体征

因损伤性质和轻重而不同,可有胸部挫裂伤、胸廓畸形、反常呼吸运动、皮下气肿、骨摩擦音、伤口出血、气管和心脏向健侧移位征象。胸部叩诊呈鼓音或浊音,听诊呼吸音减低或消失。

三、护理

（一）护理目标

（1）患者能采取有效的呼吸方式或维持氧的供应，肺内气体交换得到改善。

（2）患者掌握正确的咳嗽排痰方法，保持呼吸道通畅和胸腔闭式引流。

（3）维持体液平衡和血容量。

（4）疼痛缓解或消失。

（5）患者情绪稳定，解除或减轻其心理压力。

（6）防治感染，及时发现或处理并发症。

（二）护理措施

1.严密观察生命体征和病情变化

如患者出现烦躁、口渴、面色苍白、呼吸短促、脉搏快弱、血压下降等休克症状时，应针对导致休克的原因加强护理。对失血性休克的患者，应在监测中心静脉压的基础上，迅速补充血容量，维持水、电解质和酸碱平衡。对开放性气胸患者，应立即在深呼气末用无菌凡士林纱布及厚棉垫加压封闭伤口，以避免纵隔扑动。对张力性气胸患者，则应迅速在锁骨中线第2肋间行粗针头穿刺减压，置管行胸腔闭式引流术，以降低胸膜腔压力，减轻肺受压，改善呼吸和循环功能。

经以上措施处理后，若病情无明显好转，血压持续下降或一度好转后又继续下降，血红蛋白、红细胞计数、血细胞比容持续降低，胸穿抽出血很快凝固或因血凝固抽不出血液，X线显示胸膜腔阴影继续增大，胸腔闭式引流抽出血量大于等于 200 mL/h，并持续 3 小时以上，应考虑胸膜腔内有活动性出血。咯血或咯大量泡沫样血痰，呼吸困难加重，胸腔闭式引流有大量气体溢出，常提示有肺、支气管严重损伤，应迅速做好剖胸手术准备工作。

2.多肋骨骨折

应紧急行胸壁加压包扎固定或牵引固定，矫正胸壁凹陷，以消除或减轻反常呼吸运动，维持正常呼吸功能，促使伤侧肺膨胀。

3.保持呼吸道通畅

严密观察呼吸频率、幅度及缺氧症状，给予氧气吸入，氧流量 2～4 L/min。鼓励和协助患者有效咳嗽排痰，痰液黏稠不易排出时，应用祛痰药以及超声雾化或氧气雾化吸入。疼痛剧烈者，遵医嘱给予止痛剂。及时清除口腔、上呼吸道、支气管内分泌物或血液，可采用鼻导管深部吸痰或支气管镜下吸痰，以防窒息。必要时行气管切开，应用呼吸机辅助呼吸。

4.解除心包压塞

疑有心脏压塞患者，应迅速配合医师施行剑突下心包穿刺或心包开窗探查术，以解除急性心包压塞，并尽快准备剖胸探查术。术前行快速大量输血、抗休克治疗。若刺入心脏的致伤物尚留存在胸壁，手术前不宜拔除。如发生心脏骤停，须配合医师急行床旁开胸挤压心脏，解除心包压塞，指压控制出血，并迅速送入手术室继续抢救。

5.防治胸内感染

胸部损伤尤其是胸部穿透伤引起血胸的患者易并发胸内感染，要密切观察其体温的变化，定时测体温。在清创、缝合、包扎伤口时注意无菌操作，防止伤口感染，合理使用抗生素。对高热患者，给予物理或药物降温。若患者出现寒战、发热、头痛、头晕、疲倦等中毒症状，血象示白细胞计数升高，胸穿抽出血性混浊液体，并查见脓细胞，提示血胸已继发感染形成脓胸，应按脓胸处理。

6.行闭式引流

行胸穿或胸腔闭式引流术患者,按胸穿或胸腔闭式引流常规护理。

7.做好生活护理

因伤口疼痛及带有各种管道,患者自理能力下降,护士应关心体贴患者,根据患者需要做好生活护理。协助患者床上排大小便,做好伤侧肢体及肺的功能锻炼,鼓励患者早期下床活动。

8.做好心理护理

由于意外创伤的打击以及对治疗效果的担心、对手术的恐惧,患者表现为心情紧张、烦躁、忧虑等。护士应加强与患者沟通,做好心理护理。向患者及其家属解释各项治疗、护理过程,愈后情况及手术的必要性,提供有关疾病变化及各种治疗信息,鼓励患者树立信心,积极配合治疗。

(李　玮)

第五节　胸主动脉瘤

胸主动脉瘤指的是从主动脉窦、升主动脉、主动脉弓、降主动脉至膈水平的主动脉瘤,是各种原因造成的主动脉局部或多处向外扩张或膨出而形成的包块,如不及时诊断、治疗,病死率极高。

由于先天性发育异常或后天性疾病,引起动脉壁正常结构的损害,主动脉在血流压力的作用下逐渐膨大扩张形成动脉瘤。胸主动脉瘤可发生在升主动脉、主动脉弓、降主动脉各部位。

胸主动脉瘤常见发病原因:①动脉粥样硬化;②主动脉囊性中层坏死,可为先天性病变;③创伤性动脉瘤;④细菌感染;⑤梅毒。

胸主动脉瘤在形态学上可分为囊性、梭形和夹层动脉瘤三种病理类型。

一、临床表现

胸主动脉瘤仅在压迫或侵犯邻近器官和组织后才出现临床症状。常见症状为胸痛,肋骨、胸骨、脊椎等受侵蚀以及脊神经受压迫的患者症状尤为明显。气管、支气管受压时可引起刺激性咳嗽和上呼吸道部分梗阻,致呼吸困难,喉返神经受压可出现声音嘶哑,交感神经受压可出现颈交感神经麻痹综合征(Honer综合征),左无名静脉受压可出现左上肢静脉压高于右上肢静脉压。升主动脉瘤体长大后可导致主动脉瓣关闭不全。

急性主动脉夹层动脉瘤多发生在高血压动脉硬化和主动脉壁中层囊性坏死的患者。症状为突发剧烈的胸背部撕裂样疼痛,随着壁间血肿的扩大,继之出现相应的压迫症状,如昏迷、偏瘫、急性腹痛、无尿、肢体疼痛等。若动脉瘤破裂,则患者很快死亡。

二、评估要点

(一)一般情况

观察生命体征有无异常,询问患者有无过敏史、家族史、高血压病史。

(二)专科情况

(1)评估并严密观察疼痛性质和部位。

(2)评估、监测血压变化。

（3）评估外周动脉搏动情况。

（4）评估呼吸系统受损的情况。

（5）评估有无排便异常。

三、护理诊断

（一）心排血量减少

其与瘤体扩大、瘤体破裂有关。

（二）疼痛

疼痛与疾病有关。

（三）活动无耐力

这与手术创伤、体质虚弱、伤口疼痛有关。

（四）知识缺乏

缺乏术前准备及术后康复知识。

（五）焦虑

焦虑与疾病突然发作、即将手术、恐惧死亡有关。

四、诊断

通过胸部 CT、MRI、超速螺旋 CT 及三维成像、胸主动脉造影、数字减影造影等影像学检查可明确胸主动脉瘤的诊断，可清楚了解主动脉瘤的部位、范围、大小、与周围器官的关系，不仅为胸主动脉瘤的治疗提供可靠的信息，并且可以与其他纵隔肿瘤或其他疾病进行鉴别诊断。对于主动脉夹层动脉瘤的诊断，关键在于医师对其有清晰的概念和高度的警惕性，对青壮年高血压患者突然出现胸背部撕裂样疼痛，以及出现上述症状者应考虑该病，并选择相应的检查以确定诊断。

五、治疗

（一）手术治疗

手术切除动脉瘤是最有效的外科治疗方法。

1.切线切除或补片修补

对于较小的囊性动脉瘤患者，若主动脉壁病变比较局限，可游离主动脉瘤后，于其颈部放置钳夹，切除动脉瘤，根据情况直接缝合或用补片修补缝合切口。

2.胸主动脉瘤切除与人工血管移植术

对于梭形胸主动脉瘤或夹层动脉瘤患者，若病变较局限，可在体外循环下切除病变胸主动脉，用人工血管重建血流通道。

3.升主动脉瘤切除与血管重建术

对于升主动脉瘤或升主动脉瘤合并主动脉瓣关闭不全的患者，应在体外循环下进行升主动脉瘤切除人工血管重建术，或应用带人工瓣膜的复合人工血管替换升主动脉，并进行冠状动脉口移植［带主动脉瓣人工血管升主动脉替换术（Bentall 手术）］。

4.主动脉弓部动脉瘤或多段胸主动脉瘤的手术方法

主要在体外循环合并深低温停循环状态下经颈动脉或锁骨下动脉进行脑灌注，做主动脉弓部切除和人工血管置换术（见图 2-3、图 2-4）。

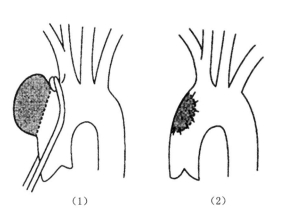

（1）放置钳夹，切除动脉瘤；（2）主动脉壁补片修补

图 2-3 囊型主动脉瘤切除术

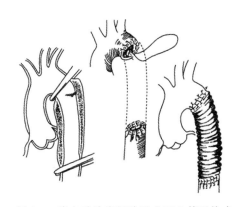

图 2-4 降主动脉瘤切除及人工血管置换术

（二）介入治疗

近年来，覆膜人工支架的问世，为胸主动脉瘤的治疗提供了新的治疗方法和手段。一大部分胸主动脉瘤可通过置入覆膜人工支架而得到治疗，且手术成功率高，并发症相对手术明显减少。

六、护理措施

（一）术前准备

（1）给予心电监护，密切观察生命体征改变，做好急诊手术准备。

（2）卧床制动，情绪稳定，保持环境安静。

（3）充分镇静、止痛，用降压药控制血压在适当的水平。

（4）吸烟者易并发阻塞性呼吸道疾患，术前宜戒烟，给予呼吸道准备。

（二）术后护理

（1）持续监测心电图变化，密切观察心率改变、心律失常、心肌缺血等，备好急救器材。

（2）控制血压稳定，防止术后吻合口瘘，血压的监测以有创动脉压监测为主，术后需分别监测上下肢双路血压，目的是及时发现可能出现的分支血管阻塞及组织灌注不良。

（3）术后保持中心静脉导管通畅，便于快速输液、肠外营养和测定中心静脉压。

（4）监测尿量，以了解循环状况、液体的补充、血管活性药物的反应、肾功能状况、肾灌注情况等。

（5）一般情况和中枢神经系统功能的观察。皮肤色泽与温度、外周动脉搏动情况是反应全身循环灌注的可靠指标。术后对瞳孔、四肢与躯干活动、精神状态、定向力等的观察是了解中枢神经系统功能的最基本指标。术中用深低温停循环的患者常苏醒延迟,这时应注意区分是麻醉状态还是昏迷状态。

（6）体温的监测。体温的监测能反应组织灌注状况,特别是比较肛温与末梢温度差别更有意义。当温差大于5℃时,为末梢循环不良,间接的反应血容量、心功能状况。同时应注意低温体外循环后体温反跳升高,要进行必要的降温处理。

（7）观察单位时间内引流液的颜色、性质和量并准确记录。

（8）及时纠正酸中毒和电解质紊乱。术后早期,每4小时做一次动脉血气分析和血电解质测定。根据血电解质测定和尿量,及时补钾。

七、应急措施

胸主动脉瘤破裂可出现急性胸痛、休克、血胸、心包填塞症状,患者可能很快死亡。所以重点应在于及时的诊断和治疗,预防胸主动脉瘤破裂的发生。

八、健康教育

（1）注意休息,适量活动,循序渐进地增加活动量。若运动中出现心率明显加快,心前区不适,应立即停止活动,需药物处理,及时与医院联系。

（2）注意冷暖,预防感冒,及时发现和控制感染。

（3）出院后按医嘱服用药物,在服用地高辛时要防止中毒。

（4）合理膳食,多食高蛋白、高维生素、营养价值高的食物,如瘦肉、鸡蛋、鱼类等,以增加机体营养,提高机体抵抗力,但不要暴饮暴食。

（5）遵医嘱定时复查。

（李　玮）

第六节　风湿性心脏瓣膜病

一、概述

（一）二尖瓣狭窄

由于各种因素,心脏二尖瓣瓣叶及瓣环等结构出现异常,造成功能障碍,造成二尖瓣开放受限,引起血流动力学发生改变(如左心室回心血量减少、左心房压力增高等),从而影响正常心脏功能而出现一系列症状。其中,由风湿热所致的二尖瓣狭窄最为常见。风湿性心瓣膜病中大约有40%为不合并其他类型的单纯性二尖瓣狭窄。在我国以北方地区较常见,女性发病率较高,二尖瓣狭窄多在发病2～10年后出现明显临床症状。根据瓣膜病变的程度和形态,将二尖瓣狭窄分为隔膜型和漏斗型两类。

正常二尖瓣口面积为4～6 cm²,当瓣口狭窄至2 cm²时,左房压升高,导致左心房增大、肌束肥厚,患者首先出现劳累后呼吸困难、心悸,休息时症状不明显;当瓣膜病变进一步加重,瓣口狭窄至 1 cm² 左右时,左房扩大超过代偿极限,导致肺循环淤血,患者低于正常活动即感到明显的呼吸困难、心悸、咳嗽,可出现咯血,表现为痰中带血或大量咯血;当瓣口狭窄至 0.8 cm² 左右时,长期肺循环压力增高,超过右心室代偿能力,继发右心衰竭,表现为肝大、腹水、颈静脉怒张、下肢水肿等,此时患者除典型二尖瓣面容(口唇发绀、面颊潮红)外,面部、乳晕等部位也可出现色素沉着。

瓣膜狭窄病变不明显且症状轻、心功能受损轻者可暂时不手术,随诊观察。症状明显,瓣膜病变造成明显血流动力学改变致症状明显者宜及早手术,伴心衰者在治疗控制后方可手术。单纯狭窄,瓣膜成分好者可行闭式二尖瓣交界分离术或球囊扩张术。伴左房血栓、瓣膜钙化等,需在直视下行血栓清除及人工心脏瓣膜置换术。

(二)二尖瓣关闭不全

二尖瓣关闭不全指任何二尖瓣装置结构异常或功能障碍致瓣膜在心室射血期闭合不完全,主要病因包括风湿性病变、退行性病变和缺血性病变等,50%以上病例合并二尖瓣狭窄。

左心室收缩时,由于二尖瓣两个瓣叶闭合不完全,一部分血液由心室通过二尖瓣逆向流入左心房,使排入体循环的血流量减少,左心房血流量增多,压力升高,左心房前负荷增加,左心房扩大,左心室也逐渐扩大和增厚。同时二尖瓣环也相应扩大,使二尖瓣关闭不全加重,左心室长期负荷加重,最终产生左心衰竭。表现为咳嗽频繁,端坐呼吸,咳白色或粉红色泡沫样痰。同时导致肺循环压力增高,最后可引起右心衰竭。表现为颈静脉怒张、肝大、腹水、下肢水肿。

二尖瓣关闭不全症状明显,心功能受影响,心脏扩大时应及时行手术治疗。手术方法分为两种。第一种是二尖瓣成形术,包括瓣环重建或缩小,腱索和乳头肌修复及人工腱索和人工瓣环植入,这种术式可以最大限度地保存自身瓣膜功能,对患者术后恢复及远期预后有较大意义,但要求患者二尖瓣瓣环、腱索、乳头肌等结构和功能病变较轻。近些年来,随着手术技术及介入技术的飞速发展,经皮介入二尖瓣成形术也逐渐成为治疗二尖瓣关闭不全的一种方法。第二种是二尖瓣置换术。若二尖瓣结构和功能严重损坏,如瓣膜严重增厚、钙化,腱索、乳头肌严重粘连,伴或不伴二尖瓣狭窄,不适于实施瓣膜成形的患者需行二尖瓣置换术。二尖瓣置换术效果较好,但需严格抗凝及保护心脏功能治疗。临床常使用的人工心脏瓣膜有机械瓣膜、生物瓣膜两大类,各有其优缺点,应根据实际情况选用(见图 2-5)。

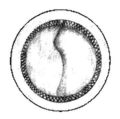 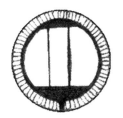

生物瓣膜 机械瓣膜

图 2-5 机械瓣膜与生物瓣膜

(三)主动脉瓣狭窄

主动脉瓣狭窄(aortic stenosis,AS)指由于各种因素,主动脉瓣膜及其附属结构病变,致使主动脉瓣开放受限。单纯主动脉瓣狭窄的病例较少,常伴有主动脉瓣关闭不全及二尖瓣病变等。

正常成人主动脉瓣口面积约为 3.0 cm²，按照狭窄的程度可将主动脉瓣狭窄分为轻度狭窄、中度狭窄和重度狭窄。由于左心室收缩力强，代偿功能好，轻度狭窄并不产生明显的血流动力学改变。当瓣膜口面积低于 1.0 cm² 时，左心室射血受阻，左室后负荷增加，长期病变的结果是左心室代偿性肥厚，单纯的狭窄左室腔常呈向心性肥厚。早期临床表现常不明显，病情加重后常出现心悸、气短、头晕、心绞痛等。心肌肥厚劳损后心肌供血不足更加明显，常呈劳力性心绞痛。心衰后左室扩大，舒张末压增高，导致左心房和肺毛细血管的压力也明显升高，患者出现咳嗽、呼吸困难等症状。在主动脉区可闻及 3～4 级粗糙的收缩期杂音，向颈部传导，伴或不伴有震颤。严重狭窄时，由于心排血量减低，导致收缩压降低，脉压缩小。继而病情发展累及右心功能致右心衰竭时，出现肝大、腹水、全身水肿表现。重症患者可因心肌供血不足发生猝死。

主动脉瓣狭窄早期常没有临床症状，有的重度主动脉瓣狭窄的患者也没有明显的症状，但有猝死和晕厥等潜在的风险，因此把握手术时机很关键。临床上呈现心绞痛、晕厥和心力衰竭的患者，病情往往迅速恶化，故应尽早实施手术治疗，切除病变的瓣膜，进行瓣膜置换术，也有少数报道用球囊扩张术，但远期效果很差，易造成瓣膜关闭不全和钙化赘生物脱落，导致栓塞并发症，因此已基本不使用此方法。

（四）主动脉瓣关闭不全

主动脉瓣关闭不全是指瓣叶变形、增厚、钙化、活动受限不能严密闭合。主动脉瓣关闭不全不常单独存在，常合并主动脉瓣狭窄。该病一般可由风湿热、细菌性心内膜炎、马方综合征、先天性动脉畸形、主动脉夹层动脉瘤等引起。

主动脉瓣关闭不全时，左心室在舒张期同时接受来自左心房和经主动脉瓣逆向回流的血液，收缩力相应增强，并逐渐扩大、增厚。当病变过重，超过了左室代偿能力，则出现左室舒张末压逐渐升高，心排血量减少，左心房和肺毛细血管的压力升高，出现心慌、呼吸困难、心脏跳动剧烈、颈动脉搏动加强等症状。由于舒张压降低，冠脉供血减少，加上左心室高度肥厚，耗氧量加大，心肌缺血明显，心前区疼痛也逐渐加重，最后出现心力衰竭。听诊时可在胸骨左缘第 3 肋间闻及舒张期泼水样杂音，脉压增大。

人工瓣膜置换术是治疗主动脉瓣关闭不全的主要手段，应在心力衰竭症状出现前实施。风湿热和绝大多数其他病因引起的主动脉瓣关闭不全均宜施行瓣膜置换术，机械瓣和生物瓣均可使用。瓣膜修复术较少用，通常不能完全消除主动脉瓣反流。由于升主动脉动脉瘤使瓣环扩张所致的主动脉瓣关闭不全，可行瓣环紧缩成形术（见图 2-6）。

二、术前护理

（一）一般准备

1.入院相关准备

护士应热情接待患者，介绍病区周围环境、负责医师、护士及入院须知，遵医嘱给予患者相应的护理及处置。

2.完善术前检查

向患者讲解相关检查的意义及注意事项，并协助其完成。如心尖区有隆隆样舒张期杂音伴X线或心电图显示左心房增大，一般可诊断为二尖瓣狭窄；如心尖区典型的吹风样收缩期杂音伴有左心房和左心室扩大，可诊断二尖瓣关闭不全，超声心动图检查均可明确诊断。

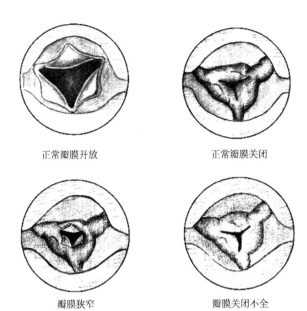

正常瓣膜开放　　　　　　　　　正常瓣膜关闭

瓣膜狭窄　　　　　　　　　　瓣膜关闭不全

图 2-6　各型瓣膜示意图

3.心功能准备

根据心功能情况分级,严密观察病情,注意有无发热、关节痛等风湿活动症状,心律、心率的变化,如心律不齐,脉搏短绌,应及时记录并报告医师给予患者强心、利尿药物治疗,调整心功能,并检查血钾、钠等,发现电解质失衡应及时纠正。

4.呼吸功能准备

避免受凉,防止呼吸道感染的发生。做好口腔清洁。检查全身有无感染病灶,如有应治愈后方能手术,术前一周遵医嘱给予抗生素治疗。合并气管痉挛、肺气肿及咳痰者,使用支气管扩张剂及祛痰药,必要时给予间断吸氧。对于并发急性左心衰的患者,吸氧时湿化瓶里应加入适量的30％酒精,目的是降低肺泡表面张力,改善通气,改善缺氧。做深呼吸及咳嗽训练:指导患者将两手分别放于身体两侧,上腹部、肩、臂及腹部放松,使胸廓下陷,用口逐渐深呼气,每天 3 次,每次做 5～6 遍。有效咳嗽咳痰可预防呼吸道并发症的发生,尤其是对肺炎、肺不张有预防作用。可在深呼吸后,利用腹肌动作用力咳嗽,将痰液排出。

5.练习床上大小便

术后拔除导尿管后仍不能下床的患者,要在床上进行排便。因此,术前 1 周应开始练习在床上排尿。成年人床上排尿比较困难,可指导患者用手掌轻压腹部,增加腹压,以利排尿。

6.消化系统准备

告知患者于术前 12 小时起禁食,4 小时起禁水,以防因麻醉或手术引起呕吐,导致窒息或吸入性肺炎。

7.术区备皮准备

备皮的目的是清除皮肤上的微生物,预防切口感染。充分清洁术野皮肤并剃除毛发,范围大于预定切口范围。

8.其他准备

备血、抗生素过敏试验。术前量身高、体重,为术中、术后用药和呼吸机潮气量的调节提供依据。

9.活动与休息

适当进行活动,增强心肺功能,嗜烟者必须戒烟。术前的晚上督促患者及时休息,充分的休息对于疾病的康复起着不容忽视的作用。

（二）心理准备

患者入院时,应主动热情迎接,护士应耐心听取患者的意见,向患者及家属讲解疾病的相关知识及手术治疗的重要性和必要性,介绍手术相关注意事项。告知患者心脏瓣膜手术是在全麻的情况下进行的,并且医院麻醉科的学术地位、临床经验都处于领先地位。针对文化程度不同的患者,负责医师应用恰当的语言交代手术情况及治疗方案,使患者深感医护人员对其病情十分了解,对手术极为负责。另外,做过同类手术的患者的信息,对患者术前的情绪影响较大,护士可有针对性地组织交流。护士还应介绍手术医师和护士情况,在患者面前树立手术医师的威信,以增强患者的安全感,并可使患者正视现实,稳定情绪,配合医疗和护理。术后如需用深静脉置管、引流管、鼻饲管、留置尿管、呼吸机气管插管等,术前也应向患者说明,使患者醒来后不会惧怕。如患者需做气管插管,应耐心向患者解释由于个体的差异性,预后情况也各不相同,如保持良好的情绪、合理的饮食、充足的睡眠、适当的活动等,都能有利于术后早日恢复。经常与患者交流与沟通,及时发现引起情绪或心理变化的诱因,对症实施心理疏导,建立良好的护患关系,以缓解和消除患者及家属的焦虑和恐惧。

（三）术前访视

开展术前访视,让患者及家属了解手术治疗的基本情况、围术期注意事项、手术室和监护室环境、手术方法、麻醉方式、术后监护期间可能发生的问题以及术后可能留置的各类导管、约束用具及其目的、重要性,满足患者适应需要。可在一定程度上缓解患者的压力,减轻手术所带来的应激反应,使患者主动配合麻醉和手术。

说明来访的目的,向患者介绍自己,建立良好的护患关系。告知患者进入手术室的注意事项及术中有关情况,并详细介绍手术的重要性及安全性。向患者讲解手术前的注意事项:①术前1天洗澡更衣,注意保暖。成人术前6～8小时禁食,术前4小时禁饮;小儿术前4小时禁奶制品,术前2小时禁饮。②术晨洗脸刷牙,但不能饮水,将义齿及手表、项链等贵重物品取下。③不化妆、不涂口红,以免掩盖病情变化,影响观察。④术日晨排空大小便,身着病号服,卧床静候,手术室人员将在7:30～8:00到床旁接患者。⑤患者告知手术室护士是否打了术前针,对药物及消毒液有无过敏史,如患者本身发热或来月经也须告知手术室护士。⑥因手术床较窄,在床上时不要随意翻身,以免坠床。⑦手术间各种手术仪器、麻醉机、监护仪发出声响时,不要紧张。⑧在手术过程中,如果有任何不适,请及时告诉医师、护士。⑨在病情及条件允许的情况下,可带领患者参观重症监护室,了解其环境,以消除术后回室后的紧张、恐惧感,以防ICU综合征的发生。

三、术中护理

（一）手术体位

仰卧位。

（二）手术切口

一般常用胸骨正中切口。

（三）特殊用物

测瓣器、人工瓣膜、持瓣器、长无损伤镊、长持针器、55号换瓣线、冠脉灌注器。

（四）配合要点

1.巡回护士

（1）患者进入手术间后，尚未麻醉前与之交谈，分散其注意力并鼓励其树立手术成功的信心。

（2）体外循环建立后，可降低室温，复温后升高室温。

（3）摆好患者手术体位（取平卧位），在患者右侧放一骨盆架，右上肢固定于手术床中单下，协助麻醉师行颈内静脉和桡动脉穿刺。

（4）与器械护士共同清点器械，准备好胸骨锯，配制肝素盐水和鱼精蛋白。

（5）与器械护士共同核对术中所需的瓣膜大小，密切观察转机前、中、后尿量的多少、颜色，并记录及报告医师。

（6）正确控制手术床，行二尖瓣替换时，手术床向左倾斜，开放主动脉前手术床呈头低脚高位。

2.器械护士

（1）开胸体外循环的建立：正中切口锯开胸骨，开胸器牵开胸骨，切开心包显露心脏，缝合主动脉插管荷包，插主动脉管，依次缝上腔荷包，插上腔管，缝下腔荷包，插下腔管，与体外循环机管道连接，开始体外循环，再插左房吸引管。

（2）心肌保护：在阻断和切开主动脉后，向冠状动脉口内直接插入冠状动脉灌注管，左、右冠状动脉分别灌注4:1的冷氧合血心肌麻痹液，心包腔内放冰屑，间歇向心腔内注入4℃的冷盐水，以维持心肌的均匀深低温状态（15℃左右）。

（3）手术程序：一般先替换二尖瓣，后替换主动脉瓣，但是切开左房探查二尖瓣后，必须探查主动脉瓣的病变程度和瓣环大小，再切除、缝合二尖瓣。

（4）缝瓣配合。①二尖瓣置换：切开左房，剪下瓣膜后测量瓣环大小，放置二尖瓣自动拉钩，缝合四点定点线，用2-0的20 mm换瓣线，选用两种颜色交替缝合，一般缝14～16针，每缝好一象限后用蚊式钳夹住把针剪下，瓣膜缝合完毕用试瓣器检验瓣膜的开放和关闭功能。②主动脉替换：显露主动脉瓣后切除瓣膜，缝合三点定点线，用2-0的17 mm换瓣线，选用两种颜色交替缝合，一般缝10～12针。如效果好，用4-0带垫片的普里灵不可吸收缝合线（PROLENE）缝合主动脉切口，再用3-0带垫片的PROLENE缝合左房切口。

（5）排气方法：主动脉根部插入Y形排气管，然后取头低脚高位再缓慢松开主动脉阻断钳，闭合左房切口前挤肺排气再打结。

（6）复跳和辅助循环：备好除颤板，心脏复跳后应保持心脏表面的湿润，如心率较慢应放置起搏导线，检查心脏切口有无漏血，辅助循环效果好时，撤离体外循环。

（7）关胸：准备好纱布、骨蜡、电刀行伤口止血，放置心包和纵隔引流管，清点器械、纱布无误后，逐层缝合伤口。

四、术后护理

（一）术后常规护理

1.置监护病房加强护理

完善呼吸机、心电监护仪、有创动脉血压监测、中心静脉压及肺动脉压监测。连接好胸腔引

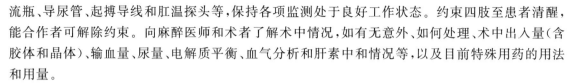

流瓶、导尿管、起搏导线和肛温探头等,保持各项监测处于良好工作状态。约束四肢至患者清醒,能合作者可解除约束。向麻醉医师和术者了解术中情况,如有无意外、如何处理、术中出入量(含胶体和晶体)、输血量、尿量、电解质平衡、血气分析和肝素中和情况等,以及目前特殊用药的用法和用量。

2.循环功能的维护

注意监测动态血流动力学的变化,根据病情变化调整血管活性药物,如正性肌力药(洋地黄类、米力农、多巴胺、多巴酚丁胺等)和扩张血管药物的用量,并注意药物的不良反应。术后护理应注意维护心功能,控制输液速度和量,以防发生肺水肿和左心衰竭,这对于单独二尖瓣狭窄的患者尤为重要。

3.监测心率和心律的变化

术后应严密监测有无期前收缩、房颤、房扑及心动过缓等心律失常的发生。如有异常变化应及时通知医师,及时处理。

4.补充血容量,维持有效循环血量

患者因术中失血、体外循环稀释血液、术后尿量多及应用血管扩张药物,术后往往会血容量不足,应及时补充有效循环血量。

5.呼吸道管理

术后常规应用呼吸机治疗,根据患者的性别、年龄及体重设定呼吸机参数。对于术前有肺动脉高压或反复肺部感染者,应延长机械通气时间,加强呼吸道管理,保证供氧。加强人工气道的湿化、温化,保持呼吸道内湿润通畅,避免气道黏膜损伤。

拔管指征:停机24～48小时患者未出现呼吸窘迫,患者主观上舒适,心率(HR)低于120次/分或增加低于20次/分,呼吸频率低于35次/分,血气分析示无酸中毒或低氧血症。

6.引流管的护理

水封瓶装置要密闭,胸管长度适宜,保持管内通畅,经常挤压,同时注意观察引流液的量、颜色、性质,如每小时引流液的量多于100 mL,持续达3小时,提示可能有活动性出血,应立即报告医师。

7.泌尿系统护理

记录每小时尿量,注意观察尿的颜色、比重、酸碱度等变化。当尿量减少至每小时20 mL,持续2小时以上时,可用利尿剂。若尿量仍不增加,应警惕急性肾衰竭的发生。若为血红蛋白尿,应加强利尿。留置尿管的患者保持管道通畅,每日进行两次会阴护理,以防尿路感染。

8.加强口腔护理

因应用机械通气,24小时内88%的吸气管路被来自患者口腔部的细菌寄殖,并随某些操作(如吸痰)进入下呼吸道,成为肺部感染的原因之一,因此要加强口腔护理。建立人工气道前加强口、鼻腔的清洁,插管后每日检查口腔情况,用生理盐水棉球擦拭,每日2次。口腔护理液要根据口腔pH值选择,pH值高时应选用2%～3%硼酸溶液,pH值低时选用2%碳酸氢钠溶液,pH值中性选用1%～3%的过氧化氢溶液。对长期应用机械通气的患者,应对口腔分泌物进行常规细菌培养(每周1次),根据培养结果适当选择口腔冲洗液和抗生素,及时清除呼吸道的分泌物。必要时行气管切开,按气管切开护理常规护理。

9.持续监测深部温度

体温低于36.0 ℃,采取保暖复温措施;一般肛温达38.0 ℃及以上时,要积极作降温处理。

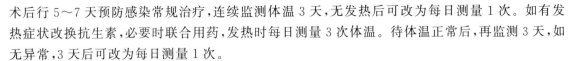

术后行 5～7 天预防感染常规治疗,连续监测体温 3 天,无发热后可改为每日测量 1 次。如有发热症状改换抗生素,必要时联合用药,发热时每日测量 3 次体温。待体温正常后,再监测 3 天,如无异常,3 天后可改为每日测量 1 次。

10.维持电解质平衡

瓣膜置换术后的患者对电解质特别是血钾的变化很敏感,低钾易诱发心律失常,一般血清钾宜维持在 4～5 mmol/L。为防止低血钾造成的室性心律失常,术后需补高浓度钾,注意补钾的原则,并及时复查血钾,以便为下一步诊疗提供依据。

11.定期测凝血酶原时间

要求凝血酶原时间(PT)维持在正常值的 1.5～2 倍。置换机械瓣膜患者必须终身服用抗凝药物,注意观察患者有无出血倾向,如有血尿、鼻血、牙龈出血、皮肤黏膜瘀斑以及女患者月经量增多或栓塞偏瘫等症状出现,应及时通报医师。口服华法林要掌握定时定量,药量准确原则。

12.饮食护理

患者清醒后,若拔除气管插管后 4～6 小时无恶心呕吐,可分次少量饮水。术后 18～24 小时,如无腹胀、肠鸣音恢复可进流质饮食,并逐渐增加进食量和更换食物品种。

13.疼痛护理

切口疼痛影响呼吸的深度和幅度,不利于肺扩张,会增加患者体力消耗,不利于患者休息。遵医嘱适当给予止痛镇静等处理,减轻患者病痛。

(二)术后并发症护理

1.出血

出血是心脏瓣膜置换术后最常见的并发症之一,多发生在术后 36 小时内。主要原因有两点:一是凝血机制紊乱,二是止血不彻底。

对于此类患者,由于凝血机制差,术前应给予肌内注射维生素 K_1,并检查凝血酶原时间及活动度。术后通过有创监测仪,监测血压、脉搏、中心静脉压、左房压的变化,注意尿量的变化,观察心包及纵隔引流的情况,计算和比较每 0.5～1 小时内引流量,若每小时大于 100 mL,连续 3～4 小时,则考虑可能有胸内出血。若出血较多或大量出血后突然中止,应警惕并发心脏压塞,注意心脏压塞的症状和体征,如胸闷气急、心搏过速、颈静脉怒张、中心静脉压逐渐上升、动脉血压和脉压逐渐下降、面色灰白、周围发绀、尿量减少等,后期会出现奇脉。另外,注意观察有无切口渗血,鼻腔出血,气管吸引时的血痰、血尿或皮下出血等。

2.心律失常

心房纤颤最为常见。早期有室上性心动过速、房性或室性期前收缩,可由创伤、应激、水、电解质紊乱所致。因此,一旦出现心律失常,应首先明确病因并协助医师进行处理。可进行临时起搏或电复律等,包括给予抗心律失常药如利多卡因、维拉帕米、毛花苷 C 等,并根据检验结果及时补钾。

术后早期监测内容包括心率、心律、血压、脉搏、中心静脉压、尿量的变化,随时观测电解质的变化,动脉血气的分析,完善呼吸循环恢复。进入普通病房后,仍需注意观察病情,保证饮食及睡眠良好,提供舒适安静的环境,稳定患者的情绪。

3.低心排综合征

低心排综合征是心脏瓣膜置换术后常见严重并发症之一,也是术后造成死亡的最常见因素。心排血量的下降,需心指数低至 2.5 L/(min·m²)时才出现一些临床症状,如心率增快,脉压变小,血压下降(收缩压低于 12 kPa),足背动脉脉搏细弱,中心静脉压上升,四肢末梢血管收缩,四肢末梢发冷苍白或发绀等。尿量可减少至每小时 0.5～1 mL/kg 或以下。发生原因一般有心包压塞、有效血容量不足、心功能不全。

术后严密监测患者各项生命体征,严格应用血管活性药物。保持心包、纵隔、胸腔引流管通畅。保证桡动脉及中心静脉置管通路通畅,根据病情合理安排晶体、胶体输液。纠正水、电解质、酸碱失调。

4.心包压塞

一旦确诊,需再次紧急进行开胸手术,清除血肿或血凝块。手术准备过程中,应反复挤压引流管,尽可能引流出积血。

5.有效血容量不足

根据血细胞比容(HCT)、CVP 合理搭配晶体液和胶体液比例,积极合理补液,维持水、电解质、酸碱平衡,必要时应用止血药物,减少血容量丧失,参照激活全血凝固时间(ACT)值,合理应用鱼精蛋白。

6.心功能不全

合理应用血管活性药物,如多巴胺、肾上腺素等,可提高心肌收缩力,增加心排血量。硝普钠、酚妥拉明等,可降低后负荷,减少心肌耗氧,增加心排血量,改善冠脉血供。严格记录并控制液体出入量,必要时行主动脉球囊反搏术(IABP)辅助循环。

7.感染

感染是心脏瓣膜置换术后较少见的并发症。术前有潜在性的感染来源或菌血症,如皮肤或鼻咽部的金葡菌感染、牙龈炎或尿路感染等,应认真评估,查明并进行处理。术中牢固地对合胸骨,缩短手术时间,是预防继发纵隔感染最重要的环节。术后患者有创性插管很多,需严格遵守无菌操作原则,按规程做好管道护理。加强口腔护理,注意监测体温的变化。定时进行心脏听诊,以便及时发现新的杂音。当患者咳嗽时,应尽量加强胸骨,避免发生感染的机会。对术后长期、大量使用广谱抗生素的患者,常同时服用抗真菌药物,如酮康唑等,以预防真菌引起的二重感染。

(三)术后康复护理

根据心外科手术治疗护理常规,密切观察患者体温、心率、呼吸和血压,进行心电监护,并观察胸管及心包引流管的通畅情况和引流液颜色等,术后需记录尿量,观察尿液颜色,持续心电监护,若心率大于 100 次/分,给予对症处理,若心率小于 60 次/分,可按医嘱给阿托品或异丙肾上腺素等,必要时用体外临时起搏器调控,适当补充血容量,尿量维持在每小时 1 mL/kg 以上。

患者从复苏室转入病房后,开始对其进行床边康复护理,勤翻身,鼓励患者深呼吸及做有效的咳嗽,拍背排痰。当患者咳嗽时,用双手或枕头按其伤口,使其深吸气,用力咳痰。痰黏稠不能咳出时,采用吸痰管将痰液吸出,保持呼吸道通畅。协助患者进行各关节屈伸运动,直至离床活动。在病情稳定的情况下,鼓励并协助患者早期离床活动,教会患者测量脉搏。运动应循序渐进,先平台慢步行走,再走阶梯,每次从 60 m 增至 300 m,每天两次,每次 20～30 分钟,以休息状态心率为基础值,运动强度保持在心率为基础值心率加 20 次/分。指导患者纠正术后不正确姿势。

五、健康指导

(一)生活指导

术后早期是恢复手术及其造成的创伤、改善体质、稳定各系统和器官平衡的重要阶段。原则上患者应充分休息和静养,可适当进行室内和室外活动,但要量力而行,以不引起心慌气促为度。另外,还需预防感冒及肺部感染,同时要保证充足的睡眠,以防过度劳累。出院后,一般不限制饮食,饮食注意多样化、少量多餐,进食清淡易消化的食物,保证蛋白质、维生素的摄入。瓣膜置换术后,患者存在不同程度的心理压力,指导患者要保持精神愉快,心情舒畅,尽量消除来自于生理、心理的压力,正确认识、对待抗凝治疗,这将有利于病情的稳定和康复。生活要规律,早睡早起,不要过度劳累,避免酗酒与吸烟。

（二）用药指导

抗凝治疗将终生伴随心脏机械瓣膜置换术后的患者,而抗凝治疗的不足或过量都会引发严重的并发症。因此,要将坚持按时按量服用抗凝药的重要性及必要性告诉患者及家属,不能擅自更改抗凝药的剂量。同时告知患者有哪些增加抗凝作用的药物,如氯霉素、阿司匹林等,以及有哪些减弱抗凝作用的药物,如维生素 K_1、雌激素、口服避孕药等,必须在医师指导下服用上述药物,尽量避免盲目服用活血化瘀类中药。教会患者自我监测出血征象,如有不适,及时来院就诊及监测 PT 值,以免抗凝过量引起出血或抗凝不足引起血栓。

（三）病情观察指导

指导患者有下述情况应尽快就医复查:身体任何部位有感染;不明原因的发热、呕吐、腹泻;有明显心慌气短,并出现水肿;咯泡沫血痰;有皮下出血、血尿、鼻血及牙龈出血、大便带血或呈暗黑色柏油状等出血倾向;巩膜及周身皮肤出现黄染;发生新的心律不齐、突然晕厥、偏瘫或下肢疼痛、发凉、苍白;女性计划怀孕或怀孕时经血或阴道流血量不规则;严重摔伤或遭受严重创伤;某部位疼痛、红肿不适或任何其他不正常症状或体征。

（四）复查指导

心脏手术患者出院时,应保管好出院诊断证明书以及相关病历,复查时应携带出院通知书和其他医院所做的各项检查结果,如心电图、X 线胸片、化验检查单等作为参考。华法林抗凝治疗时 PT 值早期波动较大,出院后定期定点检查 PT,开始时每周一次,逐渐延长至每个月一次,6 个月后病情稳定者延长至 3 个月一次,1 年后 3～6 个月一次,正确记录 PT 的测定值。

（李　玮）

第七节　胸外科疾病术后并发症

随着医学技术的不断发展,胸部疾病手术种类日渐增多,手术范围越来越大,这对解除患者的疾苦无疑是有益的。然而,随着手术范围的扩大,手术对机体造成的损害也越来越大,对呼吸、循环系统、胃肠道及肝、肾功能等带来的破坏会更严重,故手术结束并非意味着手术已经成功。对手术后的危重患者,更需在安全度过手术关的基础上,密切观察病情变化,监测主要器官功能,给予必要的处理,积极防治可能发生的并发症,把隐患消灭在萌芽状态,使者顺利康复。

一、术后大出血

（一）病因

(1)肺部大血管的结扎线或吻合线部分或完全滑脱。这种情况非常紧急,可立即出现严重休克或心脏骤停。

(2)肋间血管破裂。多见于进胸切断肋骨后端时损伤肋间血管,关胸时未仔细检查和处理,术后可再次出血。

(3)粘连剥离范围广泛。

(4)术中、术后凝血功能失调。某些病例因输血过多而引起凝血机制异常,血液不凝固,因而导致难以控制的大量渗出。

(二)临床表现

胸部疾病手术后,由于胸内负压的影响,常有一些血性渗液。24 小时内平均失血量少于500 mL乃属正常现象,但对大量出血者,要根据出血量、出血速度和病员体质作出正确诊断,对于瞬间出现严重休克甚至心脏骤停者,应考虑有大血管破裂的可能,必须迅速作出诊断,以便抢救。若在一定时间内出血量较多,要积极检查患者是否有进行性出血。进行性出血的诊断可依据以下几点。

(1)失血性休克逐渐加重,可表现为脸色苍白、冷汗、四肢皮肤湿凉、血压下降、脉搏细速、呼吸困难、尿少等。体格检查可有患侧肋间隙饱满,纵隔移位,气管移向健侧,患侧胸部叩诊实音,呼吸音消失或减弱等。

(2)经输血、补液等积极治疗后,血压不升或上升后又迅速下降。

(3)一般术后 24 小时内胸腔闭式引流量可有 150～700 mL。若 4 小时内超过 1000 mL,或每小时超过200 mL,持续 3 小时以上,且有休克倾向,则提示胸内有活动性或进行性出血。

(4)重复检测血红蛋白、红细胞计数及血细胞比容等。若动态变化有逐渐减低的趋势,则提示活动性出血。

(5)肺和纵隔受压症状加重,严重影响呼吸循环功能。X 线检查示胸内阴影继续增大。

(三)护理

(1)严密观察出血量及出血速度,保持胸腔引流管通畅,经常挤压胸腔引流管,观察胸腔引流液的量并及时记录。

(2)积极输血,迅速补充血容量。对术后渗血较多的病例,应适当给予输血,静脉注射有效的止血药及葡萄糖酸钙等。

(3)经过积极治疗后,若血压仍不能维持在正常水平,单位时间内胸腔引流量仍不减少,并有休克的倾向,应报告医师进行剖胸止血。

(4)做好心理护理。患者与家属对术后的出血较为恐惧,护士应积极耐心地解释,并以先进的医学技术、有效的药物治疗,使患者转危为安。注意稳定患者情绪,使其积极配合医护工作。

二、术后心律失常

(一)原因

(1)高龄。50 岁以上的患者有冠状动脉供血不足情况,因而多见术后心率失常。

(2)手术范围增大,手术创伤严重。

(3)麻醉及手术中缺氧可提高血液循环中儿茶酚胺的浓度,增加心脏的应激性,容易诱发心律失常。

(4)水、电解质失调,低血钾,酸中毒等。

（二）临床表现及护理

一般的心律失常，多能自行纠正。顽固的心律失常会降低心脏排出量，影响循环功能，造成严重后果，应及时防治。常见的心律失常有窦性心动过速、房性期前收缩、心房纤颤、室性期前收缩、室上性心动过速、室性心动过速。针对以上的症状，做好相应的护理措施。

（1）术前要有充分准备。对原有严重慢性支气管炎或慢性阻塞性肺疾病者，要做全面肺功能检查。

（2）术前必须停止吸烟1～2周。因为吸烟能降低氧饱和度和增加血中碳氧血红蛋白，增加支气管内分泌物，影响气体交换。配合应用支气管扩张剂雾化吸入，鼓励其做深呼吸、扩胸运动，以减少呼吸道分泌物，避免因支气管痉挛引起缺氧，导致心律失常。

（3）预防性应用抗心律失常药。对原有心脏病的患者，要做全面的心脏功能检查，对潜在性心脏疾病应注意密切观察，及时处理。

（4）对术前、术后应用抗心律失常药物和强心利尿药物的患者，密切观察其药物的疗效及不良反应。发现异常情况及时报告医师，给予相应的处理。

（5）加强心电监护，密切观察病情变化，准确记录出入量。

三、术后呼吸衰竭

呼吸衰竭是指在静息呼吸下不能维持正常的动脉血氧和二氧化碳分压，肺泡氧分压（PaO_2）低于 60 mmHg（1 mmHg＝0.133 kPa），失去代偿能力，有显著缺氧和呼吸性酸中毒的危重症状。

（一）以通气功能不全为主的呼吸衰竭

以通气功能不全为主的呼吸衰竭指外呼吸衰竭，使空气进入肺部和气体从肺部排出受到影响。此时肺泡有效通气量不足，使肺泡氧分压降低，二氧化碳分压增高，导致肺泡与肺毛细血管之间氧和二氧化碳压力阶差缩小，由于通气不足引起的缺氧和二氧化碳潴留同时存在。

1.胸廓病变

手术后胸痛、胸廓成形、胸膜粘连、术后血胸、术后气胸等影响胸廓活动和肺的扩张，引起有效通气不足，吸入气体分布不匀，严重影响气体交换。

2.呼吸道病变

呼吸道分泌物或异物阻塞所致的肺不张，麻醉和手术所致的支气管痉挛，会引起气道阻力增加，通气不足以及气体分布不均匀。以上因素造成胸壁、胸膜腔、气道、肺等部位的阻力增加，而张肺并不能克服这种阻力，称为通气衰竭。

（二）以换气功能不全为主的呼吸衰竭

以换气功能不全为主的呼吸衰竭指内呼吸衰竭，使肺泡和组织之间的气体交换受到影响。此时主要是通气与血流比率异常，导致静-动脉分流及弥散功能障碍，引起以缺氧为主、二氧化碳潴留不明显的临床表现。常见于①肺组织病变；②静-动脉分流；③左心力衰竭。以上因素都能使气体交换发生障碍，发生换气衰竭。

（三）临床表现

1.发绀

发绀是缺氧的典型表现。主要表现为口唇、指甲发绀。

2.精神及神经症状

精神及神经症状是二氧化碳潴留的典型表现。$PaCO_2$ 大于 50 mmHg 时,患者会出现头胀、头痛、睡眠颠倒等。若 $PaCO_2$ 大于 80 mmHg,患者处于重危状态,表现为神志模糊、昏迷。

3.血气分析

动脉血氧分压(正常值为 95~100 mmHg)和动脉血二氧化碳分压(正常值为 40 mmHg)是衡量通气功能和换气功能的可靠指标。

(四)护理

1.纠正缺氧

给氧,氧流量与吸入氧浓度的关系:吸入氧浓度(%)=21+4×氧流量(L/分)。去除病因,由于呼吸道梗阻而导致的缺氧,首先应保持呼吸道的通畅,清除呼吸道的分泌物,加强呼吸道的管理,予超声雾化吸入,有效咳嗽及应用抗生素,改善通气功能,保证氧气的吸入。

2.增加通气量

通气功能不足伴有神志不清者,在保证呼吸道通畅的情况下,给予呼吸中枢兴奋药物,如尼可刹米,0.375~0.75 g 静脉滴注;呼吸衰竭伴有昏迷者,经用呼吸中枢兴奋剂无效后,应及时采用气管内插管或气管切开。护理上应注意经常吸出呼吸道内分泌物,湿化和加温吸入气体,严格无菌操作,密切观察氧饱和度的监测及患者的呼吸功能。

3.预防感染

呼吸道感染可以引起细支气管黏膜水肿、充血,加重呼吸功能不全。故在应用抗生素的同时,应积极做好护理上的预防工作,在病情允许时,协助患者咳嗽排痰,鼓励患者做有效的体育疗法,做好呼吸道管理工作。

四、术后肺不张

(一)原因

术后肺不张是肺叶切除术后最常见的并发症,主要是由于支气管内分泌物增多或有积血,术后滥用大剂量止痛剂抑制了呼吸道的纤毛运动,或术后胸部剧烈疼痛限制了呼吸运动和排痰动作,不能有效地咳嗽排痰,痰液堵塞支气管,引起通气不良和感染,使肺泡有效通气量减少,导致余肺发生肺不张。

(二)临床表现

临床表现多发生于术后 48 小时内或术后第 2~5 天。初期体温升高,有胸闷、气急、心悸等症状。以后呼吸困难逐渐加重,有不同程度的发绀及烦躁不安。听诊可有啰音或管样呼吸音。肺不张时,叩诊呈浊音,呼吸音明显减弱,行 X 线胸部摄片可以确诊。

(三)护理

肺不张护理的关键在于预防,一旦发生,及早处理,处理原则是排除堵塞在不张部位支气管口的分泌物,使余肺复张。

(1)积极帮助患者咳嗽。要对患者耐心解释排痰对预防术后肺不张的重要性,术前教会患者如何有效咳嗽,锻炼肺功能,取得患者全面合作。术后护理人员应鼓励患者及早活动咳嗽,协助患者,用双手扶压固定伤口,让患者深吸气后用力咳嗽排痰,同时做好雾化吸入,稀释痰液,有助咳出。并注意胸腔引流管的通畅,及时引流出胸内积液,使余肺扩张。

(2)鼻导管吸痰。鼻导管吸痰是床边防治肺不张的好方法。先将鼻导管经鼻孔插到咽后壁,然后左手垫一块纱布,将舌头尖端捏紧牵出口腔,右手推送鼻导管,当患者深吸气时,迅速将鼻导管送至声门,由于机械刺激作用,患者随即可咳嗽排痰。

(3)纤维支气管吸痰。可以在直视下进行吸痰、滴药、冲洗及供氧。注意吸痰之前吸氧5分钟,每次吸痰不超过15分钟,吸痰后继续给氧。耐心做好患者的思想工作,以取得患者配合。

(4)以上措施不能解决时,可进行气管内插管或气管切开及应用呼吸机。

五、术后肺炎

术后肺炎是指手术后发生的下呼吸道感染,在医院获得性感染中占有重要位置,其病死率较高。

(一)原因

术后肺炎的病原菌最常见的是革兰氏阳性杆菌,其次是革兰氏阳性球菌、真菌,厌氧菌或病毒感染较为少见。其感染途径有口咽部吸入致病菌株、呼吸器械污染和血行弥散。

(二)临床表现

手术后出现发热,有不同程度的呼吸困难,胸部听到啰音,X线胸片可见淡而模糊的炎症表现。

(三)护理

(1)术后并发肺炎主要是由呼吸道阻塞后引起细菌感染所致,护理的重点在于保持呼吸道通畅,做好呼吸道的管理措施,具体参见术后肺不张。

(2)合理应用抗生素,根据细菌药物敏感试验选择有效抗生素,具体遵医嘱执行。

(3)应用抗生素时注意观察药物的疗效,有无变态反应及药物的毒性反应。

六、脓胸

急性脓胸是细菌感染胸膜腔而造成的一种常见胸部疾病。

(一)原因

肺部病灶或邻近脏器感染,胸部外伤或手术后感染,或远处感染血行弥散等。

(二)临床表现

早期表现为胸痛、发热、心悸、气短、白细胞增多等。如原有肺炎,患者可能表现为发热不退或持续发热,咳嗽减轻而呼吸困难加重。随着病情发展,患者因胸腔积液增多,不能平卧或不能向健侧卧位,心悸和气短加重。叩诊呈浊音,听诊呼吸音减弱,X线检查可见胸腔内积液,肺脏萎陷以及纵隔移位等。

(三)治疗及护理

(1)急性脓胸的治疗原则是控制感染,改善全身状态,排除脓液及促进肺脏复张。

(2)合理应用抗生素。

(3)排出胸腔积脓。可进行胸腔穿刺或胸腔闭式引流,必要时给予胸腔冲洗。冲洗时应注意冲洗液的选择,冲洗液内加入抗生素,应保留30分钟后开放胸腔引流管。冲洗过程中注意保护胸腔引流管周围皮肤,防止潮湿而致皮肤糜烂。

(4)加强全身护理。急性脓胸患者胸腔有积脓,呼吸急促,应采用半卧位,以利于呼吸。要加强营养,给予高蛋白、高热量、高维生素饮食,鼓励患者多饮水,必要时进行补液,输新鲜血液或血浆、清蛋白。要注意防止压疮,尤其对高热患者,应经常擦浴,保持皮肤的干燥。

(5)脓胸胸腔引流管的护理。除一般胸腔引流管护理以外,注意每天更换胸腔引流瓶,并正确记录24小时引流量。操作中要注意无菌原则,以防气体进入胸腔。

(6)经常鼓励患者咳嗽及深呼吸,必要时进行体育疗法,以助肺复张。

七、吻合口瘘

(一)原因

术中吻合不当、缝合时黏膜间对合不好、缝合不严密、食管断端剥离过长等引起食管血运障碍,或局部发生感染,贫血、低蛋白血症等全身因素,均可引起吻合口瘘。

(二)临床表现

吻合口瘘多发生在术后3~7天,表现为进食后出现咳嗽、胸闷、胸痛、气短以及体温增高、脉搏增快等症状,化验检查可见白细胞增高。若胸腔内吻合口瘘患者口服亚甲蓝,胸腔引流管可见亚甲蓝的引出。

(三)护理

吻合口瘘护理重点在于预防,对术后患者,除密切观察血压、脉搏及呼吸情况以外,还需重点做好胃肠减压的护理,保持胃肠减压的通畅,防止胃管的脱落,嘱患者绝对禁食,另外还需注意胸腔引流管的通畅,观察和记录引流液的性状、内容和量。如引流液增多、混浊,术后发热不退,并有脉快、气短等表现时,应报告医师有吻合口瘘的可能。当患者开始进流质饮食时,应特别注意患者进食后的反应,有无出现咳嗽、胸闷、胸痛等。一旦诊断为吻合口瘘,处理方法与急性脓胸相同。必要时进行空肠造瘘,给予要素饮食,以维持患者的营养。护理上必须加强基础护理,预防口腔炎、肺部感染、压疮等。

八、乳糜胸

乳糜液积存在胸膜腔内,称为乳糜胸。

(一)原因

主要病因是创伤(手术或胸外伤)和恶性肿瘤(包括恶性淋巴瘤)对胸导管的直接破坏、压迫和侵蚀。

(二)临床表现

大量的乳糜液蓄积在胸腔可以造成呼吸困难、心排出量减少和循环血量不足,临床上会出现气短和呼吸困难的表现。X线胸片见单侧或双侧胸腔积液,胸腔穿刺可抽出大量乳白色液体。若合并出血,乳糜液也可呈血性。

(三)护理

乳糜液中含有大量的脂肪、蛋白质和淋巴细胞,电解质成分和血浆中的电解质成分一样,所以一旦确诊乳糜胸,应立即禁食、输血、静脉滴注清蛋白、补液、深静脉高营养,维持营养和水、电解质平衡。若积存少量乳糜液,进行胸腔穿刺和胸腔闭式引流,促使肺完全膨胀;若积存大量乳糜液,则进行再次手术治疗。做好患者的思想工作,解除思想顾虑,积极配合治疗,有利于疾病的康复。

(李　玮)

第三章　妇产科疾病的护理

第一节　子宫脱垂

一、疾病概要

子宫脱垂指子宫从正常位置沿阴道下降,宫颈外口达坐骨棘水平以下,甚至子宫全部脱出于阴道口以外。子宫脱垂常伴有阴道前后壁膨出。

子宫脱垂最常见的病因是分娩损伤,其次是长时间腹压增加、盆底组织发育不良或退行性变。

临床上一般将子宫脱垂分为三度。Ⅰ度:轻型,宫颈外口距离处女膜缘小于 4 cm;重型,宫颈外口已达处女膜边缘,阴道口可见宫颈。Ⅱ度:轻型,宫颈已脱出阴道口外,宫体仍在阴道内;重型,宫颈或部分宫体已脱出阴道口外。Ⅲ度:宫颈和宫体全部脱出阴道口外。

子宫脱垂的临床表现主要为阴道脱出肿物,同时伴有大小便异常。患者常感下坠感及腰背酸痛。

子宫脱垂的治疗因人而异,轻度脱垂不需治疗,若有不适可行保守治疗,如提肛运动、口服中药益气汤,必要时使用子宫托,适用于产褥期、妊娠期及不适合手术或拒绝手术的患者,病情严重且无生育要求者行手术治疗。常用的手术方法有阴道纵隔成形术、经阴道全子宫切除术及阴道前后壁修补术等。

二、护理评估

(一)病史

询问有无分娩损伤史及妊娠次数,了解产后有无过早体力劳动史,有无长期蹲位及慢性咳嗽或便秘等导致腹压增加的病史。

(二)身心状况

1.阴道脱出肿物

了解肿物脱出的初始时间、程度、有无诱因;休息后能否自动还纳;若肿物脱出在阴道口外,是否影响行走。

2.下坠感及腰背酸痛

了解下坠感及腰背酸痛是否在蹲位、活动及重体力劳动后加重。

3.排便异常

了解有无排尿困难、尿潴留或张力性尿失禁、便秘及排便困难。

4.妇科检查

检查阴道壁及宫颈有无溃疡和感染,子宫脱垂及膀胱、直肠膨出的程度。

5.心理状况

因疾病导致行动不便、排便异常及性生活受到影响,易导致患者感到焦虑、烦恼。护士应了解患者的感受及其家人对诊疗的支持程度。

(三)检查

子宫脱垂根据症状、体征、妇科检查诊断明确,无须进行辅助检查。

三、护理诊断

(一)知识缺乏

知识缺乏与患者不了解术前、术后、住院治疗过程及恢复和预后有关。

(二)焦虑

焦虑与长期患病及不确定治疗结果等有关。

(三)疼痛

疼痛与疾病本身及继发溃疡、感染和手术有关。

(四)性功能障碍

性功能障碍与子宫脱垂有关。

(五)自我形象紊乱

自我形象紊乱与子宫脱垂或子宫切除有关。

四、护理目标

(1)患者了解子宫脱垂的病因、加重因素及疾病的治疗和护理方法。

(2)患者的焦虑情绪得到缓解。

(3)患者疼痛减轻或消失。

(4)患者获得满意的性生活。

(5)患者保持积极的自我意识。

五、护理措施

(一)心理护理

(1)积极和患者进行思想交流,必要时请家人配合,改善患者的焦虑情绪,提高患者的自我意识。

(2)向患者介绍疾病的相关治疗和护理常识,取得患者的理解和配合。

(二)缓解疼痛

(1)保持外阴清洁,多卧床休息,勿长期站立。

(2)教会患者做盆底肌的运动锻炼,每天3次,每次5～10分钟。

（三）指导患者正确使用子宫托

（1）指导患者选择大小合适的子宫托,以放置后不脱出且无不适感为佳。

（2）每天晨起置入,每晚睡前取出,清洗后备用。

（3）勿久置不取,取放子宫托时应观察阴道壁有无感染、溃疡等病变。

（4）放托后应每3～6个月复查一次。

（四）手术前后的护理

需要手术者,向患者提供必要的信息,如手术过程、效果,尤其是性能力和生育功能恢复的效果,遵医嘱做好相关的术后护理。

六、护理教育

（1）加强营养,适当锻炼以增强体质,教会患者缩肛运动。

（2）避免产后过早进行重体力劳动及长时间蹲位和站立。

（3）积极治疗慢性咳嗽、便秘。

（张静静）

第二节 子宫破裂

子宫破裂是指在分娩期或妊娠晚期子宫体部或子宫下段发生破裂。子宫破裂是严重的产科并发症,若不及时诊治,可随时威胁母儿生命。

根据子宫破裂发生的时间可将其分为妊娠期破裂和分娩期破裂;根据子宫破裂发生的部位可将其分为子宫体部破裂和子宫下段破裂;根据子宫破裂发生的程度可将其分为完全性破裂和不完全性破裂。完全破裂是指子宫壁的全层破裂,导致宫腔内容物进入腹腔,破裂常发生于子宫下段。不完全破裂是指子宫内膜、肌层部分或全部破裂,而浆膜层完整,常发生于子宫下段,宫腔与腹腔不相通,往往在破裂侧进入阔韧带之间,形成阔韧带血肿。

一、病因

（一）梗阻性难产

梗阻性难产是引起子宫破裂最常见的原因。骨盆狭窄、头盆不称、软产道阻塞（发育畸形、瘢痕或肿瘤等）、胎位异常（肩先露、额先露）、胎儿异常（巨大胎儿、胎儿畸形）等,均可以导致胎先露部下降受阻,子宫上段为克服产道阻力而强烈收缩,使子宫下段过分伸展变薄,超过最大限度,而发生子宫破裂。

（二）瘢痕子宫

剖宫产、子宫修补术、子宫肌瘤剔除术等都会使术后子宫肌壁留有瘢痕,于妊娠晚期或临产后,因子宫收缩牵拉及宫腔内压力增高而致子宫瘢痕破裂。宫体部瘢痕多于妊娠晚期发生自发破裂,多为完全破裂;子宫下段瘢痕破裂多发生于临产后,为不完全破裂。前次手术后伴感染或愈合不良者,发生子宫破裂的概率更大。

(三)宫缩剂使用不当

分娩前肌内注射缩宫素或静脉滴注过量缩宫素,子宫收缩药物使用不当,均可导致子宫收缩过强,造成子宫破裂。多产、高龄、子宫畸形或发育不良、多次刮宫史、宫腔感染等都会增加子宫破裂的概率。

(四)手术创伤

手术创伤多发生于不适当或粗暴的阴道助产手术,如宫颈口未开全时行产钳或臀牵引术,强行剥离植入性胎盘或严重粘连胎盘,行毁胎术、穿颅术时,器械、胎儿骨片伤及子宫等情况均可导致子宫破裂。

二、临床表现

子宫破裂多发生于分娩期,通常是逐渐发展的,可分为先兆子宫破裂和子宫破裂两个阶段。其症状与破裂发生的时间、部位、范围、出血量、胎儿及子宫肌肉收缩情况有关。

(一)先兆子宫破裂

子宫病理性缩复环形成、下腹部压痛、胎心率异常、血尿是先兆子宫破裂的四大主要表现。

1.症状

先兆子宫破裂常见于产程长、有梗阻性难产因素的产妇。产妇通常在临产过程中发病,当宫缩愈强,但胎儿下降受阻时,产妇表现为烦躁不安、疼痛难忍、下腹部拒按、呼吸急促、脉搏加快,同时膀胱受压充血,出现排尿困难及血尿。

2.体征

因胎先露部下降受阻,子宫收缩过强,子宫体部肌肉变短增厚,子宫下段肌肉拉长变薄,在两者间形成环状凹陷,称为病理性缩复环(见图3-1)。可见该环逐渐上升至脐平或脐上,压痛明显。因子宫收缩过强过频,胎儿可能触不清,胎心率先加快后减慢或听不清胎心,胎动频繁。

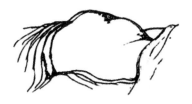

图3-1　病理性缩复环

(二)子宫破裂

1.症状

产妇突感下腹部撕裂样剧痛,子宫收缩停止,腹部稍感舒适。后因血液、羊水进入腹腔,出现全腹持续性疼痛,伴有面色苍白、冷汗淋漓、脉搏细速、呼吸急促等现象。

2.体征

产妇全腹压痛、反跳痛,腹壁下可扪及胎体,子宫位于侧方,胎心胎动消失。阴道可见鲜血流出,下降中的胎儿先露部消失,扩张的宫颈口回缩,部分产妇可扪及子宫下段裂口及宫颈。若为子宫不完全破裂者,上述体征不明显,仅在不全破裂处有压痛、腹痛;若破裂口累及两侧子宫血管,可致急性大出血或形成阔韧带内血肿,查体时可在子宫一侧扪及逐渐增大且有压痛的包块。

三、处理原则

（一）先兆子宫破裂

立即抑制宫缩，使用麻醉药物或者肌内注射哌替啶，即刻行剖宫产终止妊娠。

（二）子宫破裂

在行输血、输液、吸氧等措施抢救休克的同时，无论胎儿是否存活，都应尽快做好剖宫产的准备，进行手术治疗。根据产妇全身状况、破裂的部位和程度、破裂的时间、有无感染征象等决定手术方法。

四、护理

（一）护理评估

1.病史

收集产妇既往有无与子宫破裂相关的病史，如子宫手术瘢痕、剖宫产史，此次妊娠有无出现高危因素，如胎位不正、头盆不称等，临产期间有无滥用缩宫素。

2.身心状况

评估产妇目前的临床表现和生命体征、情绪变化，如宫缩的强度、间隔时间、腹部疼痛的性质，有无排尿困难，有无血尿，有无出现病理性缩复环，同时监测胎儿宫内情况，了解有无出现胎儿窘迫征象。产妇有无烦躁不安、恐惧、焦虑、衰竭等现象。

3.辅助检查

（1）腹部检查：可了解产妇腹部疼痛的部位和体征，从而判断子宫破裂的阶段。

（2）实验室检查：血常规检查可了解有无白细胞计数升高、血红蛋白下降等感染、出血征象，尿常规检查可了解有无肉眼血尿。

（3）超声检查：可协助发现子宫破裂的部位和胎儿的位置。

（二）护理诊断

1.疼痛

疼痛与产妇出现强直性宫缩、子宫破裂有关。

2.组织灌注无效

组织灌注无效与子宫破裂后出血量多有关。

3.预感性悲哀

预感性悲哀与担心自身预后和胎儿可能死亡有关。

（三）护理目标

（1）及时补充血容量，纠正产妇低血容量。

（2）能够抑制强直性子宫收缩，产妇疼痛略有缓解。

（3）产妇情绪能够得到安抚和平稳。

（四）护理措施

1.预防子宫破裂

向孕产妇宣教，做好计划生育工作，避免多次人工流产，减少多产。认真做好产前检查，瘢痕子宫、产道异常者提前入院待产。正确处理产程，严密观察产程进展，尽早发现先兆子宫破裂的征象并进行及时处理。严格掌握使用缩宫素的指征和禁忌证，避免滥用，滴注缩宫素时应有专人

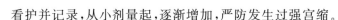

看护并记录,从小剂量起,逐渐增加,严防发生过强宫缩。

2.先兆子宫破裂的护理

密切观察产程进展,注意胎儿心率变化。待产时,如果宫缩过强过频,下腹部压痛明显,或出现病理性缩复环时,及时报告医师,停止使用缩宫素,严密监测产妇生命体征,根据医嘱使用抑制宫缩药物。

3.子宫破裂的护理

迅速开放静脉通路,短时间内补充液体和输血,补足血容量,同时吸氧、保暖,纠正酸中毒,进行抗休克处理,根据医嘱做好手术前各项准备,严密监测产妇生命体征、24小时出入量,了解各种实验室检查结果,评估出血量,根据医嘱使用抗生素,防止感染。

4.心理支持

根据产妇的情况,协助医师向产妇及家属解释病情治疗计划,取得家属的支持和产妇的配合。对于胎儿死亡的产妇,要努力开解其悲伤的心情,鼓励其说出内心感受,为其提供安静的环境,同时给予其关心和生活上的护理,努力帮助其接受现实,调整情绪。为产妇提供相应的产褥期休养计划,做好关于康复的各种宣教。

(张静静)

第三节　产后出血

产后出血是指胎儿娩出后24小时内失血量超过500 mL。它是分娩期的严重并发症,居我国产妇死亡原因的首位。其发病率占分娩总数的2%～3%,其中80%以上在产后2小时内发生产后出血。

一、病因

临床上产后出血的主要原因有子宫收缩乏力、胎盘因素、软产道裂伤及凝血功能障碍等,这些病因可单一存在,也可互相影响,共同并存。

(一)子宫收缩乏力

子宫收缩乏力是产后出血最主要、最常见的病因,占产后出血总数的70%～80%。

1.全身因素

产妇对分娩有恐惧心理,精神高度紧张;产程过长,造成产妇体力衰竭;产妇合并慢性全身性疾病;临产后过多地使用镇静剂、麻醉剂或子宫收缩抑制剂。

2.局部因素

(1)子宫过度膨胀,肌纤维过度伸展:多胎妊娠、巨大儿、羊水过多等。

(2)子宫肌水肿或渗血:前置胎盘、胎盘早剥、妊娠期高血压、宫腔感染等。

(3)宫肌壁损伤:剖宫产史、子宫肌瘤剔除术后、急产等。

(4)子宫病变:子宫肌瘤、子宫畸形等。

（二）胎盘因素

1.胎盘滞留

胎盘大多在胎儿娩出后的15分钟内娩出,如30分钟后胎盘仍不娩出,胎盘剥离面血窦不能关闭,导致产后出血。常见于:膀胱充盈,使已剥离的胎盘滞留宫腔;宫缩剂使用不当,使剥离后的胎盘嵌顿于宫腔内;第三产程时过早牵拉脐带或挤压宫底,影响胎盘正常剥离。

2.胎盘粘连或胎盘植入

胎盘绒毛仅穿入子宫壁表层为胎盘粘连,胎盘绒毛穿入子宫壁肌层为胎盘植入。部分性胎盘粘连或植入表现为胎盘部分剥离,部分未剥离,导致子宫收缩不良,已剥离面的血窦开放而致出血。完全性胎盘粘连或植入因胎盘未剥离而无出血。

3.胎盘部分残留

当部分胎盘小叶、胎膜或副胎盘残留于宫腔时,影响子宫收缩而出血。

（三）软产道裂伤

常因为急产、子宫收缩过强、产程进展过快、软产道未经充分扩张、软产道组织弹性差、巨大儿分娩、会阴助产不当、未做会阴侧切或会阴侧切切口过小等,在胎儿娩出时导致软产道撕裂。

（四）凝血功能障碍

任何原因引起的凝血功能异常均可导致产后出血。

（1）妊娠合并凝血功能障碍性疾病。如血小板减少症、白血病、再生障碍性贫血、重症肝炎等。

（2）妊娠并发症导致凝血功能障碍。如重度妊娠期高血压疾病、胎盘早剥、死胎、羊水栓塞等均可影响凝血功能,从而发生弥散性血管内凝血（DIC）,导致子宫大量出血。

二、临床表现

产后出血主要表现为阴道大量流血及失血性休克导致的相关症状和体征。

（一）症状

产后出血产妇会出现休克症状,面色苍白、冷汗淋漓、口渴、心慌、头晕、烦躁、畏寒、寒战,甚至表情淡漠、呼吸急促,很快会陷入昏迷状态。

胎儿娩出后立即出现鲜红色的阴道流血,应为软产道裂伤;胎儿娩出数分钟后出现暗红色阴道流血,可能是胎盘因素引起;胎盘娩出后见阴道流血较多,可能为子宫收缩乏力或胎盘、胎膜残留;胎儿娩出后阴道持续流血并且有出血不凝的现象,可能发生凝血功能障碍;如果产妇休克症状明显,但阴道流血量不多,可能发生软产道裂伤而造成阴道壁血肿,此类产妇会有尿频或明显的肛门坠胀感。

（二）体征

产妇会出现脉压缩小、血压下降、脉搏细速;子宫收缩乏力和胎盘因素所致产后出血的产妇,子宫轮廓不清,触不到宫底,按摩后子宫可收缩变硬,停止按摩子宫又变软,按摩子宫时会有大量出血。如有宫腔积血或胎盘滞留,宫底可升高,按摩子宫并挤压宫底部等刺激宫缩时,可使胎盘或者积血排出。若腹部检查宫缩较好、子宫轮廓清晰,但阴道流血不止,可考虑为软产道裂伤或凝血功能障碍所致。

三、处理原则

针对出血原因,迅速止血,补充血容量。纠正失血性休克。同时防止感染。

四、护理评估

(一)病史

评估产妇有无与产后出血相关的病史。例如,孕前有无出血性疾病,有无重症肝炎,有无子宫肌壁损伤史,有无多次人流史,有无产后出血史。孕期产妇有无妊娠合并妊娠期高血压疾病、前置胎盘、胎盘早剥、多胎妊娠,产妇有无合并内科疾病。分娩期产妇有无过多使用镇静剂,情绪是否稳定,产程是否过长或者急产,有无产妇衰竭、软产道裂伤等情况。

(二)身心状况

评估产妇产后出血所导致症状和体征的严重程度。产后出血发生初期,产妇有代偿功能,症状、体征可能不明显,待机体出现失代偿情况,可能很快进入休克期,并且容易发生感染。当产妇合并有内科疾病时,即使出血不多,也会很快进入休克状态。

(三)辅助检查

1.评估产后出血量

注意阴道流血是否凝固,同时估计出血量。通常有以下三种方法:①称重法:失血量(mL)=[胎儿娩出后所使用纱布、敷料总重(g)-使用前纱布、敷料总重(g)]/1.05。②容积法:用产后接血容器收集血液后,放入量杯测量失血量。③面积法:可按接血纱布、血湿面积粗略估计失血量。

2.测量生命体征和中心静脉压

观察血压下降的情况,呼吸短促,脉搏细速,体温开始低于正常值,后升高,通过观察体温情况来判断有无感染征象。中心静脉压测定结果若低于 1.96×10^{-2} kPa,提示右心房充盈压力不足,即血容量不足。

3.实验室检查

抽取产妇血进行生化指标化验,如血常规、出凝血时间、凝血酶原时间、纤维蛋白原测定等。

五、护理诊断

(1)潜在并发症,如出血性休克。
(2)有感染的危险,与出血过多、机体抵抗力下降有关。
(3)恐惧,与出血过多、产妇担心自身预后有关。

六、护理目标

(1)及时补充血容量,使产妇生命体征尽快恢复平稳。
(2)产妇无感染症状发生,体温、血常规指标等正常。
(3)产妇能理解病情,并且预后无异常。

七、护理措施

(一)预防产后出血

1.妊娠期

加强孕前及孕期保健,如有凝血功能障碍等相关疾病的产妇,应积极治疗后再受孕,并定期接受产检,及时治疗高危妊娠。有产后出血危险的高危妊娠者,应提早入院,住院待产。

2.分娩期

严密观察产妇第一产程的产程进展,鼓励产妇进食和休息,防止产妇疲劳和衰竭,同时合理使用宫缩剂,防止产程延长或急产,适当使用镇静剂以保证产妇休息。第二产程严格执行无菌技术,指导产妇正确使用腹压,严格掌握会阴切开的时机,保护会阴,避免胎儿娩出过快,胎儿娩出后立即使用宫缩剂,以加强子宫收缩,减少出血。第三产程时,不可过早牵拉脐带,挤压子宫,待胎盘剥离征象出现后及时协助胎盘娩出,并仔细检查胎盘、胎膜,软产道有无裂伤或血肿。若阴道出血量多,应查明原因,及时处理。

3.产后观察

产后两小时,产妇仍留于产房观察,80%的产后出血发生在这一期间。注意观察产妇子宫收缩,恶露的色、质、量,会阴切口处有无血肿,定时测量产妇的生命体征,发现异常,及时处理。督促产妇及时排空膀胱,以免因膀胱充盈影响宫缩致产后出血。尽可能进行早接触、早吸吮,可刺激子宫收缩,减少阴道出血量。重视产妇主诉,对有高危因素的产妇保持静脉通畅。随时做好急救的准备。

(二)针对出血原因,积极止血,纠正失血性休克,防止感染

1.子宫收缩乏力

对子宫收缩乏力所致的产后出血,可加强子宫收缩,通过使用宫缩剂、按摩子宫、宫腔填塞或结扎血管等方法止血。

(1)使用宫缩剂:胎儿、胎盘娩出后,即刻使用宫缩剂促进子宫收缩。可肌内注射或静脉滴注缩宫素,卡前列甲酯栓纳肛、地诺前列酮宫肌内注射等均可促进子宫收缩,用药前注意产妇有无禁忌证。

(2)按摩子宫:胎盘娩出后,一手置于产妇腹部,触摸子宫底部,拇指在前,其余四指在后,均匀而有节律地按摩子宫,促使子宫收缩,直至子宫正常收缩为止(见图3-2)。如效果不佳,可采用腹部-阴道双手压迫子宫法,一手在子宫体部按摩子宫体后壁,另一手戴无菌手套深入阴道,握拳置于阴道前穹隆处,顶住子宫前壁,两手相对紧压子宫,均匀而有节律地按摩,不仅可以刺激子宫收缩,而且可压迫子宫内血窦,减少出血(见图3-3)。

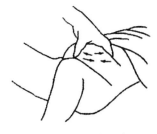

图3-2 按摩子宫

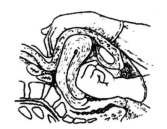

图3-3 腹部-阴道双手压迫子宫

(3)宫腔填塞:一种是宫腔纱条填塞法,应用无菌纱布条填塞宫腔,有明显的局部止血作用,适用于子宫全部松弛无力,以及经过子宫按摩、应用宫缩剂仍然无效者。术者用卵圆钳将无菌纱布条送入宫腔内,自宫底由内向外填紧宫腔。压迫止血,助手在腹部固定子宫。填塞纱条后要严密观察子宫收缩情况,观察生命体征,警惕填塞不紧,若留有空隙,可造成隐匿性出血,以及宫腔内继续出血、积血而阴道不流血的假象。一般于24小时后取出纱条,取出前应先使用宫缩剂。

另一种是宫腔填塞气囊(见图3-4),宫腔纱布条填塞可能会造成填塞不均匀、填塞不紧等情况而造成隐性出血,纱条填塞无效时可直接使用宫腔气囊填塞。在气泵的作用下向气囊充气,配合止血辅料对子宫腔进行迅速止血,气囊对宫腔加压均匀,并且止血效果较好,操作简单,便于抢救时使用。

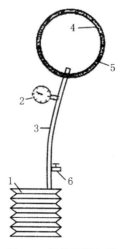

图 3-4　宫腔填塞气囊

注:气囊球(4)外球面上设置有止血敷料(5);硅胶管(3)一端固定连接气球囊(4),另一端连接气泵(1);硅胶管(3)上设置有压力显示表(2)和放气开关(6)。

(4)结扎盆腔血管:如遇子宫收缩乏力、前置胎盘等严重产后出血的产妇,上述处理无效时,可经阴道结扎子宫动脉上行支或结扎髂内动脉。

(5)动脉栓塞:在超声提示下,行股动脉穿刺,插入导管至髂内动脉或子宫动脉,注入吸收性明胶海绵栓塞动脉。栓塞剂可于2~3周自行吸收,血管恢复畅通,但需要在产妇生命体征平稳时进行。

(6)子宫切除:如经积极抢救无效,危及产妇生命,需根据医嘱做好全子宫切除术的术前准备。

2.胎盘因素

怀疑有胎盘滞留时,应立即做阴道检查或宫腔探查,做好必要的刮宫准备。对于胎盘已剥离者,可协助其排空膀胱,牵拉脐带,按压宫底,协助胎盘娩出。若胎盘部分剥离、部分粘连,可徒手进入宫腔,协助剥离并取出胎盘。若胎盘部分残留,不能徒手取出胎盘,需使用大刮匙刮取残留胎盘。对于胎盘植入者,不可强行剥离其胎盘,需做好子宫切除的准备。

3.软产道裂伤

应及时准确地进行修复缝合。如果出现血肿,则需要切开血肿、清除积血、缝合止血,同时补充血容量,必要时可置橡皮管引流。

4.凝血功能障碍

排除以上各种因素后,根据血生化报告,针对不同病因治疗,及时补充新鲜全血,补充血小板、纤维蛋白原、或凝血酶原复合物、凝血因子等。如果发生弥散性血管内凝血,应进行抗凝与抗纤溶治疗,积极抢救。

5.失血性休克

对失血量多的产妇,其休克程度与出血量、出血速度和产妇自身状况有关。在抢救的同时,尽可能正确地判断出血量,判断出血程度,并以补充与出血量相同的血量为原则,止血治疗的同时进行休克抢救。建立有效的静脉通路,测量中心静脉压,根据医嘱补充晶体和胶体,纠正低血压。给予产妇安静的环境,使其平卧、吸氧并保暖,纠正其酸中毒,同时观察产妇的意识状态、皮肤颜色、生命体征和尿量。根据医嘱使用广谱抗生素,防止感染。

（三）健康指导

(1)产后出血后,产妇抵抗力下降,活动无耐力,医护人员应主动给予产妇关心,使其增加安全感,并且帮助产妇进行生活护理,鼓励产妇说出内心感受。针对产妇的情况,逐步改善饮食,纠正贫血,逐步增加活动量,促进预后。

(2)指导产妇学习加强营养和适度活动等自我保健知识,同时宣教如何自我观察子宫复旧和恶露情况,自我护理会阴伤口、功能锻炼等方法,指导其定时进行产后检查,随时根据医师的检查结果调节产后自我恢复的方案。向产妇提供产后避孕指导,产褥期禁止盆浴,禁止性生活。晚期产后出血可能发生于分娩24小时之后,于产褥期发生大量出血,也可能发生于产后1～2周,应予以高度警惕。

（张静静）

第四节　羊水栓塞

羊水栓塞(amniotic fluid embolism,AFE)是指在分娩过程中,羊水突然进入母体血循环而引起急性肺栓塞、休克、弥散性血管内凝血(DIC)、肾衰竭和猝死的严重分娩并发症。其起病急、病情凶险,是造成孕产妇死亡的重要原因之一,发生于足月分娩者,病死率高达70%～80%;也可发生在妊娠早、中期的流产,但病情较轻,病死率较低。

一、病因

羊水栓塞由污染羊水中的有形物质(胎儿毳毛、角化上皮、胎脂、胎便)进入母体血循环引起。通常有以下几个原因。

(1)羊膜腔内压力增高(子宫收缩过强),胎膜与宫颈壁分离或宫颈口扩张引起宫颈黏膜损伤时,静脉血窦开放,羊水进入母体血循环。

(2)宫颈裂伤、子宫破裂、前置胎盘、胎盘早剥或剖宫产术中羊水通过病理性开放的子宫血窦进入母体血循环。

(3)羊膜腔穿刺或钳刮术时,子宫壁损伤处的静脉窦也可以成为羊水进入母体的通道。

二、病理生理

近年来的研究认为,羊水栓塞主要是变态反应。羊水进入母体循环后,通过阻塞肺小血管,引起变态反应而致凝血机制异常,使机体发生一系列的病理生理变化。

（一）肺动脉高压

羊水内的有形物质,如胎儿毳毛、胎脂、胎便、角化上皮细胞等直接形成栓子。一方面,羊水的有形物质激活凝血系统,使小血管内形成广泛的血栓而阻塞肺小血管,反射性引起迷走神经兴奋,使肺小血管痉挛加重。另一方面,羊水内有形物质经肺动脉进入肺循环,阻塞小血管,引起肺内小支气管痉挛,支气管内分泌物增加,使肺通气、换气量减少,反射性地引起肺小血管痉挛、肺小管阻塞,从而引起肺动脉压增高,导致急性右心衰竭,继而发生呼吸和循环功能衰竭、休克,甚至死亡。

（二）过敏性休克

羊水中有形物质成为致敏原,作用于母体,引起变态反应,导致过敏性休克。多在羊水栓塞后立即出现血压骤降甚至消失,乃至心、肺衰竭的表现。

（三）弥散性血管内凝血

妊娠时母体血液呈高凝状态。羊水中含有大量促凝物质,可激活母体凝血系统,这些物质进入母体血循环后,会在血管内产生大量的微血栓,消耗大量的凝血因子和纤维蛋白原,从而导致DIC。纤维蛋白原含量下降时,可激活纤溶系统。由于大量凝血物质的消耗和纤溶系统的激活,产妇血液系统由高凝状态转变为纤溶亢进,血液不凝固,极易发生严重的产后出血及失血性休克。

（四）急性肾衰竭

由于休克和DIC,导致肾脏急剧缺血,甚至发生肾衰竭。

三、临床表现

（一）症状

羊水栓塞起病急骤、来势凶险,多发于分娩过程中,尤其多发于胎儿娩出前后的短时间内。临床经过可分为以下三个阶段。

1.急性休克期

在分娩过程中,尤其是刚破膜不久时,产妇突发寒战、烦躁不安、气急、恶心、呕吐等先兆症状,继而出现呛咳、呼吸困难、发绀、抽搐、昏迷,接着迅速出现循环衰竭,进入休克或昏迷状态。病情严重者将在数分钟内死亡。

2.出血期

患者发生呼吸、循环衰竭和休克后,进入凝血功能障碍阶段,表现为难以控制的大量出血,血液不凝,身体其他部位出血,如切口渗血、全身皮肤黏膜出血、血尿、消化道大出血或肾脏出血,产妇可死于出血性休克。

3.急性肾衰竭

后期存活的患者出现少尿、无尿和尿毒症的症状。主要是因为循环功能衰竭引起肾脏缺血,以及DIC早期形成的血栓堵塞肾内小血管,导致肾脏缺血、缺氧,进而导致肾脏发生器质性损害。

（二）体征

心率增快,血压骤降,肺部听诊可闻及湿啰音。全身皮肤黏膜有出血点及瘀斑,阴道流血不止,切口渗血不凝。

四、处理原则

及时处理,立即抢救,抗过敏,纠正呼吸、循环系统衰竭和改善低氧血症,抗休克,防止DIC

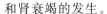

和肾衰竭的发生。

五、护理

(一)护理评估

1.病史

评估羊水栓塞的各种诱因,有无胎膜早破或人工破膜,前置胎盘或胎盘早剥,宫缩过强或强直性宫缩,中期妊娠引产或钳刮术,羊膜腔穿刺术等病史。

2.身心状况

胎膜破裂后,胎儿娩出后或手术中产妇突然出现寒战、呛咳、气急、烦躁不安、尖叫、呼吸困难、发绀、抽搐、出血不凝、不明原因休克等症状和体征,血压下降或消失,应考虑为羊水栓塞,应立即进行抢救。

3.辅助检查

(1)血涂片查找羊水有形物质:采集下腔静脉血,镜检见到羊水有形成分可确诊。

(2)床旁胸部 X 线摄片:可见肺部双侧弥漫性点状、片状浸润影,沿肺门分布,伴轻度肺不张和右心扩大。

(3)床旁心电图或心脏彩色多普勒超声检查:提示有心房、心室扩大,ST 段下降。

(4)若患者死亡,行尸检时,可见肺水肿、肺泡出血。心内血液查到羊水有形物质,肺小动脉或毛细血管有羊水有形物质栓塞,子宫或阔韧带血管内查到羊水有形物质。

(二)护理诊断

1.气体交换受损

气体交换受损与肺血管阻力增加、肺动脉高压、肺水肿有关。

2.组织灌注无效

组织灌注无效与弥散性血管内凝血及失血有关。

3.有胎儿窘迫的危险

胎儿窘迫与羊水栓塞、母体血循环受阻有关。

(三)护理目标

(1)实施抢救后,患者胸闷、气急、呼吸困难等症状有所改善。

(2)患者心率、血压恢复正常,出血量减少,肾功能恢复正常。

(3)新生儿无生命危险。

(四)护理措施

1.羊水栓塞的预防

加强产前检查,及时注意有无诱发因素,及时发现前置胎盘、胎盘早剥等并发症并予以积极处理。严密观察产程进展情况,正确掌握缩宫素的使用方法,防止宫缩过强。严格掌握人工破膜的指征和时间,宜在宫缩间歇期行人工破膜术,破口要小,并注意控制羊水流出的速度。

2.配合医师,并积极抢救患者

(1)吸氧:最初阶段是纠正缺氧。给予患者半卧位,加压给氧,必要时给予气管插管或者气管切开,减轻肺水肿,改善脑缺氧。

(2)抗过敏:根据医嘱,尽快给予大剂量肾上腺糖皮质激素抗过敏、解除痉挛、保护细胞。可予地塞米松 20～40 mg 静脉推注,以后根据病情可维持静脉滴注。氢化可的松 100～200 mg 加入 50～100 mL 5％～10％的葡萄糖注射液中,快速静脉滴注,后予 300～800 mg 加入 250～500 mL 5％的葡萄糖注射液中,静脉滴注,日用上限可达 500～1000 mg。

(3)缓解肺动脉高压:解痉药物能改善肺血流灌注,预防由心力衰竭所致的呼吸循环衰竭。首选盐酸罂粟碱,30～90 mg 加入 20 mL 25％的葡萄糖注射液中,缓慢推注,能松弛平滑肌,扩张冠状动脉、肺和脑动脉,降低小血管阻力。与阿托品合用,扩张小动脉效果更佳。其次使用阿托品,阿托品能阻断迷走神经反射所导致的肺血管和支气管痉挛。1 mg 阿托品加入 10 mL 10％～25％的葡萄糖注射液中,每 15～30 分钟静脉推注一次,直至症状缓解,微循环改善为止。再次,使用氨茶碱,氨茶碱具有松弛支气管平滑肌、解除肺血管痉挛的作用,250 mg 氨茶碱加入 20 mL 25％的葡萄糖注射液中,缓慢推注。最后,选用酚妥拉明,酚妥拉明为 α 肾上腺素能抑制剂,能解除肺血管痉挛,降低肺动脉阻力,消除肺动脉高压。可将 5～10 mg 酚妥拉明加入 100 mL 10％的葡萄糖注射液中,静脉滴注。

(4)抗休克:①补充血容量,使用升压药物,常使用低分子右旋糖酐静脉滴注扩容,还需补充新鲜的血液和血浆。在抢救过程中,监测中心静脉压,了解心脏负荷情况,并据此调节输液量和输液速度。升压药物可用多巴胺,20 mg 多巴胺加入 250 mL 5％的葡萄糖溶液中,静脉滴注,随时根据血压调节滴速。②纠正酸中毒,根据血氧分析和血清电解质结果,判断是否存在酸中毒。一旦发现,即用250 mL 5％碳酸氢钠静脉滴注。及时应用可纠正休克和代谢失调,并根据血清电解质检查结果,及时纠正电解质紊乱。③纠正心衰,消除肺水肿,使用毛花苷 C 或毒毛花苷 K 静脉滴注。同时使用呋塞米静脉推注,有利于消除肺水肿,防止急性肾衰竭。

(5)防治 DIC:DIC 阶段应早期抗凝,补充凝血因子,及时输注新鲜血液和血浆、纤维蛋白原等;应用肝素钠,尤其在发生羊水栓塞,其血液呈高凝状态时,可在短期内使用。用药过程中监测出凝血时间,如使用肝素过量(凝血时间＞30 分钟),则出现出血倾向;如伤口渗血、血肿、阴道流血不止等,可用鱼精蛋白对抗。DIC 晚期纤溶时期,可使用氨基己酸、氨甲苯酸、氨甲环酸抑制纤溶激活酶,使纤溶酶原不被激活,从而抑制纤维蛋白溶解。抗纤溶的同时补充纤维蛋白原和凝血因子,防止大出血。

(6)预防肾衰竭:抢救的同时注意尿量,如补足血容量后仍然少尿或无尿,需要及时使用呋塞米等利尿剂,预防与治疗肾衰竭。

(7)预防感染:使用肾毒性较小的抗生素,防止感染。

(8)产科处理:第一产程发病的产妇应立即考虑行剖宫产终止妊娠,去除病因。第二产程发病者,及时行阴道助产结束分娩,并且密切观察出血量、出凝血时间等。如果发生产后出血不止,应及时配合医师,做好子宫切除术的准备。

3.提供心理支持

如果在发病抢救过程中,产妇神志清醒,应给予产妇鼓励,安抚其紧张和恐惧的心理,使其配合医师抢救。对于家属要表示理解和抚慰,向家属解释产妇的病情,争取家属的支持和配合。在产妇病情稳定的情况下,可允许家属探视并陪伴产妇,同时,病情稳定的康复期,可与产妇和家属一起制订康复计划,适时地给予相应的健康教育。

(张静静)

第四章　儿科疾病的护理

第一节　小儿腹泻

一、护理评估

(一)健康史

应详细询问喂养史,是母乳喂养还是人工喂养,喂何种乳品,冲调浓度、喂哺次数及量,添加辅食及断奶情况。了解当地有无类似疾病的流行,并注意患儿有无不洁饮食史、肠道内外感染史、食物过敏史、外出旅游和气候变化史等。询问患儿腹泻开始时间、次数、颜色、性质、量、气味,是否伴随发热、呕吐、腹胀、腹痛及里急后重等症状,以及既往有无腹泻史、其他疾病史和长期服用广谱抗生素史等。

(二)身体状况

观察患儿有无腹痛、里急后重、大便性状为松散或水样,密切观察患儿生命体征、体重、出入量、尿量、神志状态、营养状态、皮肤弹性,有无眼窝凹陷、口舌黏膜干燥等脱水表现,并评估脱水的程度和性质。检查肛周皮肤有无发红、破损,了解大便常规、大便致病菌培养等实验室检查结果。

(三)心理社会状况

腹泻是小儿的常见病、多发病,年龄越小,发病率越高,特别是在贫困和卫生条件较差的地区,家长缺乏喂养及卫生知识是导致小儿易患腹泻的重要原因。故应了解患儿家长的心理状况及对疾病的病因、护理知识的认识程度,注意评估患儿家庭的经济状况、聚居条件、卫生习惯、家长的文化程度及家长对病因、护理知识的了解程度。

(四)实验室检查

了解大便常规及致病菌培养等化验结果。分析血常规、红细胞计数、血清电解质、尿素氮、二氧化碳结合力(CO_2CP)等,可了解体内酸碱平衡紊乱的性质和程度。

二、护理诊断

(一)体液不足

体液不足与腹泻、呕吐和摄入量不足有关。

（二）体温过高

体温过高与肠道感染有关。

（三）有皮肤黏膜完整性受损的危险

皮肤黏膜完整性受损与腹泻、大便次数增多，刺激臀部皮肤及尿布使用不当有关。

（四）家长知识缺乏

家长喂养知识、卫生知识及腹泻患儿护理知识缺乏。

（五）营养失调

营养低于机体需要量，由呕吐、腹泻等消化功能障碍导致。

（六）排便异常

排便异常与喂养不当、肠道感染或功能紊乱有关。

（七）腹泻

腹泻与喂养不当或感染导致胃肠道功能紊乱有关。

（八）有交叉感染的可能

交叉感染与免疫力低下有关。

（九）潜在并发症

1.酸中毒

酸中毒与腹泻丢失碱性物质及热能摄入不足有关。

2.低血钾

低血钾与腹泻、呕吐丢失过多和摄入不足有关。

三、护理目标

（1）患儿腹泻、呕吐、排便次数逐渐减少至正常，大便次数、性状、颜色恢复正常。

（2）患儿脱水、电解质紊乱得到纠正，体重恢复正常，尿量正常，获得足够的液体和电解质。

（3）患儿体温逐渐恢复正常。

（4）住院期间患儿能保持皮肤的完整性，不再有红臀发生。

（5）家长能说出婴儿腹泻的病因、预防措施和喂养知识，能协助医护人员护理患儿。

（6）患儿不发生酸中毒、低血钾等并发症。

（7）避免交叉感染的发生。

（8）保证患儿营养的补充，患儿体重保持不减或有增加。

四、护理措施

新入院的患儿首先要测量体重，便于了解患儿脱水情况和计液量。以后每周测一次，了解患儿恢复和体重增长情况。

（一）体液不足的护理

1.口服补液疗法的护理

口服补液疗法适用于无脱水、轻中脱水或呕吐不严重的患儿，能补充身体丢失的水分和盐。执行医嘱给口服补液盐（ORS）时，应在4～6小时之内少量多次喂服，同时可以随意喂水，口服补液盐一定用冷开水或温开水溶解。

（1）一般轻度脱水需 50～80 mL/kg，中度脱水需 80～100 mL/kg，于 8～12 小时内将累积损失量补足。脱水被纠正后,将余量用等量水稀释按病情需要随时口服。对无脱水患儿,可在家进行口服补液的护理,可将 ORS 溶液加等量水稀释,每天 50～100 mL/kg,少量频服,以预防脱水,有明显腹胀、休克、心功能不全或其他严重并发症者及新生儿不宜口服补液。在口服补液过程中,如呕吐频繁或腹泻、脱水加重,应改为静脉补液。服用 ORS 溶液期间,应适当增加水分,以防高钠血症。

(2)护理中的注意事项:①向家长说明和示范口服液的配制方法。②向家长示范喂服方法,两岁以下的患儿每 1～2 分钟喂一小勺,约 5 mL,大一点的患儿可用杯子直接喝,如有呕吐,停10 分钟后再慢慢喂服(每 2～3 分钟喂一勺)。③对于在家进行口服补液的患儿,应指导家长病情观察方法。腹泻停止后可继续喂服。如病情不见好转或加重,应及时到医院就诊。④密切观察病情,如患儿出现眼睑水肿应停止服用 ORS 液,改用白开水或母乳,水肿消退后再按无脱水的方案服用。4 小时后应重新估计患儿脱水状况,然后选择上述适当的方案继续治疗护理。

2.禁食、静脉补液

禁食、静脉补液适用于中度以上脱水,吐、泻重或腹胀的患儿。在静脉输液前协助医师取静脉血做钾、钠、氯、二氧化碳结合力等项目检查。

(1)第一天补液。①输液总量:按医嘱安排 24 小时的液体总量,包括累积损失量、继续损失量和生理需要量,并本着"急需先补、先快后慢、见尿补钾"的原则分批输入。如患儿烦躁不安,应检查原因,必要时可遵医嘱给予适量的镇静剂,如复方氯丙嗪、10%水合氯醛等,以防患儿因烦躁不安而影响静脉输液。一般轻度脱水输液量为 90～120 mL/kg,中度脱水输液量为 120～150 mL/kg,重度脱水输液量为 150～180 mL/kg。②溶液种类:根据脱水性质而定,若临床判断脱水困难,可先按等渗脱水处理。对于治疗前 6 小时内无尿的患儿,首先要在 30 分钟内给输入2:1 液,一定要记录输液后首次排尿时间,见尿后给含钾液体。③输液速度:主要取决于脱水程度和继续损失的量与速度,遵循先快后慢原则。明确每小时的输入量,一般茂菲氏滴管 14～15 滴为 1 mL。严格执行补液计划,保证输液量的准确,掌握好输液速度和补液原则,注意防止输液速度过速或过缓。注意输液是否通畅,保护好输液肢体,随时观察针头有无滑脱,局部有无红肿、渗液,有无寒战、发绀等全身输液反应。对重度脱水伴明显周围循环障碍者,应先快速扩容,累积损失量(扣除扩容液量)一般在前 8～12 小时内补完,每小时 8～10 mL/kg;后 12～16 小时补充生理需要量和异常的损失量,每小时约 5 mL/kg。若吐泻缓解,可酌情减少补液量或改为口服补液。④对于少数营养不良、新生儿及伴心、肺疾病的患儿,应根据病情计算,每批液量一般减少 20%,输液速度应在原有基础减慢 2～4 小时,把累积丢失的液量由 8 小时延长到 10～12 小时输完。如有条件最好用输液泵,以便更精确地控制输液速度。

(2)第 2 天及以后的补液。脱水和电解质紊乱已基本纠正,主要补充生理需要量和继续损失量,可改为口服补液,一般生理需要量为每天 60～80 mL/kg,用 1/5 张含钠液补液,继续损失量是丢多少补多少,用 1/3～1/2 张含钠液补液,将这两部分相加,于 12～24 小时内均匀静脉滴注。

3.准确记录出入量

准确记录出入量,是医师调整患儿输液的质和量的重要依据。

(1)大便次数,大便的量(估计)及性质,大便的气味、颜色及有无黏液、脓血等。留大便常规并做培养。

(2)呕吐次数、量、颜色、气味以及呕吐与其他症状的关系,可以体现患儿病情的发展情况。比如呕吐加重但无腹泻,补液后脱水被纠正,但由于呕吐次数增多而效果不好,这时要及时报告医师,以尽早发现肠道外感染或急腹症。

4.严密观察病情,细心做好护理

(1)注意观察生命体征,包括体温、脉搏、血压、呼吸、精神状况。若出现烦躁不安、脉率加快、呼吸加快等症状,应警惕是否输液速度过快,是否发生心力衰竭和肺水肿等情况。

(2)观察脱水情况,注意患儿的神志、精神、皮肤弹性,有无口渴,皮肤、黏膜干燥程度,眼窝及前囟凹陷程度,机体温度及尿量等临床表现,估计患儿脱水程度,同时要动态观察经过补充液体后脱水症状是否得到改善。如补液合理,一般于补液后 3～4 小时排尿,此时说明血容量恢复,所以应注意观察和记录输液后首次排尿的时间、尿量。补液后 24 小时,皮肤弹性恢复,眼窝凹陷消失,则表明脱水已被纠正。补液后眼睑出现水肿,可能是钠盐过多,补液后尿多而脱水未能纠正,则可能是葡萄糖液补入过多,宜调整溶液中电解质比例。

(3)密切观察有无代谢性酸中毒的表现。中、重度脱水患儿多有不同程度的酸中毒,当 pH 值下降、二氧化碳结合力在 25% 容积以下时,酸中毒表现明显。当患儿出现呼吸深长、精神萎靡、嗜睡,甚至意识不清、口唇樱红、呼吸有丙酮味等症状时,应准备碱性液,及时使用碱性药物,应补充碳酸氢钠或乳酸钠。注意碱性液体有无漏出血管外,以免引起局部组织坏死。

(4)密切观察有无低血钾的表现。低血钾常发生于输液后脱水得到纠正时,当发现患儿尿量异常增多,精神萎靡,全身乏力,不哭或哭声低下,吃奶无力,肌张力低下,反应迟钝,恶心呕吐,腹胀及听诊肠鸣音减弱或消失,呼吸频率不规则,心电图显示 T 波平坦或倒置、U 波明显、ST 段下移(或心律失常,提示有低血钾存在,应及时补充钾盐)等临床表现时,及时报告医师,做血生化检查。如是低血钾症,应遵医嘱调整液体中钾的浓度。补充钾时,应按照见尿补钾的原则,严格掌握补钾的速度,绝不可做静脉推入,以免发生高血钾,引起心脏骤停。一般按每天 3～4 mmol/kg(相当于氯化钾200～300 mg/kg)补给,缺钾明显者可增至 4～6 mmol/kg,轻度脱水时可分次口服,中、重度脱水予静脉滴入。并观察记录好治疗效果。

(5)密切观察有无低钙、低镁、低磷血症。当脱水和酸中毒被纠正时,患者大多表现有钙、磷缺乏,少数可表现有镁缺乏。低血钙或低血镁时表现为手足搐搦、惊厥;重症低血磷时出现嗜睡,精神错乱或昏迷,肌肉、心肌收缩无力等症状,营养不良或佝偻病活动期患儿更甚,这时要及时报告医师。静脉缓慢注射 10% 葡萄糖酸钙或深部肌内注射 25% 硫酸镁。

(6)密切观察有无低钠血症。低钠血症多见于停止静脉输液后的患儿,这是因为患儿进食后水样便次数再次增多,主要表现为患儿前囟及眼窝凹陷、肢端凉、精神弱、尿少等。要及时报告医师继续补充丢失液体。

(7)密切观察有无高钠血症。高钠血症多出现在按医嘱禁食补液或口服补液后,患儿出现烦躁不安、口渴、尿少、皮肤弹性差甚至惊厥等症状。这时应报告医师,必要时取血查生化,待结果回报后,根据具体情况调整液体的质和量。

(8)密切观察有无泌尿系统感染。患儿腹泻渐好,但仍发热,哭闹不安,此时要报告医师,根据医嘱留尿常规,并寻找感染病灶。并发泌尿系统感染的患儿多为女婴,在护理和换尿布时一定要注意女婴会阴部的清洁,防止上行性尿路感染。

5.计算液体出入量

24 小时液体入量包括口服液体和胃肠道外补液量。液体出量包括尿、大便和不显性失水。呼吸增快时,不显性失水增加 4～5 倍,体温每升高 1 ℃,不显性失水每小时增加 0.5 mL/kg。环境湿度可影响不显性失水,体力活动增多时,不显性失水增加 30%。补液过程中,计算并记录

24 小时液体出入量,是液体疗法护理工作的重要内容。婴幼儿大小便不易收集,可用"称尿布法"计算液体排出量。

(二)腹泻的护理

控制腹泻,防止继续失水。

1.调整饮食

根据世界卫生组织的要求,轻中度脱水的患儿不必禁食,因为在腹泻期间和恢复期,适宜的营养对促进恢复、减少体重下降和生长停滞的程度、缩短腹泻后康复时间、预防营养不良非常重要。故对于腹泻脱水患儿,除严重呕吐者需暂禁食 4～6 小时(不禁水)外,均应继续喂养进食。但因同时存在着消化功能紊乱,故应根据患儿病情适当调整饮食,达到减轻胃肠道负担、恢复消化功能之目的。继续哺母乳喂养,但需要缩短每次哺乳时间;人工喂养出生 6 个月以内的小儿,牛奶(或羊奶)应加米汤或水稀释,或用发酵奶(酸奶),也可用奶谷类混合物,每天 6 次,以保证足够的热量。腹泻次数减少后,出生 6 个月以上的婴儿可进平常已经习惯的饮食,选用稀粥、面条,并加些熟的植物油、蔬菜、肉末等,但需由少到多,随着病情稳定和好转,逐渐过渡到正常饮食。幼儿应给一些新鲜、味美、碎烂、营养丰富的食物。病毒性肠炎患儿多有双糖酶缺乏,应限制糖量,并暂停乳类喂养,改为豆制代用品或发酵奶,对牛奶和大豆过敏者应该用其他饮食,以减轻腹泻,缩短病程。腹泻停止后,继续给予营养丰富的饮食,并每天加餐 1 次,共 2 周,以赶上正常生长速度。双糖酶缺乏者,不宜用蔗糖,并暂停乳类。对少数严重病例,口服营养物质不能耐受者,应加强支持疗法,必要时全静脉营养。

2.控制感染

感染是引起腹泻的重要原因,细菌性肠炎需用抗生素治疗,病毒性肠炎行饮食疗法和支持疗法常可痊愈。严格消毒隔离,防止感染传播,按肠道传染病隔离,护理患儿前后要认真洗手,防止感染,遵医嘱给予抗生素治疗。

3.观察排便情况

注意大便的变化,观察记录大便次数、颜色、性状、气味及量,及时送检,并注意采集黏液脓血部分,做好动态比较,根据大便常规检验结果,调整治疗和输液方案,为输液方案和治疗提供可靠依据。

(三)发热的护理

(1)保持室内安静、空气新鲜、通风良好,保持室温在 18 ～22 ℃,相对湿度在 55％～65％,衣被适度,以免影响机体散热。

(2)让患儿卧床休息,限制其活动量,有利于机体康复和减少并发症的发生。多饮温开水或选择其喜欢的饮料,以加快毒素排泄带走热量和降低体温。

(3)密切观察患儿体温变化,每 4 小时测 1 次体温,体温骤升或骤降时要随时测量并记录降温效果。体温超过 38.5 ℃时给予物理降温,如温水擦浴,30％～50％的乙醇擦浴,冰枕、冷毛巾敷患儿前额或敷腹股沟、腋下等大血管处,冷盐水灌肠。物理降温后 30 分钟测体温,并记录于体温单上。

(4)按医嘱给予抗感染药及解热药,并观察记录用药效果。药物降温后,密切观察患儿,防止虚脱。

(5)患儿出汗后,要及时擦干其汗液,更换衣服,并注意保暖,在严重情况下应给予吸氧,避免发生惊厥、抽搐。

（6）加强口腔护理，鼓励患儿多漱口，口唇干燥时可涂护唇油。

（四）维持皮肤完整

由于腹泻频繁，大便呈酸性或碱性，且含有大量肠液及消化酶，臀部皮肤常处于被大便腐蚀的状态，容易发生肛门周围皮肤糜烂，严重者会发生溃疡及感染，要注意每次换尿布大便后须用温水清洗臀部及肛周，并吸干，皮肤发红处涂以5%鞣酸软膏或40%氧化锌油，并按摩片刻，促进血液循环。应选用消毒软棉尿布并及时更换。避免使用不透气塑料布或橡皮布，防止尿布皮炎发生。局部有糜烂者可在便后用温水洗净后用灯泡照烤，待烤干局部渗液后，再涂紫草油或1%龙胆紫，效果更好。

（五）做好床边隔离

护理患儿前后均要认真洗手，防止交叉感染。

（六）减轻患儿的恐惧

医护人员的检查、治疗应相对集中进行，以减少患儿的哭闹。可根据患儿年龄给予不同玩具，减轻其恐惧心理。若患儿哭闹不安，影响静脉输液的顺利进行，可根据医嘱适当应用镇静药物。

（七）对症治疗

腹胀明显者用肛管排气或肌内注射新斯的明。呕吐严重者行针刺足三里、内关或肌内注射氯丙嗪等。

（八）注意口腔清洁

禁食患儿每天做两次口腔护理。由于长时间应用抗生素，可发生鹅口疮。如口腔黏膜有乳白色分泌物附着，即鹅口疮，可涂制霉菌素。若发生溃疡性口炎时，用3%双氧水洗净口腔，涂复方龙胆紫、金霉素鱼肝油。

（九）恢复期患儿护理

（1）新入院患儿要分室居住，预防交叉感染。

（2）患儿消化功能恢复时，要逐渐增加奶的质和量，细心添加辅食，避免小儿腹泻再次复发。

（十）健康教育

（1）宣传母乳喂养的优点，鼓励母乳喂养，尤其是出生后最初数月及出生后每个夏天更为重要，避免在夏季断奶。按时逐步加辅食，防止过食、偏食及饮食结构突然变动。注意乳制品的调制方法、辅食加工方法、断奶时间的选择，人工喂养儿根据具体情况选用合适的代乳品。

（2）指导患儿家长配置和使用ORS溶液。

（3）注意饮食卫生，培养良好的卫生习惯，注意食物新鲜、清洁，奶具、食具应定时煮沸消毒，避免肠道内感染。教育儿童养成饭前便后洗手，勤剪指甲的良好习惯。

（4）及时治疗营养不良、维生素D缺乏性佝偻病等，加强体格锻炼，适当进行户外活动。防止受凉或过热及营养不良，预防感冒、肺炎及中耳炎等并发症的发生，避免长期滥用广谱抗生素。

（5）气候变化时及时增减衣物，防止受凉或过热，冬天注意保暖，夏天多喝水。尤其应做好腹部的保暖。集体机构中如有腹泻的流行，应积极治疗患儿，做好消毒隔离工作，防止交叉感染。

（王丹丹）

第二节 小儿上呼吸道感染

上呼吸道感染简称上感,主要指上部呼吸道的鼻、鼻咽和咽部的黏膜炎症,是儿科最常见的疾病,在气候骤变时尤易发生。约90%的上感由病毒引起,支原体和细菌较少见,细菌感染往往继发于病毒感染之后。过敏性鼻炎和多种小儿急性传染病的早期也有上感症状,必须予以区别,避免误诊。

一、临床特点

(一)症状

1.鼻咽部症状

患儿可出现流清鼻涕、鼻塞、喷嚏,也可有流泪、咽部不适、干咳或不同程度的发热。

2.婴幼儿

婴幼儿可骤然起病,高热、咳嗽或呕吐、腹泻,甚至发生热性惊厥。

3.年长儿

年长儿症状较轻,有低热、咽痛、咽不适等咽部症状,或有头痛、腹痛及全身乏力等表现。

(二)体征

可见咽部充血,有时还可见疱疹,或扁桃体肿大伴渗出,颌下淋巴结肿大、触痛。肠道病毒引起的上感可伴有不同形态皮疹,肺部体征阴性。

(三)两种特殊类型的上感

1.疱疹性咽峡炎

疱疹性咽峡炎由柯萨奇A、B组病毒引起,好发于夏秋季。患儿急起高热、咽痛、咽充血,咽腭弓、悬雍垂、软腭等处有疱疹,周围有红晕,疱疹破溃后形成小溃疡。病程为1周左右。

2.咽结合膜热

病原体为腺病毒,常发生于夏季,常在泳池中传播。表现为高热、咽痛、眼刺痛、一侧或双侧眼结合膜炎(无分泌物)及颈部或耳后淋巴结肿大。病程为1~2周。

(四)血常规检查

病毒感染时血白细胞计数正常或偏低,淋巴细胞计数升高。细菌感染时白细胞计数增高,中性粒细胞计数增多,有核左移现象。

二、护理评估

(一)健康史

询问发病情况,既往有无反复上呼吸道感染现象。了解患儿生长发育情况以及发病前有无流感、麻疹、百日咳等接触史。

(二)症状、体征

检查患儿有无鼻塞、流涕、喷嚏、咽痛、发热、咳嗽等症状。

（三）社会、心理

评估患儿及家长的心理状态，对疾病的了解程度，家庭环境及经济情况。

（四）辅助检查

了解血常规检查结果。

三、常见护理问题

（一）舒适度的改变

舒适度的改变与咽痛、鼻塞等有关。

（二）体温过高

体温过高与上呼吸道炎症有关。

（三）潜在并发症

惊厥。

四、护理措施

（一）提高患儿的舒适度

(1)各种治疗护理操作尽量集中完成，保证患儿有足够的休息时间。

(2)及时清除鼻腔及咽喉部分泌物，保证呼吸道通畅，如鼻咽分泌物过多，可取侧卧位。

(3)保持室内空气清新，每天定时通风但避免对流，提高病室湿度，以减轻呼吸道症状。

(4)鼻塞的护理。鼻塞严重时用 0.5％麻黄素液滴鼻，每天 2～3 次，每次 1～2 滴，对因鼻塞而吸吮不便的婴儿，可在哺乳前 15 分钟滴鼻，以保证吸吮。该药不宜长期使用，鼻塞缓解即应停用。

(5)咽部护理。注意观察咽部充血、水肿、化脓情况，及时发现病情变化。咽部不适时可给予润喉含片，声音嘶哑时可用雾化吸入治疗。

（二）高热的护理

(1)密切监测体温变化，体温 38.5 ℃以上时应采用正确、合理的降温措施，按医嘱口服退热剂。

(2)保证患儿摄入充足的水分。

（三）观察病情

(1)注意全身症状如精神、食欲等，如小儿精神萎靡、多睡或烦躁不安、面色苍白，提示病情加重，应警惕。

(2)观察体温变化，警惕高热抽搐的发生。

(3)经常检查口腔黏膜及皮肤有无皮疹出现，注意咳嗽的性质及神经系统症状，甄别麻疹、猩红热、百日咳、流行性脑脊髓膜炎等急性传染病。

（四）饮食护理

鼓励患儿多饮水，给予易消化、多维生素的清淡饮食，少量多餐，必要时行静脉补给，保证充足的营养和水分。

（五）健康教育

(1)向家长讲解小儿易患上呼吸道感染的原因和诱因。

(2)向家长讲解小儿上呼吸道感染常会引发其他的疾病，因此应早期诊治，避免贻误病情。

（3）发热时给易消化的流质或软食,经常变换食物种类以增进食欲,婴儿可适当减少奶量,以免吐泻或消化不良。

（4）告知家长疾病从出现到好转有一个过程,不能太焦急。同时做到及时更换汗湿衣裤,避免对流风。

（5）休息和多饮水是对患儿最好的帮助,多喂温开水,保持口腔及皮肤清洁。

（6）告知家长体温测量的方法及发热时的表现,以帮助发现病情变化。

（7）教育患儿咳嗽、打喷嚏时用手帕或纸捂住,不要随地吐痰,以减少病原体感染他人的机会。

五、出院指导

（1）指导家长掌握上呼吸道感染的预防知识及相应的应对技巧,防止交叉感染。气候骤变时适当保护鼻部,以逐渐适应气温的变化。穿衣要适当,避免过热或过冷。

（2）创造良好的生活环境,养成良好的卫生习惯,如住处拥挤、阳光不足、通风不良、家长吸烟等,会使呼吸道局部防御能力降低,应避免。经常给小儿洗手漱口;防止"病从口入"。

（3）在集体儿童机构中,应于早期隔离患儿,接触患儿后要洗手;如有流行趋势,可用食醋熏蒸法消毒居室,加强房间通风。

（4）反复发生上呼吸道感染的患儿要注意锻炼身体,合理安排户外活动,避免去人多拥挤的场所,对免疫功能低下的小儿可服用免疫增强制剂。

（5）提倡母乳喂养,婴儿饮食以奶制品为主,合理添加辅食。鼓励多饮水,少喝饮料。

（周　璇）

第三节　小儿肺炎

肺炎系指不同病原体或其他因素所致的肺部炎症,以发热、咳嗽、气促、呼吸困难和肺部固定湿啰音为共同临床表现。该病是儿科常见疾病中能威胁生命的疾病之一。据联合国儿童基金会统计,全世界每年有 350 万左右 5 岁以下儿童死于肺炎,占 5 岁以下儿童总病死率的 28%。我国每年 5 岁以下儿童因肺炎死亡者约 35 万,为全世界儿童肺炎死亡数的 10%。因此,积极采取措施,降低小儿肺炎的病死率,是 21 世纪世界儿童生存、保护和发展纲要规定的重要任务。

目前,小儿肺炎的分类尚未统一,常用方法有四种,各肺炎可单独存在,也可两种同时存在。①病理分类:可分为支气管肺炎、大叶性肺炎、间质性肺炎等。②病因分类:感染性肺炎,如病毒性肺炎、细菌性肺炎、支原体肺炎、衣原体肺炎、真菌性肺炎、原虫性肺炎;非感染性肺炎,如吸入性肺炎、坠积性肺炎等。③病程分类:急性肺炎(病程＜1 个月)、迁延性肺炎(病程 1～3 个月)、慢性肺炎(病程＞3 个月)。④病情分类:轻症肺炎(主要为呼吸系统表现)、重症肺炎(除呼吸系统受累外,其他系统也受累,且全身中毒症状明显)。

临床上若病因明确,则按病因分类,否则按病理分类。

一、病因与发病机制

引起肺炎的主要病原体为病毒和细菌,病毒中最常见的为呼吸道合胞病毒,其次为腺病毒、流感病毒等;细菌中以肺炎链球菌为多见,其他有葡萄球菌、链球菌、革兰氏阴性杆菌等。低出生体重、营养不良、维生素 D 缺乏性佝偻病、先天性心脏病等患儿易患本病,且病情严重,容易迁延不愈,病死率也较高。

病原体多由呼吸道入侵,也可经血行入肺,引起支气管、肺泡、肺间质炎症,支气管因黏膜水肿而管腔变窄,肺泡壁因充血水肿而增厚,肺泡腔内充满炎症渗出物,影响了通气和气体交换。同时,由于小儿呼吸系统的特点,当炎症进一步加重时,可使支气管管腔更加狭窄,甚至阻塞,造成通气和换气功能障碍,导致低氧血症及高碳酸血症。为代偿缺氧,患儿呼吸与心率加快,出现鼻翼扇动和三凹征,严重时可产生呼吸衰竭。由于病原体作用,重症患者常伴有毒血症,引起不同程度的感染及中毒症状。缺氧、二氧化碳潴留及毒血症可导致循环系统、消化系统、神经系统的一系列症状以及水、电解质和酸碱平衡紊乱。

(一)循环系统

缺氧使肺小动脉反射性收缩,肺循环压力增高,形成肺动脉高压,同时病原体和毒素侵袭心肌,引起中毒性心肌炎。肺动脉高压和中毒性心肌炎均可诱发心力衰竭。重症患儿常出现微循环障碍、休克甚至弥散性血管内凝血。

(二)中枢神经系统

缺氧和高碳酸血症使脑血管扩张、血流减慢,血管通透性增加,颅内压增高。严重缺氧和脑供氧不足使脑细胞无氧代谢增加,造成乳酸堆积、三磷酸腺苷生成减少和钠钾泵转运功能障碍,引起脑细胞内水、钠潴留,形成脑水肿。病原体毒素作用亦可引起脑水肿。

(三)消化系统

低氧血症和毒血症可引起胃黏膜糜烂、出血、上皮细胞坏死脱落等应激性反应,导致黏膜屏障功能破坏,使胃肠功能紊乱,严重者可引起中毒性肠麻痹和消化道出血。

(四)水、电解质和酸碱平衡紊乱

重症肺炎可出现混合性酸中毒,因为严重缺氧时体内需氧代谢障碍、酸性代谢产物增加,常可引起代谢性酸中毒。而 CO_2 潴留、H_2CO_3 增加又可导致呼吸性酸中毒。缺氧和 CO_2 潴留还可导致肾小动脉痉挛而引起水钠潴留,重症者可伴稀释性低钠血症。

二、临床表现

(一)支气管肺炎

支气管肺炎为小儿最常见的肺炎,多见于 3 岁以下婴幼儿。

1.轻症

以呼吸系统症状为主,大多起病较急。主要表现为发热、咳嗽和气促。

(1)发热:热型不定,多为不规则热,新生儿或重度营养不良儿可不发热,甚至体温不升。

(2)咳嗽:较频,早期为刺激性干咳,以后有痰,新生儿则表现为口吐白沫。

(3)气促:多发生在发热、咳嗽之后,呼吸频率加快,每分钟可达 40～80 次,可有鼻翼扇动、点头呼吸、三凹征、唇周发绀。肺部可听到较固定的中、细湿啰音,病灶较大者可出现肺实变体征。

2.重症

重症肺炎常有全身中毒症状及循环、神经、消化系统受累的临床表现。

(1)循环系统:常见心肌炎、心力衰竭及微循环障碍。心肌炎表现为面色苍白、心动过速、心音低钝、心律不齐,心电图显示 ST 段下移和 T 波低平、倒置。心力衰竭表现为呼吸突然加快,高于 60 次/分,极度烦躁不安,明显发绀,面色发灰,心率增快,高于 180 次/分,心音低钝有奔马率,颈静脉怒张,肝脏迅速增大,尿少或无尿,颜面或下肢水肿等。

(2)神经系统:表现为烦躁或嗜睡,脑水肿时出现意识障碍、反复惊厥、前囟膨隆、脑膜刺激征等。

(3)消化系统:常有纳差、腹胀、呕吐、腹泻等,重症可伴中毒性肠麻痹和消化道出血,表现为严重腹胀、肠鸣音消失、便血等。

若延误诊断或病原体致病力强,可引起脓胸、脓气胸、肺大泡等并发症,多表现为体温持续不退,或退而复升,中毒症状或呼吸困难突然加重。

(二)几种不同病原体所致肺炎的特点

1.呼吸道合胞病毒性肺炎

本病由呼吸道合胞病毒感染所致,多见于 2 岁以内婴幼儿,尤以 2～6 个月婴儿多见。常于上呼吸道感染后2～3天出现干咳,低、中度发热,喘憋为突出表现,2～3 天后病情逐渐加重,出现呼吸困难和缺氧症状。肺部听诊可闻及多量哮鸣音、呼气性喘鸣,肺基底部可闻及细湿啰音。喘憋严重时可合并心力衰竭、呼吸衰竭。临床上有以下两种类型。

(1)毛细支气管炎:有上述临床表现,但中毒症状不严重,当毛细支气管接近完全阻塞时,呼吸音可明显减低,胸部 X 线常显示不同程度的梗阻性肺气肿和支气管周围炎,有时可见小点片状阴影或肺不张。

(2)间质性肺炎:全身中毒症状较重,呼吸困难明显,肺部体征出现较早,胸部 X 线呈线条状或单条状阴影增深,或互相交叉成网状阴影,多伴有小点状致密阴影。

2.腺病毒性肺炎

本病为腺病毒引起,在我国以 3、7 两型为主,11、12 型次之。本病多见于 6 个月～2 岁的婴幼儿。起病急骤,呈稽留高热,全身中毒症状明显,咳嗽较剧,可出现喘憋、呼吸困难、发绀等。肺部体征出现较晚,常在发热 4～5 日后出现湿啰音,以后病变融合而呈现肺实变体征。少数患儿可并发渗出性胸膜炎。胸部X线改变的出现较肺部体征为早,可见大小不等的片状阴影或融合成大病灶,并多见肺气肿,病灶吸收较缓慢,需数周至数月。

3.葡萄球菌肺炎

本病包括金黄色葡萄球菌及白色葡萄球菌所致的肺炎,多见于新生儿及婴幼儿。临床起病急、病情重,进展迅速,多呈弛张高热,婴儿可呈稽留热。中毒症状明显,有面色苍白、咳嗽、呻吟、呼吸困难等症状,皮肤常见一过性猩红热样或荨麻疹样皮疹,有时可找到化脓灶,如疖肿等。肺部体征出现较早,双肺可闻及中、细湿啰音,易并发脓胸、脓气胸等,可合并循环、神经及胃肠功能障碍。胸部 X 线常见浸润阴影,易变性是其特征。

4.流感嗜血杆菌肺炎

本病由流感嗜血杆菌引起。近年来,由于广泛使用广谱抗生素和免疫抑制剂,加上院内感染等因素,流感嗜血杆菌感染有上升趋势,多见于 4 岁以下的小儿,常并发于流感病毒或葡萄球菌感染者。临床起病较缓,病情较重,全身中毒症状明显,有发热、痉挛性咳嗽、呼吸困难、鼻翼扇

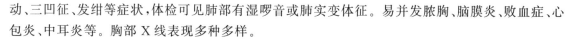

动、三凹征、发绀等症状,体检可见肺部有湿啰音或肺实变体征。易并发脓胸、脑膜炎、败血症、心包炎、中耳炎等。胸部 X 线表现多种多样。

5.肺炎支原体肺炎

肺炎支原体肺炎由肺炎支原体引起,多见于年长儿,婴幼儿发病率也较高。该病以刺激性咳嗽为突出表现,有的酷似百日咳样咳嗽,咳出黏稠痰,甚至带血丝,常有发热,热程 1～3 周。年长儿可伴有咽痛、胸闷、胸痛等症状,肺部体征不明显,常仅有呼吸音粗糙,少数闻及干、湿啰音。婴幼儿起病急,呼吸困难、喘憋和双肺哮鸣音较突出。部分患儿出现全身多系统的临床表现,如心肌炎、心包炎、溶血性贫血、脑膜炎等。胸部 X 线检查可见四种改变:①肺门阴影增浓;②支气管肺炎改变;③间质性肺炎改变;④均一的实变影。

6.衣原体肺炎

沙眼衣原体肺炎多见于 6 个月以下的婴儿,于产时或产后感染,起病缓,先有鼻塞、流涕,后出现气促、频繁咳嗽,有的酷似百日咳样阵咳,但无回声,偶有呼吸暂停或呼气喘鸣,一般无发热。可同时患有结膜炎或有结膜炎病史。胸部 X 线呈弥漫性间质性改变和过度充气。衣原体肺炎多见于 5 岁以上小儿,发病隐匿,体温不高,咳嗽逐渐加重,两肺可闻及干、湿啰音。X 线显示单侧肺下叶浸润,少数呈广泛单侧或双侧浸润。

三、治疗要点

采取综合措施,积极控制感染,改善肺的通气功能,防止并发症。

(一)控制感染

根据不同病原体选用敏感抗生素积极控制感染,使用原则为:早期、联合、足量、足疗程,重症宜静脉给药。

世界卫生组织(WHO)推荐的四种一线抗生素:复方磺胺甲基异恶唑、青霉素、氨苄西林、阿莫西林。其中青霉素为首选药,复方磺胺甲基异恶唑不能用于新生儿。怀疑有金葡菌肺炎者,推荐用氨苄西林、氯霉素、苯唑青霉素、邻氯青霉素和庆大霉素。我国推荐轻症肺炎患者使用头孢氨苄(先锋霉素Ⅳ)。大环内酯类抗生素,如红霉素、交沙霉素、罗红霉素、阿奇霉素等,对支原体肺炎、衣原体肺炎等均有效。除阿奇霉素外,用药时间应持续至体温正常后 5～7 天,临床症状基本消失后 3 天。支原体肺炎至少用药 2～3 周。应用阿奇霉素为 3～5 天一疗程,根据病情可再重复一疗程,以免复发。葡萄球菌肺炎比较顽固,疗程宜长,一般于体温正常后继续用药 2 周,总疗程 6 周。

病毒感染尚无特效药物,可用利巴韦林、干扰素、聚肌胞、乳清液等,中药也有一定疗效。

(二)对症治疗

止咳,止喘,保持呼吸道通畅;纠正低氧血症,水、电解质与酸碱平衡紊乱。对于中毒性肠麻痹者,应禁食、胃肠减压,皮下注射新斯的明。对有心力衰竭、感染性休克、脑水肿、呼吸衰竭者,采取相应的治疗措施。

(三)肾上腺皮质激素的应用

若中毒症状明显,或严重喘憋,或伴有脑水肿、中毒性脑病、感染性休克、呼吸衰竭等症状,以及胸膜有渗出者,可应用肾上腺皮质激素,常用地塞米松,每天 2～3 次,每次 2～5 mg,疗程 3～5 日。

(四)防治并发症

对并发脓胸、脓气胸者,及时抽脓、抽气;对年龄小,中毒症状明显,脓液黏稠、经反复穿刺抽脓不畅,以及有张力气胸者进行胸腔闭式引流。

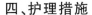

四、护理措施

（一）改善呼吸功能

（1）保持病室环境舒适,空气流通,温湿度适宜,尽量使患儿安静,以减少氧的消耗。不同病原体肺炎患儿应分室居住,以防交叉感染。

（2）置患儿于有利于肺扩张的体位,并经常更换体位,或抱起患儿,以减少肺部淤血和防止肺不张。

（3）给氧。凡有低氧血症,有呼吸困难、喘憋、口唇发绀、面色灰白等情况,立即给氧。婴幼儿可用面罩法给氧,年长儿可用鼻导管法给氧。若出现呼吸衰竭,则使用人工呼吸器。

（4）正确留取标本,以指导临床用药;遵医嘱使用抗生素治疗,以消除肺部炎症,促进气体交换;注意观察治疗效果。

（二）保持呼吸道通畅

（1）及时清除患儿口鼻分泌物,经常协助患儿转换体位,同时轻拍背部,边拍边鼓励患儿咳嗽,以促使肺泡及呼吸道的分泌物借助重力和震动排出。病情许可的情况下可进行体位引流。

（2）给予超声雾化吸入,以稀释痰液,使之易于咳出,必要时予以吸痰。

（3）遵医嘱给予祛痰剂如复方甘草合剂等。对严重喘憋者,遵医嘱给予支气管解痉剂。

（4）给予易消化、营养丰富的流质、半流质饮食,少食多餐,避免过饱影响呼吸。哺喂时应耐心,防止呛咳引起窒息。重症不能进食者,给予静脉营养。保证液体的摄入量,以湿润呼吸道黏膜,防止分泌物干结,利于痰液排出,同时可以防止发热导致脱水。

（三）加强体温监测

观察体温变化并警惕高热惊厥的发生。对高热者给予降温措施。保持口腔及皮肤清洁。

（四）密切观察病情

（1）如患儿出现烦躁不安、面色苍白、气喘加剧、心率加速（＞160 次/分）、肝脏在短时间内急剧增大等心力衰竭的表现,及时报告医师,给予氧气吸入并减慢输液速度,遵医嘱给予强心、利尿药物,以增强心肌收缩力,减慢心率,增加心搏出量,减轻体内水钠潴留,从而减轻心脏负荷。

（2）若患儿出现烦躁或嗜睡、惊厥、昏迷、呼吸不规则等症状,提示颅内压增高,立即报告医师并共同抢救。

（3）患儿腹胀明显伴低钾血症时,及时补钾。若有中毒性肠麻痹,应禁食,予以胃肠减压,遵医嘱皮下注射新斯的明,以促进肠蠕动,消除腹胀,缓解呼吸困难。

（4）如患儿病情突然加重,出现剧烈咳嗽、烦躁不安、呼吸困难、胸痛、面色发绀、患侧呼吸运动受限等,提示并发脓胸或脓气胸,应及时配合进行胸穿或胸腔闭式引流。

（五）健康教育

向患儿家长讲解疾病的有关知识和护理要点,指导家长合理喂养,加强体格锻炼,以改善小儿呼吸功能。对易患呼吸道感染的患儿,在寒冷季节或气候骤变外出时,应注意保暖,避免着凉。应定期健康检查,按时预防接种。对年长儿说明住院和注射等对疾病痊愈的重要性,鼓励患儿克服暂时的痛苦,与医护人员合作。教育患儿咳嗽时用手帕或纸捂嘴,不随地吐痰,防止病原菌污染空气而传染给他人。

（刘艳芹）

第四节　小儿支气管哮喘

一、定义

支气管哮喘简称哮喘,是一种嗜酸性粒细胞、肥大细胞和 T 淋巴细胞等多种细胞参与的气道变应原性慢性炎症性疾病,具有气道高反应性。

二、疾病相关知识

(一)流行病学

该病患儿以 1～6 岁较多,大多数在 3 岁以内起病。在青春期前,男孩哮喘的患病率是女孩的 1.5～3 倍,青春期时,此种差别消失。

(二)临床表现

反复发作性喘息、呼吸困难、胸闷或咳嗽等症状。

(三)治疗

去除病因,控制发作,预防复发。坚持长期、持续、规范、个体化的治疗原则。

(四)康复

经对症治疗,症状消失,维持正常呼吸功能。

(五)预后

该病预后较好,病死率为 0.02‰～0.04‰,70％～80％的患儿年长后症状不再复发,但可能存在不同程度的气道炎症和高反应性,30％～60％的患儿可完全治愈。

三、专科评估与观察要点

(1)刺激性干咳、哮鸣音、吸气性呼吸困难等症状。

(2)观察患儿精神状态,有无烦躁不安等症状发生。

(3)呼吸道黏膜、口腔黏膜是否干燥,评估是否有痰液黏稠不易咳出、皮肤弹性下降、尿量少于正常量等情况发生。

四、护理问题

(一)低效性呼吸形态

低效性呼吸形态与支气管痉挛、气道阻力增加有关。

(二)清理呼吸道无效

清理呼吸道无效与呼吸道分泌物黏稠、无力排痰有关。

(三)活动无耐力

活动无耐力与缺氧和过度使用辅助呼吸机有关。

(四)潜在并发症

呼吸衰竭。

（五）焦虑

焦虑与哮喘反复发作有关。

五、护理措施

（一）常规护理

1.环境

保持病室空气清新,温湿度适宜。做好呼吸道隔离,避免有害气体及强光的刺激。

2.患儿

（1）保持患儿安静,给予坐位或半卧位,以利于保持呼吸道通畅。

（2）保证患儿摄入足够的水分,以降低分泌物的黏稠度,防止形成痰栓。

（3）遵医嘱给予氧气吸入,注意吸氧浓度和时间,根据病情,定时进行血气分析,及时调整氧流量,保持肺泡氧分压（PaO_2）在 $70 \sim 90$ mmHg。

（4）给予雾化吸入、胸部叩击或震荡,以利于分泌物的排出;鼓励患儿做有效的咳嗽,对痰液黏稠、无力咳出者应及时吸痰。

（5）密切观察病情变化,及时监测生命体征,注意呼吸困难的表现。记录哮喘发作的时间,注意诱因及避免接触过敏原。

（二）专科护理

（1）哮喘发作时应密切观察病情变化,给患儿以坐位或半卧位,背后给予衬垫,使患儿感到舒适,正确使用定量气雾剂或静脉输入止喘药物,记录哮喘发作及持续时间。

（2）哮喘持续状态时应及时给予氧气吸入,监测生命体征,及时准确给药,并备好气管插管及呼吸机,随时准备抢救。

六、健康指导

（1）指导患者进行呼吸运动,以加强呼吸肌的功能。

（2）指导患儿及家长认识哮喘发作的诱因,室内禁止放置花草或毛毯等,避免接触过敏原。

（3）给予患儿营养丰富、易消化、低盐、高维生素、清淡无刺激性的食物。避免食用易过敏、刺激性食物,以免诱发哮喘发作。

（4）哮喘发作时应绝对卧床休息,保持患儿安静和舒适,指导家长给予合适的体位。缓解期逐渐增加活动量。

（5）教会家长正确认识哮喘发作的先兆,确认患儿对治疗的依从性,指导患儿及家长正确使用药物和设备,如喷雾剂、峰流速仪、吸入器,及早用药控制、减轻哮喘症状。指导家长帮助患儿进行缓解期的功能锻炼,多进行户外活动及晒太阳,增强御寒能力,预防呼吸道感染。

（6）建立随访计划,坚持门诊随访。

七、护理结局评价

（1）患儿气道通畅,通气量有改善。

（2）患儿舒适感增强,能得到适宜的休息。

（3）患儿能保持平静状态,焦虑得到改善,无并发症的发生。

八、急危重症观察与处理

哮喘持续状态：①表现：哮喘发作严重，有明显的呼吸困难及吸气三凹征，伴有心功能不全和低氧血症。②处理：应注意严密监测呼吸、心率变化，并注意观察神志状态；遵医嘱立即建立静脉通路，及时准确给药；随时准备行气管插管和机械通气。

（王丹丹）

第五节　小儿麻疹

一、概述

麻疹是由麻疹病毒引起的一种高度传染性、急性出疹性的呼吸道传染病，临床上以发热、结膜炎、上呼吸道炎、麻疹黏膜斑及全身斑丘疹为主要表现。麻疹传染性极强，全球每年有数百万人发病，病死儿童达140万人之多。接种麻疹减毒活疫苗可预防其流行。该病已被国际消灭疾病特别工作组列为全球性可能消灭的8种传染病之一。

麻疹病毒侵入上呼吸道、眼结膜上皮细胞和附近的淋巴结，在其内繁殖并侵入血流，引起第一次病毒血症，被单核-吞噬细胞系统吞噬后送到全身淋巴组织、肝、脾等器官，并在其内大量繁殖后再次侵入血流，引起第二次病毒血症，从而出现广泛的病变。病毒血症持续到出疹后第2日，以后渐愈。麻疹的病理特征是受病毒感染的细胞增大并融合成多核巨细胞。其细胞大小不一，内含数十至百余个核，核内外有病毒集落（嗜酸性包涵体）。患者是唯一的传染源，从发病前2日至出疹后5日具有传染性，如合并肺炎，传染性可延长至出疹后10天。病毒借飞沫直接传播，少见间接传播。任何季节均可发病，以冬、春季多见。该病传染性极强，人群普遍易感，易感者接触后，有90%的发病概率，但病后能获持久免疫。由于母体抗体能经胎盘传给胎儿，因而麻疹多见于6个月以上的小儿，6个月至5岁小儿发病率最高。自普遍接种麻疹疫苗以来，该病发病的周期性消失，发病年龄后移，青少年及成人发病率相对增加，患麻疹的育龄妇女增多，导致先天性麻疹和新生儿麻疹发病率增加。

二、护理评估

（一）临床症状评估与观察

1.询问患儿病史及起病原因

评估发病情况，如有无卡他症状和皮疹，是否接种过麻疹疫苗，有无麻疹患者接触史，以往有无麻疹发病史或其他急、慢性疾病史，近期有无服用易发皮疹的药物。

2.评估症状、体征

潜伏期6～18天，接受过免疫者可延长至3～4周，病程分三期。

（1）前驱期：一般3～4天，有发热、上呼吸道炎和麻疹黏膜斑。此期患儿体温逐渐增高，达39～40 ℃，伴头痛、咳嗽、喷嚏、流泪、眼睑水肿、结膜充血、畏光并流泪（或为浆液脓性分泌物）、咽部充血。此期眼部症状尤为突出，并可于上睑边缘见到一条明显充血红线（Stimson线），对诊断麻疹极有帮助。另外,在下磨牙相对应的颊黏膜上,可出现直径为 0.5～1 mm 的灰白色小点。

(2)出疹期:一般 3～5 天。当呼吸道症状及体温达高峰时,患儿开始出现皮疹。皮疹初见于耳后、发际,2～3 天渐延及面、颈、躯干、四肢、手心及足底。始为淡红色的斑丘疹,压之褪色,直径为 2～4 mm,散在分布,皮疹痒,疹间皮肤正常。病情严重时皮疹常融合,呈浅红色,皮肤水肿,面部水肿变形。此期全身中毒症状加剧,可因高热引起谵妄、嗜睡,可发生腹痛、腹泻和呕吐,并伴有全身淋巴结及肝、脾肿大,同时咳嗽也加剧,肺部可闻湿啰音,X 线检查见肺纹理增多。

(3)恢复期:一般 3～5 天。皮疹按出疹顺序消退,同时有米糠样脱屑及褐色色素沉着,经 1～2 周消退。此期体温下降,全身情况好转。

少数患者病程呈非典型经过。体内尚有一定免疫力者呈轻型麻疹,症状轻,常无黏膜斑,皮疹稀而色淡,疹退后无脱屑和色素沉着,无并发症。此种情况多见于潜伏期内接受过丙种球蛋白或成人血注射的患儿。体弱、有严重继发感染者多患重症麻疹,持续高热,中毒症状重,皮疹密集融合,常有并发症或皮疹骤退、四肢冰冷、血压下降等循环衰竭表现。此外,注射过减毒活疫苗的患儿还可出现无典型黏膜斑和皮疹的无疹型麻疹。

在麻疹病程中患儿可并发肺炎、中耳炎、喉炎、气管及支气管炎、脑炎、营养不良和维生素 A 缺乏等,并可使原有的结核病恶化。麻疹病毒引起的间质性肺炎常在出疹及体温下降后消退。而继发细菌和感染性肺炎时,肺炎症状加剧,常易并发脓胸、脓气胸。在并发喉炎、气管及支气管炎时,可发生呼吸道阻塞。

3.评估心理、社会因素

典型患者经治疗很快恢复,但应注意评估家长对麻疹护理知识的了解程度。重症病例应注意评估家长有无焦虑、家庭的护理能力等。

(二)辅助检查评估

1.血常规检查

白细胞计数减少,淋巴细胞计数相对增多。中性粒细胞计数增加,提示继发感染。

2.病毒免疫学检查

应用免疫荧光染色法,在脱落的细胞中可见麻疹病毒,有早期诊断价值。用酶联免疫吸附试验检测血清中特异性免疫球蛋白 M(IgM)和免疫球蛋白 G(IgG)抗体,在出疹后 3～4 天,特异性 IgM 阳性率达 97%。

3.其他检查

心电图、脑电图、胸部 X 线片检查。

三、护理问题

(一)体温过高

体温过高与病毒血症、继发感染有关。

(二)皮肤完整性受损

皮肤完整性受损与麻疹病毒感染有关。

(三)营养失调,低于机体需要量

营养失调与消化吸收功能下降、高热消耗增多有关。

(四)有感染的危险

感染与免疫功能下降有关。

（五）潜在并发症

1.肺炎

肺炎与免疫抑制、继发细菌感染有关。

2.喉炎

喉炎与麻疹病毒感染和继发细菌感染有关。

3.脑炎

脑炎与麻疹病毒感染波及脑组织有关。

四、护理措施

1.维持正常体温

绝对卧床休息至皮疹消退、体温正常为止。室内宜空气新鲜,每天通风两次(避免患儿直接吹风,以防受凉),保持室温为 $18\sim22$ ℃,湿度为 $50\%\sim60\%$ 。衣被穿盖适宜,忌捂汗,出汗后及时擦干并更换衣被。监测体温,观察热型。高热时可予物理降温,如减少被盖、温水擦浴等,慎用退热剂,忌用醇浴、冷敷,以免影响透疹,导致并发症。

2.保持皮肤黏膜的完整性

(1)加强皮肤的护理。保持床单整洁、干燥和皮肤清洁,在保温的前提下,每天用温水擦浴更衣一次(忌用肥皂),注意腹泻患儿臀部清洁,勤剪指甲,防抓伤皮肤继发感染。及时评估透疹情况,如透疹不畅,可用鲜芫荽煎水服用并抹身,以促进血循环,使皮疹出齐、出透,平稳度过出疹期。

(2)加强五官的护理。室内光线宜柔和,常用生理盐水清洗双眼,再滴入抗生素滴眼液或眼膏(动作应轻柔,防眼损伤),可加服维生素 A 预防眼干燥症。防止呕吐物或泪水流入外耳道,发生中耳炎。及时清除鼻痂,翻身拍背助痰排出,保持呼吸道通畅。加强口腔护理,多饮白开水,可用生理盐水或复方硼砂溶液含漱。

3.保证营养的供给

发热期间给予清淡易消化的流质饮食,如牛奶、豆浆、蒸蛋等,常更换食物品种,少量多餐,以增加食欲利于消化。多喂开水及热汤,利于排毒、退热、透疹。恢复期间应添加高蛋白、高维生素的食物。指导家长做好饮食护理,无需忌口。

4.注意病情的观察

麻疹并发症多且重,为及早发现,应密切观察病情。出疹期如透疹不畅、疹色暗紫、持续发热、咳嗽加剧、鼻扇喘憋、发绀,为并发肺炎的表现,重症肺炎可致心力衰竭。患儿出现频咳、声嘶,甚至哮吼样咳嗽、吸气性呼吸困难、三凹征,为并发喉炎的表现。患儿出现嗜睡、惊厥、昏迷,为脑炎的表现。

5.预防感染的传播

麻疹是可以预防的,为控制其流行,应加强社区人群的健康宣教。

(1)管理好传染病。对患儿宜采取呼吸道隔离至出疹后 5 天,有并发症者延至出疹后 10 天。与麻疹患者接触的易感儿隔离观察 21 天。

(2)切断传播途径。病室要注意通风换气,进行空气消毒,患儿衣被及玩具需曝晒 2 小时,减少不必要的探视,预防继发感染。因麻疹可通过中间媒介传播,如被患者分泌物污染的玩具、书本、衣物,经接触可导致感染,所以医务人员接触患儿后,必须在日光下或流动空气中停留 30 分钟以上,才能再接触其他患儿或健康易感者。流行期间不带易感儿童去公共场所,托幼机构暂不接纳新生。

(3)保护易感儿童。为提高易感者免疫力,对 8 个月以上未患过麻疹的小儿可接种麻疹疫苗。接种后12天,血中出现抗体,1 个月后抗体浓度达高峰,故易感儿接触患者后的 2 天内接种有预防效果。对年幼、体弱的易感儿,肌内注射人血丙种球蛋白或胎盘球蛋白,接触后 5 天内注射可免于发病,6 天后注射可减轻症状,有效免疫期为 3～8 周。由于麻疹疫苗免疫接种后阳转率不是 100%,且随时间延长,免疫效果可变弱,故美国免疫咨询委员会于 1989 年提出:4～6 岁儿童进幼儿园和小学时,应第二次接种麻疹疫苗;进入大学的年轻人要再次进行麻疹免疫。急性结核感染者如需注射麻疹疫苗,应同时进行抗结核治疗。

(王丹丹)

第六节　小儿传染性单核细胞增多症

传染性单核细胞增多症是由人类疱疹病毒第四型(EB 病毒)所引起的淋巴细胞增生性急性自限性疾病。其主要临床特征为发热,咽痛,肝脾淋巴结肿大,外周血中淋巴细胞显著增多,并出现异常淋巴细胞,嗜异性凝集试验呈阳性,血清中可检出抗 EB 病毒抗体。

一、护理评估

(一)病因病史
是否感染 EB 病毒或有与此类患者的接触史。

(二)症状体征
不规则发热、淋巴结肿大、咽喉部充血、皮疹。

(三)相关检查
血常规、血生化、病原学检查。

(四)心理状态
患者对疾病的认知程度,有无焦虑情绪。

二、护理措施

(一)隔离
呼吸道隔离,本病经口、鼻密切接触为主要传播途径,也可经飞沫及输血传播。

(二)休息
发病初期应卧床休息2～3周。

(三)饮食
给予清淡、易消化、高蛋白、高维生素流食或半流食,少食干硬、酸性、辛辣食物,保证供给充足的水分,少儿每天的饮水量为 1 000～1 500 mL,成人每天的饮水量为 1 500～2 000 mL。

(四)观察要点
(1)密切观察患者的面色、神志、脉搏、呼吸、血压等生命体征情况。

（2）注意观察患者体温变化及伴随的症状,体温超过 38.5 ℃时,应给予物理和药物降温。

（五）对症护理

1.发热护理

发热患者多饮水,体温过高者遵医嘱给予降温措施。

2.口腔护理

加强口腔护理,保持口腔清洁。

3.皮肤护理

注意保持皮肤清洁,每天用温水清洗皮肤,及时更换衣服,衣服应质地柔软、清洁干燥,避免刺激皮肤。保持手的清洁更重要,应剪短指甲,切勿搔抓皮肤,防止皮肤破溃感染。

4.肝脾护理

肝大、转氨酶高时可口服维生素 C 及其他保肝药物以保护肝脏。脾大时应避免剧烈运动（特别是在发病的第二周）,以免发生外伤引起脾破裂。

5.淋巴结肿大患者的护理

淋巴结肿大的患者要注意定期复查血象,因淋巴结肿大消退比较慢,可达数月之久。

（六）心理护理

向患者及家属讲解疾病相关知识、治疗与转归,获取治疗护理配合,减少焦虑情绪。

三、健康指导

1.患者

对患者进行安慰、解释,取得其信任,鼓励其配合治疗。

2.患者家属

对家属说明病情预后情况及护理措施,叮嘱其指导患儿遵医嘱服药并定期复查。

（王丹丹）

第七节　小儿流行性乙型脑炎

一、疾病概述

流行性乙型脑炎简称乙脑,是由乙脑病毒引起的、以脑实质炎症为主要病变的中枢神经系统急性传染病,为病毒性脑炎中病情最重且预后较差的一种脑炎,病死率高,后遗症多。该病临床上以高热、意识障碍、抽搐、脑膜刺激征及病理反射为特征。自乙脑疫苗投入使用以来,该病发病率明显降低。

（一）病因及危险因素

乙脑的病原体为乙脑病毒,是嗜神经的病毒,对常用消毒剂敏感,但耐低温和干燥。病毒的抗原性较稳定,人与动物感染后可产生补体结合抗体、中和抗体及血凝抑制抗体,这些特异性抗体的检测有助于临床诊断和流行病学调查。

(二)流行病学特点

1.传染源

乙脑是动物源性传染病,人畜都可患病,成为传染源。猪、马、狗等的感染率高,血中病毒含量多,传染性强,特别是猪(幼猪),是主要传染源。人感染病毒后病毒血症期短,为5天,血中病毒含量少,所以人不是主要传染源。

2.传播途径

蚊子不仅是乙脑的主要传播媒介,且是病毒的长期储存宿主。国内传播乙脑病毒的蚊种有库蚊、伊蚊和按蚊,三带喙库蚊是主要传播媒介。在机体免疫力低下时,被带病毒的蚊虫叮咬后,病毒会侵入中枢神经系统,引起发病。

该病感染后可获得持久免疫力。乙脑患儿多为10岁以下儿童。

3.流行特征

乙脑的发生有明显的地区性和季节性,主要分布于亚洲,我国除东北北部、青海、新疆、西藏外,均有流行。热带地区全年均可发病,呈高度散发性。

(三)临床表现

该病病程一般分为5期。

1.潜伏期

潜伏期多为4～21天。

2.前驱期

前驱期一般为1～3日,相当于病毒血症期,起病急,主要表现为发热和神志改变。体温在1～2天内升高至39～40 ℃,伴头痛、恶心和呕吐,多有精神倦怠或嗜睡,部分伴颈项强直、惊厥甚至昏迷,检查可见病理反射阳性,婴儿有前囟饱满。

3.极期

极期持续7天左右,病情突然加重,主要表现如下。

(1)高热:体温高达40 ℃以上,持续7～10天。体温越高,热程越长,病情越重。

(2)意识障碍:为本病主要表现,患儿迅速转入半昏迷或昏迷。昏迷越深,持续时间越长,病情越重,预后越差。

(3)抽搐或惊厥:为病情严重的表现,患儿四肢或全身出现反复、频繁的强直性抽搐,历时数分钟至数十分钟不等,均伴有意识障碍。频繁抽搐可致发绀及呼吸暂停,加重脑缺氧及脑水肿而使病情加重。

(4)呼吸衰竭:为本病致死的主要原因,多为中枢性呼吸衰竭,表现为呼吸节律不规则、呼吸暂停,抽泣样或叹息样呼吸,双吸气,下颌呼吸等,严重者发生脑疝,两侧瞳孔大小不一或散大,呼吸突然停止而死亡。

(5)其他:颅内压增高表现为剧烈头痛、喷射性呕吐、血压升高、脉搏减慢、婴儿前囟隆起、脑膜刺激征阳性。其他神经系统表现为大小便失禁、尿潴留、浅反射消失、深反射先亢进后消失、病理反射征阳性。

4.恢复期

大多数患儿病情不再加重而进入恢复期,抽搐减轻至停止,神志渐恢复,病理反射消失,多于2周左右完全恢复,少数重症可有神志不清、吞咽困难、失语、失明、耳聋、痴呆、肢体瘫痪等,经积极治疗后,多能在半年内恢复。

5.后遗症期

病后 6 个月仍有神经系统症状、体征或精神异常,应视为后遗症,主要有智力障碍、多动、癫痫发作(可持续终生)等。

根据乙脑极期的主要表现又分轻型、普通型、重型、极重型,其特点见表 4-1。

表 4-1 临床分型

症状	轻型	普通型	重型	极重型
体温/℃	38～39	39～40	40～41	>41
神志	清楚或嗜睡	嗜睡或浅昏迷	昏迷	深昏迷
抽搐	无	偶有	反复	频繁
呼吸衰竭	无	无	可有	常有
脑疝	无	无	可有	常有
后遗症	无	无	部分有	大部分有
病程/天	5～7	7～10	10～14	>14

二、治疗概述

患者应住院治疗,病室应有防蚊、降温设备,应密切观察病情,细心护理,防止并发症和后遗症,对提高疗效具有重要意义。

(一)一般治疗

注意饮食和营养,供应足够水分,高热、昏迷、惊厥患儿易失水,故宜补足量液体,但输液不宜多,以防脑水肿,加重病情。对昏迷患儿宜采用鼻饲。

(二)对症治疗

在对高热患儿的处理中,应争取将室温降至 30 ℃以下,可采用物理降温或药物降温,使体温(肛温)保持在 38～39 ℃。避免用过量的退热药,以免因大量出汗而引起虚脱。

(三)肾上腺皮质激素及其他治疗

肾上腺皮质激素有抗炎、退热、降低毛细血管通透性、保护血脑屏障、减轻脑水肿、抑制免疫复合物的形成、保护细胞溶酶体膜等作用,可对重症和早期确诊的患者应用。过早停药症状可有反复,如使用时间过长,则易产生并发症。

在疾病早期可应用广谱抗病毒药物,退热明显,有较好疗效。

(四)后遗症和康复治疗

康复治疗的重点在于智力、吞咽、语言和肢体功能等的锻炼,可采用理疗、体疗、中药、针灸、按摩、推拿等治疗,以促进恢复。

三、护理评估、诊断和措施

(一)发热

发热与感染有关。

(1)护理诊断:体温过高。

(2)护理措施:降低体温。

密切观察和记录患儿的体温,及时采取有效降温措施,将室温控制在 25 ℃以下。高热患儿头部放置冰帽、冰枕,颈部、腋下、腹股沟等大血管处放置冰袋或乙醇擦浴、冷盐水灌肠。亦可遵医嘱给予药物降温或采用亚冬眠疗法。降温过程中注意观察体温、脉搏、呼吸、血压,保持呼吸道通畅,及时吸痰、给氧。

（二）呼吸困难

呼吸困难与痰液黏稠、咳嗽无力有关。

(1)护理诊断:清理呼吸道无效。

(2)护理措施:保持呼吸道通畅。

鼓励并协助患儿翻身、拍背,以利分泌物排出。对于痰液黏稠者,给予超声雾化吸入,必要时吸痰。同时给氧,减轻脑损伤,并准备好气管插管、气管切开所需物品及人工呼吸器等,以便急用。

（三）抽搐

抽搐与疾病有关。

(1)护理诊断:惊厥发作。

(2)护理措施:控制惊厥。

及时发现烦躁不安、口角或指(趾)抽动、两眼凝视、肌张力增高等惊厥先兆。一旦出现惊厥或抽搐,应让患儿取仰卧位,头偏向一侧,松解其衣服和领口,清除其口鼻分泌物,用牙垫或开口器置于患儿上下臼齿之间,防止咬伤舌头,或用舌钳拉出舌头,以防止舌后坠阻塞呼吸道。并遵医嘱使用止惊药物,需注意此类药物对呼吸和咳嗽的抑制作用。

密切观察患儿病情,防治呼吸衰竭,记录体温、呼吸、脉搏、血压、意识、瞳孔等的变化。保持呼吸道通畅,备好急救药品及抢救器械。

（四）焦虑

焦虑与疾病预后有关。

(1)护理诊断:焦虑。

(2)护理措施:缓解家长及患儿的焦虑情绪,做好沟通解释及心理护理。

关心患儿,抚摸患儿的身体,对其听、视觉及皮肤感觉予以良性刺激,以减轻其恐惧感。

向家长介绍病情及主要处理措施,让其感受到医护人员为抢救患儿所付出的努力,并感受到知情权受到重视而增强其对医护人员的信任感,减轻自责和焦虑情绪。

（王丹丹）

第五章　耳鼻喉科疾病的护理

第一节　咽部炎症

一、急性咽炎

急性咽炎是咽黏膜、黏膜下组织及其淋巴组织的急性炎症,可为原发性,亦可继发于上呼吸道感染,多见于春、秋与冬季交替之际。

（一）病因

病毒或细菌感染引起,以柯萨奇病毒、腺病毒、副流感病毒或链球菌、葡萄球菌及肺炎链球菌多见。理化刺激,如高温、粉尘、烟雾、刺激性气体等也可导致本病。

（二）治疗原则

感染较重,全身症状较明显者,选用抗病毒药和抗生素等治疗,并给予对症支持处理。全身症状较轻者,可采用漱口液含漱或口服含片等局部治疗方法。另外,也可辅以中医药治疗。

（三）护理评估

1.健康史

（1）询问患者发病前有无感冒、劳累或烟酒过度。

（2）了解有无与上呼吸道感染患者的接触史。

（3）询问咽痛的时间和程度,有无发热、头痛、食欲缺乏和四肢酸痛等全身症状。

2.身体状况

起病较急,起初患者咽部有干燥、灼热、粗糙感,继有咽痛,吞咽时加重,疼痛可放射至耳部。全身症状一般较轻,但因年龄、免疫力以及病毒、细菌毒力不同而表现不一,严重者可有发热、头痛、食欲缺乏和四肢酸痛等症状。

3.辅助检查

（1）鼻咽镜检查:可观察口咽及鼻咽黏膜的急性炎症反应。

（2）血常规检查:可见白细胞总数和中性粒细胞数增多。

（3）咽部细菌培养以及血抗体测定:可明确病因。

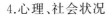

4.心理、社会状况

患者可能对该病危害性认识不足,不及时就医或治疗不彻底。因此,要注意评估患者对该病的认知程度。另外,应注意评估患者的职业和生活环境。

(四)护理措施

1.饮食护理

嘱患者注意休息,多饮水。以清淡易消化的流质或半流质饮食为宜,并注意补充维生素,保持大便通畅。

2.口腔护理

保持口腔清洁,遵医嘱给予含漱剂漱口、超声雾化吸入以及含片含服,以利局部清洁消炎。

3.病情观察

观察患者体温的变化以及局部疼痛、红肿情况,注意有无关节疼痛、水肿、蛋白尿等症状出现。体温升高者可给予物理降温。注意观察患者呼吸,必要时给予吸氧。对合并会厌炎,呼吸困难者,应做好气管切开术的准备,以防发生窒息。

4.用药护理

遵医嘱给予抗病毒药和抗生素等治疗,并观察药物疗效及可能出现的不良反应。

5.健康教育

(1)指导患者正确的含漱方法。用含漱液含漱时,头后仰,张口发"啊"音,使含漱液能清洁咽后壁,但应注意勿将药液吞下。

(2)注意锻炼身体,增强体质。

(3)防止与有害气体接触,季节交替时注意预防上呼吸道感染。

(4)发病期间,注意适当进行自我隔离,戴口罩,勤洗手,防止传播给他人。

(5)告诫患者抗生素疗程要足够,不宜过早停药,以免产生并发症。

二、慢性咽炎

慢性咽炎为咽部黏膜、黏膜下及淋巴组织的慢性炎症,常为上呼吸道慢性炎症的一部分,按病理可分为慢性单纯性咽炎和慢性肥厚性咽炎。

(一)病因

大多由急性咽炎反复发作转为慢性咽炎,其他与上呼吸道慢性炎症刺激和烟酒、粉尘、有害气体刺激以及全身性慢性疾病所致的身体抵抗力下降有关。

(二)治疗原则

以针对病因的治疗为主,如戒烟酒,治疗鼻炎、气管支气管炎等其他慢性疾病,辅以局部治疗,如单纯性咽炎用漱口液含漱,肥厚性咽炎可行冷冻或激光治疗。

(三)护理评估

1.健康史

(1)询问患者发病前是否有反复的急性咽炎发作及各种慢性疾病史,如牙病、鼻病、全身慢性疾病等。

(2)了解有无烟酒嗜好。

2.身体状况

一般无明显全身症状,咽部可有异物感、痒感、灼热感、干燥感或微痛感等。常在晨起出现刺激性干咳,严重时伴恶心,用嗓过度、受凉或疲劳时加重。

3.辅助检查

辅助检查以鼻咽镜检查为主。

4.心理、社会状况

若该病长期迁延不愈,容易造成患者心理上的压力,引起紧张、烦躁等情绪,应注意评估患者的心理状况。另外,注意评估患者的职业、工作环境和职业防护等。

(四)护理措施

1.心理护理

耐心向患者介绍疾病的发生、发展及转归过程,帮助患者树立信心,坚持治疗,减轻其烦躁、焦虑心理,促进康复。

2.口腔护理

坚持局部用药,保持口腔清洁,遵医嘱给予含漱剂漱口、超声雾化吸入以及含片含服,以利局部清洁消炎。

3.用药护理

遵医嘱给予抗生素治疗,并注意观察药物的不良反应。

4.饮食护理

进食清淡且富含蛋白质、维生素的饮食,以补充营养。多饮水,适当休息。

5.健康教育

(1)积极治疗全身及邻近组织的慢性炎症,戒烟酒,少食辛辣、油煎等刺激性食物。

(2)改善生活环境,保持室内空气清新,注意职业防护,避免接触有害气体。

(3)坚持户外锻炼,以增强体质,提高抗病能力。

三、急性扁桃体炎

急性扁桃体炎为腭扁桃体的急性非特异性炎症,伴有程度不等的咽黏膜和淋巴组织炎症。临床将急性腭扁桃体炎分为两类,即急性卡他性扁桃体炎和急性化脓性扁桃体炎,后者又包括急性滤泡性扁桃体炎和急性隐窝性扁桃体炎。

(一)病因

该病的主要致病菌为乙型溶血性链球菌。受凉、潮湿、过度劳累、烟酒过度等可诱发本病。

(二)治疗原则

首选青霉素治疗,局部可用口泰漱口液或0.02%的呋喃西林液漱口。反复发作或伴有并发症者,应在急性炎症消退后行扁桃体切除术。

(三)护理评估

1.健康史

(1)询问患者发病前是否有上呼吸道感染史,有无受凉、劳累、过度烟酒、有害气体刺激等。

(2)询问咽痛的时间及程度,有无发热、头痛、食欲下降等全身症状。

2.身体状况

急性化脓性扁桃体炎起病急,全身可有畏寒、高热、头痛、食欲下降等不适,小儿可因高热而并发抽搐、呕吐及昏睡。局部咽痛剧烈,吞咽困难,通常放射至耳部。可有下颌角淋巴结肿大,转头不便等症状。幼儿还可发生呼吸困难。急性卡他性扁桃体炎的全身及局部症状均较轻。

3.辅助检查

(1)咽部检查:可见腭扁桃体的急性炎症反应。

(2)触诊:下颌角淋巴结肿大。

(3)实验室检查:涂片多为链球菌,血液中白细胞明显增多。

4.心理、社会状况

注意评估患者年龄、职业、文化层次、对疾病的认知程度以及工作、居住环境。

(四)护理措施

1.咽部护理

可选用相应的含漱液,教会患者正确的使用方法,以保持咽部清洁。遵医嘱使用抗生素,注意观察疗效。

2.疼痛护理

评估局部红肿及疼痛程度。注意倾听患者主诉,给予心理护理,尽量分散患者注意力以缓解疼痛。局部可选用各种含片含服,以消炎止痛。疼痛较重者可根据医嘱使用镇痛药。

3.饮食护理

注意休息,鼓励进食高营养、易消化的软食或冷流质饮食,少量多餐,进食前后漱口,多饮水,注意评估患者的摄入状况,若状况较差,及时通知医师给予液体补充。

4.体温护理

观察患者体温变化,体温过高者给予物理降温,如用25%～30%的酒精擦浴、冰袋冷敷等,必要时遵医嘱予退热剂或静脉补液。

5.病情观察

注意观察患者有无一侧咽痛加剧、言语含糊、张口受限、一侧软腭及腭舌弓红肿膨隆、腭垂偏向对侧等扁桃体周围脓肿表现,还应注意尿液的变化,发现异常及时与医师联系,给予相应处理。

6.健康教育

(1)该病容易传染,应对患者行适当隔离措施。对频繁发作或有并发症的患者,建议在急性炎症消退2～3周后行扁桃体摘除手术。

(2)加强身体锻炼,提高机体抗病能力,避免过度劳累,预防感冒,保持大便通畅,减少急性扁桃体炎的诱发因素。

(3)戒除烟酒,少食辛辣刺激性食物,保持口腔卫生。

四、慢性扁桃体炎

慢性扁桃体炎是腭扁桃体的慢性炎症,多由急性扁桃体炎反复发作或扁桃体隐窝引流不畅演变而来。

(一)病因

链球菌和葡萄球菌为本病的主要致病菌。急性扁桃体炎反复发作可导致本病发生,也可继发于鼻腔鼻窦感染及猩红热、白喉、流感、麻疹等急性传染病。

(二)治疗原则

应用有效的抗生素,可结合免疫疗法或抗变应性措施,同时辅以局部涂药和体育锻炼。当出现以下情况时,可施行扁桃体切除术:①慢性扁桃体炎反复发作或多次并发扁桃体周围脓肿;②扁桃体过度肥大,影响吞咽、呼吸及发声功能;③慢性扁桃体炎已成为引起邻近器官或其他脏器病变的病灶。

（三）护理评估

1.健康史

(1)询问患者发病前是否有急性扁桃体炎、呼吸道炎症反复发作病史。

(2)了解是否有风湿热、急性肾炎等全身性疾病的表现。

2.身体状况

患者常有咽痛、感冒及急性扁桃体炎发作史，平时自觉症状少，可有咽内发干、发痒、异物感、刺激性咳嗽等轻微症状。若扁桃体隐窝内潴留干酪样腐败物或有大量厌氧菌感染，则出现口臭。小儿扁桃体过度肥大，可能出现呼吸不畅、睡时打鼾、吞咽或言语共鸣障碍等症状。有时可伴有全身反应，如消化不良、头痛、乏力、低热等。

3.辅助检查

(1)咽部检查：可见腭扁桃体慢性炎症表现。

(2)触诊：下颌角淋巴结肿大。

(3)实验室检查：检查尿液、抗链球菌溶血素"O"、血沉等，以观察有无并发症发生。

4.心理、社会状况

应注意评估患者及家属对疾病的认知程度和情绪，了解患者的年龄、饮食习惯、生活及工作环境，有无理化因素的刺激。

（四）护理措施

1.用药护理

指导患者按医嘱正确用药，注意观察药物的疗效和不良反应。

2.病情观察

注意观察有无发热、关节酸痛、尿液变化等，警惕风湿热、急性肾炎等并发症的发生。

3.术前护理

(1)安慰患者做好心理护理，向患者解释手术的目的及注意事项，以减轻患者紧张心理，争取患者的配合。主动关心患者，听取患者主诉，为患者创建舒适的休息环境，减轻患者的焦虑。

(2)协助医师进行必要的术前检查。询问患者有无急性炎症、造血系统疾病、凝血机制障碍及严重的全身性疾病等，有无手术禁忌证。妇女经期、妊娠期不宜进行手术。

(3)保持口腔清洁，术前三天开始用漱口液含漱，每天 4～6 次；如有病灶感染，术前应用抗生素治疗三天。

(4)术日晨禁食，遵医嘱术前用药。

4.术后护理

(1)防止术后出血。术后嘱患者注意休息，少说话，避免咳嗽。密切观察患者口中分泌物的色、质、量。全麻未醒者，注意有无频繁吞咽动作；全麻患者清醒后及局麻者取半卧位，嘱其轻轻吐出口腔分泌物，不要咽下。如有活动性出血，立即通知医师并协助止血。术后观察患者的生命体征、神志及面色的变化等，若出现神志淡漠、血压下降、出冷汗及面色苍白等休克早期症状时，应怀疑有大量出血症状，应通知医师紧急处理。

(2)疼痛护理：安慰患者切口疼痛为术后正常现象，教会患者减轻疼痛的有效方法，如听音乐、看电视等。也可行颈部冷敷，必要时遵医嘱给予止痛剂。

(3)饮食护理：局麻患者术后 2 小时、全麻患者术后 3 小时可进冷流质饮食，次日改为半流质饮食,两周内禁忌硬食及粗糙食物。患者因切口疼痛常进食较少,应加强宣教,鼓励其进食,并注意评估患者的摄入情况,必要时遵医嘱给予液体补充。

(4)预防术后感染。观察患者的体温变化情况,以发现早期感染征象。术后次日,开始给予漱口液漱口,并告知患者注意口腔卫生。向患者解释,术后次日创面会形成一层白膜,具有保护作用,勿触动之,以免出血和感染。遵医嘱应用抗生素控制及预防感染。

5.健康教育

(1)术后两周内避免进食硬的、粗糙的食物,应进营养丰富的清淡软食。

(2)进食前后漱口,保持口腔清洁。

(3)注意休息和适当的锻炼,劳逸结合,提高机体抵抗力。

(4)告知患者,有白膜从口中脱出属正常现象,不必惊慌。

(5)避免感冒咳嗽等。若出现体温升高、咽部疼痛、口中有血性分泌物吐出等症状时,应及时就诊。

(钟素妹)

第二节　喉　炎

一、急性喉炎

急性喉炎是喉黏膜的急性卡他性炎症,好发于冬、春季,是一种常见的急性呼吸道感染性疾病。

(一)病因

喉炎的病因主要为感染,常发生于感冒之后,先发生病毒入侵,再继发细菌感染。用声过度,吸入有害气体、粉尘,烟酒过度,受凉,疲劳也可诱发急性喉炎。

(二)治疗原则

全身应用抗生素和激素治疗;休息声带;超声雾化吸入治疗;结合中医治疗。

(三)护理评估

1.健康史

了解患者最近有无感冒史,有无用声过度、吸入有害气体、机体抵抗力下降等诱因。

2.身体状况

声嘶是急性喉炎的主要症状,患者可出现咳嗽、咳痰等症状但不严重,还会出现喉部不适或疼痛的症状,但不影响吞咽。喉镜下可见喉部黏膜呈弥漫性红肿。

3.辅助检查

行间接喉镜检查。

4.心理、社会状况

评估患者的年龄、性别、职业、工作环境、文化层次、生活习惯,评估患者的心理状态以及对疾病的认知程度。

（四）护理措施

1.心理护理

向患者解释引起声音嘶哑和疼痛的原因,治疗方法和预后,使患者理解并坚持治疗。

2.用药护理

根据医嘱指导患者及时用药或应用超声雾化吸入。

3.健康指导

(1)告知患者多饮水,避免刺激性饮食,禁烟酒,保持大便通畅。

(2)保持室内温、湿度适中。

(3)指导患者养成良好的生活习惯,均衡营养,劳逸结合,不熬夜,避免过度劳累。

(4)嘱患者尽量少说话或噤声,使声带休息。避免发声不当和过度用声等。

二、慢性喉炎

慢性喉炎指喉部黏膜慢性、非特异性炎症。

（一）病因

(1)继发于鼻、鼻窦、咽部感染,下呼吸道感染和脓性分泌物刺激。

(2)急性喉炎反复发作或迁延不愈。

(3)用声过度,发声不当。

(4)长期吸入有害气体,烟酒刺激。

(5)胃食管咽反流。

(6)全身性疾病,如糖尿病、心脏病、肝硬化等,使血管收缩功能紊乱,喉部长期处于充血状态,可继发本病。

（二）治疗原则

去除病因,积极治疗局部或全身疾病;避免过度用声,使用正确发声方法;避免在粉尘或有害气体环境中工作;局部用抗生素,雾化吸入糖皮质激素;中药治疗等。

（三）护理评估

1.健康史

(1)询问患者发病前是否有各种局部和全身慢性病史及长期接触有害气体等。

(2)了解喉部不适发生的时间。

2.身体状况

(1)声音嘶哑,喉部不适、有干燥感或痛感。

(2)间接喉镜可见喉黏膜弥漫性充血,有黏稠分泌物附着。

3.辅助检查

喉镜检查。

4.心理、社会状况

评估患者的年龄、性别、性格特点,对疾病的认知程度,生活、工作环境,有无烟酒嗜好等情况。

（四）护理措施

1.心理护理

耐心向患者介绍疾病的发生、发展以及转归过程,坚持治疗,放松心情,促进康复。

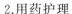

2.用药护理

根据医嘱给予抗生素和糖皮质激素治疗,并注意观察患者的用药效果。

3.健康指导

(1)积极治疗全身及鼻、咽、喉部的慢性疾病,合理用声,避免疲劳。

(2)改善生活和工作环境,避免接触有害气体。

(3)避免辛辣饮食,禁烟酒,进食营养丰富的食物,增强体质,提高免疫力。

（钟素妹）

第三节　鼻　炎

一、急性鼻炎

急性鼻炎是由病毒感染引起的鼻黏膜急性炎症性疾病,俗称"伤风"或"感冒"。

（一）病因

急性鼻炎的病因主要为病毒感染,继之合并细菌感染。最常见的是鼻病毒,其次是流感和副流感病毒、腺病毒等。病毒主要经飞沫传播,其次是通过被污染的物体或食物进入鼻腔或咽部而传播。病毒常于人体处在某种不利因素下时侵犯鼻黏膜。

1.全身因素

受凉、过劳、烟酒过度、维生素缺乏、内分泌失调或其他全身性慢性疾病等。

2.局部因素

鼻中隔偏曲、慢性鼻炎等鼻腔慢性疾病,邻近的感染灶,如慢性化脓性鼻窦炎、慢性扁桃体炎以及小儿腺样体肥大或腺样体炎等。

（二）治疗原则

急性鼻炎以支持和对症治疗为主,同时注意预防并发症。全身应用抗生素和抗病毒药物,局部使用血管收缩剂滴鼻。

（三）护理评估

1.健康史

(1)评估患者有无与感冒患者密切接触史。

(2)了解患者最近有无受凉、过劳、烟酒过度等诱因。

(3)了解患者有无全身慢性病或鼻咽部慢性疾病。

2.身体状况

(1)发病初期,鼻内有灼热感,伴发喷嚏,接着出现鼻塞、水样鼻涕、嗅觉减退及闭塞性鼻音等症状。

(2)继发细菌感染后,鼻涕变为黏液性、黏脓性,进而变为脓性。

(3)大多有全身不适、倦怠、发热(37～38 ℃)和头痛等。小儿全身症状较成人重,多有高热(39 ℃以上),甚至惊厥,常出现消化道症状,如呕吐、腹泻等。

(4)鼻腔检查可见鼻黏膜充血、肿胀,总鼻道或鼻底有较多分泌物。

3.辅助检查

实验室检查可见合并细菌感染者出现白细胞计数升高。

4.心理、社会评估

评估患者(家属)对疾病的认知程度、文化层次、卫生习惯、饮食习惯、有无不良嗜好、情绪反应等。

（四）护理措施

1.饮食护理

嘱患者多饮水,清淡饮食,疏通大便,注意休息。可用生姜、红糖、葱白煎水热服。

2.用药护理

指导患者正确使用解热镇痛药、抗生素和抗病毒药物。

3.滴鼻护理

指导患者正确滴鼻,改善不适,也可按摩迎香、鼻通穴,减轻鼻塞。告知患者血管收缩剂的连续使用不宜超过 7 天。

4.健康指导

（1）告知患者急性鼻炎易传染给他人,指导其咳嗽、打喷嚏时用纸巾遮住口鼻,急性炎症期间,食具与家人分开。室内经常通风换气,不与他人共用毛巾,不到人多的公共场合,与他人接触时尽量戴口罩等,防止传播给他人。

（2）嘱患者平时养成良好的生活习惯,注意保暖,不熬夜,不过度吸烟、饮酒,不挑食,保证营养均衡,适当锻炼身体,讲卫生,积极治疗局部和全身其他疾病,提高机体抵抗力。

（3）指导患者锻炼对寒冷的适应能力,提倡用冷水洗脸,冬季增加户外活动。

二、慢性鼻炎

慢性鼻炎是发生在鼻腔黏膜和黏膜下层的慢性炎症,可分为慢性单纯性鼻炎和慢性肥厚性鼻炎。

（一）病因

1.局部因素

（1）急性鼻炎反复发作或未获彻底治愈。

（2）鼻腔解剖变异及鼻窦慢性疾病。

（3）邻近感染病灶,如慢性扁桃体炎、腺样体肥大或腺样体炎。

（4）鼻腔用药不当或过久等。

2.职业及环境因素

长期或反复吸入粉尘(如水泥、石灰、煤尘、面粉等)或有害化学气体,生活或生产环境中温度和湿度的急剧变化等。

3.全身因素

全身因素包括全身慢性疾病,如贫血、糖尿病、风湿病、慢性便秘等,营养不良疾病,如维生素A、维生素 C 缺乏等,内分泌疾病或失调等。

4.其他因素

烟酒嗜好、长期过度疲劳、先天或后天性免疫功能障碍。

（二）治疗原则

根除病因,合理应用鼻腔减充血剂,恢复鼻腔通气功能。慢性肥厚性鼻炎可行下鼻甲激光、射频消融术或部分切除术。

（三）护理评估

1.健康史

(1)评估患者有无鼻咽部的慢性炎症性疾病,有无鼻部长期不当用药等。

(2)了解患者有无贫血、风湿病、慢性便秘等慢性疾病。

(3)评估患者有无长期过劳等诱因。

2.身体状况

(1)慢性单纯性鼻炎表现为间歇性或交替性鼻塞,有较多黏液性鼻涕,继发性感染时有脓涕。鼻黏膜充血,下鼻甲肿胀,表面光滑、柔软而富有弹性,探针轻压可现凹陷,但移开探针则凹陷很快复原,对血管收缩剂敏感。

(2)慢性肥厚性鼻炎呈单侧或双侧持续性鼻塞,通常无交替性。鼻涕呈黏液性或黏脓性,不易擤出。有闭塞性鼻音、耳鸣和耳堵塞感,并伴有头痛、头昏沉、咽干、咽痛。少数患者可能有嗅觉减退。下鼻甲黏膜肥厚、充血,严重者黏膜呈紫红色,黏膜表面不平,探针轻压凹陷不明显,触之有硬实感。对血管收缩剂不敏感。

3.心理社会评估

评估患者的性别、年龄、文化程度、对疾病的认知程度,患者的心理状况、职业、工作环境及生活习惯等。

（四）护理措施

(1)指导患者正确用药,改善鼻塞、头痛等不适。

(2)嘱患者及时治疗原发病,如全身慢性疾病、鼻窦炎、邻近感染病灶和鼻中隔偏曲等。

(3)增加营养,补充维生素,禁烟、酒,锻炼身体,增强机体的抵抗力。

(4)注意休息,勿过度劳累,远离粉尘或有害化学气体。

（钟素妹）

第四节　鼻窦炎

鼻窦炎是鼻窦黏膜的炎症性疾病,多与鼻炎同时存在,所以也称为鼻-鼻窦炎,发病率15%左右,是鼻科最常见的疾病之一。

一、急性鼻窦炎

（一）病因

1.局部因素

鼻腔疾病(如急或慢性鼻炎、鼻中隔偏曲、异物及肿瘤等)、邻近器官的感染病灶(如扁桃体炎,上列第2双尖牙和第1、2磨牙的根尖感染,拔牙损伤上颌窦等)、直接感染(鼻窦外伤骨折、异物进入窦腔、跳水不当或游泳后用力擤鼻导致污水进入窦腔)、鼻腔填塞物留置过久、气压骤变

(航空性鼻窦炎)等。

2.全身因素

全身因素如过度疲劳、营养不良、维生素缺乏、变应性体质、贫血、糖尿病及内分泌疾病(甲状腺、脑垂体或性腺功能不足)等。

(二)治疗原则

消除病因,清除鼻腔、鼻窦分泌物,促进鼻腔和鼻窦的通气引流,控制感染,防止并发症或病变迁延成慢性鼻窦炎。

1.全身治疗

全身治疗包括对症处理、抗感染治疗、中医治疗等。

2.局部治疗

局部治疗包括鼻内用药、上颌窦穿刺冲洗、物理疗法等。

(三)护理评估

1.健康史

(1)评估患者有无上呼吸道感染史,有无鼻部疾病。

(2)了解患者以往健康状况,有无全身其他疾病。

(3)了解患者最近有无乘坐飞机、潜水或跳水等。

2.身体状况

(1)全身症状:畏寒、发热、食欲减退、周身不适等,儿童可出现咳嗽、呕吐、腹泻等。

(2)局部症状:①持续性鼻塞,常有闭塞性鼻音;②大量黏液脓性或脓性涕,牙源性上颌窦炎有恶臭脓涕;③涕中带血或自觉有腥臭味;④局部疼痛和头痛。不同鼻窦炎疼痛的程度、位置和规律不同。急性上颌窦炎疼痛部位在颌面部或上列牙,晨起时不明显,后逐渐加重,至午后最明显;急性额窦炎疼痛部位为前额部,晨起后明显并逐渐加重,中午最明显,午后渐减轻;筛窦炎疼痛部位为内眦或鼻根处,程度较轻,晨起明显,午后减轻;蝶窦炎表现为枕后痛或眼深部痛,晨起轻,午后重。

(3)体征:鼻镜检查可见鼻黏膜充血肿胀,中鼻道或嗅裂有脓性分泌物。局部压痛,额窦炎压痛点在眶内上壁,筛窦压痛点在内眦,上颌窦压痛点在犬齿窝。

3.辅助检查

(1)实验室检查。

(2)鼻内镜检查、鼻窦 X 线或 CT 检查了解炎症程度和范围。

4.心理、社会评估

评估患者的年龄、性别、文化层次、对疾病认知程度、职业、情绪状态、生活方式、饮食习惯等。

(四)护理措施

1.用药护理

向患者解释疼痛的原因和缓解方法,遵医嘱指导患者正确用药,尤其是使用抗生素要及时、足量、足时,不可随意停药,并教会患者正确的点鼻和擤鼻的方法,同时告知患者不宜长期使用鼻内血管收缩剂类药物。

2.饮食护理

嘱患者注意休息,多饮水,多食柔软易消化、富含维生素的食物,避免辛辣刺激性食物。

3.健康指导

(1)嘱患者注意生活环境的卫生,保持适宜的温度和湿度,多开窗通风。

（2）治疗期间要定期随访,直至痊愈。

（3）对于抵抗力低下者或老年人、婴幼儿,应当注意预防上呼吸道感染,增强体质。

（4）养成良好的生活和饮食习惯,不熬夜,不过度疲劳,饮食均衡,保证营养全面摄入。

（5）对于有鼻部或全身疾病的患者,应嘱其积极治疗原发病。

（6）飞行员、乘务员、潜水员应指导其及时保持鼻窦内外压力平衡的方法。

二、慢性鼻窦炎

急性鼻窦炎反复发作或急性鼻窦炎、鼻炎治疗不当,病程超过2～3个月,即为慢性鼻窦炎,以筛窦和上颌窦最为多见。

（一）病因

主要发病因素有细菌感染、变态反应、鼻腔和鼻窦的解剖变异、全身抵抗力差、鼻外伤、异物、肿瘤等。

（二）治疗原则

控制感染和变态反应导致的鼻腔鼻窦黏膜炎症。改善鼻腔鼻窦的通气、引流。病变轻者及不伴有解剖畸形者,采用药物治疗(包括全身和局部药物治疗)即可取得较好疗效,否则应采取综合治疗手段,包括内科和外科治疗。

1.全身用药

抗生素、糖皮质激素、黏液稀释及改善黏膜纤毛活性药、抗组胺类药物。

2.局部用药

鼻腔减充血剂、局部糖皮质激素、生理盐水冲洗。

3.局部治疗

上颌窦穿刺冲洗、额窦环钻引流、鼻窦置换治疗、鼻内镜下吸引。

4.手术治疗

手术治疗以解除鼻腔、鼻窦解剖学异常造成的机械性阻塞、结构重建,通畅鼻窦的通气和引流、黏膜保留为主要原则。

（三）护理评估

1.健康史

（1）了解患者有无急性鼻窦炎反复发作史,了解其治疗过程。

（2）了解患者有无鼻部其他疾病或全身病。

2.身体状况

（1）全身症状:可有头昏、易倦、精神抑郁、记忆力减退、注意力不集中等现象。

（2）局部症状:鼻塞;流脓涕,牙源性鼻窦炎时,脓涕多带腐臭味;嗅觉障碍;局部疼痛及头痛,多在低头、咳嗽、用力或情绪激动时症状加重。

（3）后组筛窦炎和蝶窦炎偶可引起视力减退、视野缺损或复视等。

（4）检查可见鼻黏膜充血、肿胀,中鼻道、嗅裂及鼻咽部有脓。

3.辅助检查

（1）鼻内镜检查和鼻窦CT扫描可帮助了解鼻腔解剖学结构异常、病变累积的位置和范围。

（2）细菌培养或免疫学检查可进一步确定鼻窦炎的主要致病因素和特征。

4.心理社会评估

评估患者的年龄、性别、文化层次、对疾病的认知程度、职业、性格特点、生活方式、情绪反应等。

(四)护理措施

1.鼻腔冲洗指导

向患者解释鼻腔冲洗的目的及操作方法,协助并指导患者进行鼻腔冲洗,使患者熟练掌握正确的冲洗方法。

2.病情观察

注意观察患者体温变化,有无剧烈头痛、恶性、呕吐等,鼻腔内有无清水样分泌物流出,如有上述症状发生,应及时报告医师处理。

3.饮食护理

饮食要清淡,禁烟酒,禁辛辣刺激性食物。

4.健康指导

(1)告知患者尽量克制打喷嚏,如果克制不住,打喷嚏时一定把嘴张大。

(2)告知患者不用手挖鼻,防止损伤鼻黏膜。

(3)防止感冒,避免与患感冒的人接触。冬春季外出时应戴口罩,以减少花粉、冷空气对鼻黏膜的刺激。

(4)保持大便通畅,勿用力排便。

(5)定期门诊复查,随访鼻腔黏膜情况,清理痂皮。

(钟素妹)

第五节　外耳疾病

一、外耳道炎

外耳道炎是外耳道皮肤或皮下组织广泛的急、慢性炎症,由于在潮湿的热带地区发病率高,因而又被称为"热耳病"。根据病程可将外耳道炎分为急性弥漫性外耳道炎和慢性外耳道炎。较为常见的是急性弥漫性外耳道炎。

(一)病因

1.温度与湿度

温度过高,空气湿度过大,会影响腺体分泌,降低局部防御能力。

2.外耳道局部环境改变

外耳道局部环境的改变,如游泳、洗头或沐浴时水进入外耳道,浸泡皮肤,破坏角质层,使得微生物侵入,同时,还改变了外耳道酸性环境,使外耳道抵抗力下降。

3.外耳道皮肤损伤

挖耳时损伤外耳道皮肤,引起感染。

4.中耳炎

中耳炎分泌物的持续刺激使皮肤损伤,引起感染。

5.全身性疾病

全身性疾病使身体抵抗力下降,引起外耳道感染,如糖尿病、慢性肾炎、内分泌紊乱、贫血等。

(二)治疗原则

清洁外耳道,使局部干燥和引流通畅,并使外耳道处于酸性环境。合理使用敏感抗生素。外耳道红肿严重时,可将消炎消肿纱条置于外耳道。耳痛剧烈时可适当应用止痛剂。

(三)护理评估

1.健康史

(1)评估患者耳部不适及疼痛程度、分泌物流出发生和持续的时间。

(2)有无明显诱因,如挖耳损伤皮肤、游泳、洗头时污水进入外耳道等。

(3)有无全身性疾病史,如糖尿病、慢性肾炎、内分泌紊乱、贫血等。

2.身体状况

(1)急性外耳道炎:①发病初期,耳内有灼热感,随后疼痛剧烈,甚至坐卧不宁,咀嚼、说话、牵拉耳郭、按压耳屏时加重,伴有外耳道分泌物;②外耳道皮肤弥漫性肿胀、充血;③可伴发热,耳周淋巴结肿大。

(2)慢性外耳道炎:①自觉耳痒不适,可有少量分泌物流出。游泳、洗头或耳道损伤可使之转为急性。②检查可见外耳道皮肤增厚,有痂皮附着,去除后皮肤呈渗血状。耳道内可有少量稠厚或豆腐渣样分泌物。

3.辅助检查

(1)耳窥镜检查,了解外耳道皮肤肿胀及鼓膜情况。

(2)分泌物细菌培养和药敏试验。

4.心理社会状况

评估患者的文化层次、职业、卫生习惯、居住环境等。

(四)护理措施

1.心理护理

向患者简单说明发病的原因和治疗的情况,并告知患者不要担心,密切配合医师治疗,使病情得到控制。

2.用药护理

根据医嘱使用敏感抗生素,全身或局部使用,控制炎症。外耳道红肿可根据医嘱局部覆以鱼石脂甘油,以消炎消肿。耳痛剧烈,影响睡眠时,按医嘱给予止痛药和镇静剂。进食流质或半流质食物,以减少咀嚼引起的疼痛。

3.耳道清洁

仔细清除耳道内分泌物,可用无菌棉签蘸生理盐水擦拭,并教会患者或家属正确的擦拭方法,以保持局部清洁干燥,减少刺激。

4.健康指导

(1)教会患者或家属正确滴耳药的方法。

(2)用药后,如耳部症状加重,应及时就医,确定是否局部药物过敏。

(3)无论慢性或急性外耳道炎,均应坚持治疗至完全治愈,防止复发或迁延不愈。

(4)加强个人卫生,经常修剪指甲,避免挖耳损伤皮肤。

(5)炎症期间不要从事水上运动。

(6)游泳、洗头、沐浴时不要让水进入外耳道,如有水进入外耳道内,可用无菌棉签或柔软纸巾放在外耳道口将水吸出;或患耳向下,蹦跳几下,让水流出后擦干。保持外耳道清洁干燥。

(7)如有中耳疾病,应积极治疗。

(8)积极治疗全身性疾病。

二、外耳湿疹

外耳湿疹是发生在外耳道、耳郭、耳周皮肤的变态反应性皮炎。

(一)病因

病因不清,可能与变态反应因素、神经功能障碍、内分泌功能失调、代谢障碍、消化不良等因素有关。引起变态反应的因素可为食物(如牛奶、海鲜等)、吸入物(如花粉、动物的皮毛、油漆等)、接触物(如药物、化妆品、化纤织物、助听器的塑料外壳、眼镜架、肥皂、化学物质等)等,也可从头面部和颈部皮炎蔓延而来,潮湿和高温常是诱因。外耳道湿疹还可由化脓性中耳炎的脓性分泌物持续刺激引起。

(二)治疗原则

去除过敏原,口服抗过敏药,局部对症治疗。有继发感染加用抗生素。

(三)护理评估

1.健康史

(1)评估患者外耳不适和出现红斑、丘疹、水疱等症状的时间,发作的频次。

(2)了解患者有无上述诱因或过敏体质等。

2.身体状况

急性期主要表现为外耳奇痒、灼热感、有渗液,外耳皮肤红肿,有红斑、粟粒状丘疹、小水疱等;慢性期主要变现为患处皮肤增厚、粗糙、皲裂,有脱屑和色素沉着,易反复发作。

3.心理、社会状况

评估患者的年龄、性别、文化层次、职业、生活习惯、饮食习惯、生活和工作环境等。

(四)护理措施

1.用药护理

根据医嘱指导患者服用抗过敏药和抗生素,减轻患者不适反应。

2.局部用药

根据医嘱指导患者局部用药的方法,如下。

(1)急性期渗液较多时,用炉甘石洗剂清洗渗液和痂皮后,用3％硼酸溶液湿敷1～2天。干燥后可用10％氧化锌软膏涂擦。

(2)亚急性湿疹渗液不多时,局部涂擦2％甲紫溶液。

(3)慢性湿疹局部干燥时,局部涂擦10％氧化锌软膏、抗生素激素软膏或艾洛松软膏等。干痂较多时先用过氧化氢清洗局部后再用上述膏剂。皮肤增厚者可涂擦3％水杨酸软膏。

3.饮食护理

进清淡饮食,禁忌食用辛辣、刺激或有较强变应原的食物,如牛奶、海鲜类等。

4.心理护理

向患者讲解发病的原因和治疗的方法、效果以及预防再次发作的措施,使患者保持情绪稳定,积极配合医师治疗。

5.耳道清洁

慢性化脓性中耳炎患者尤应注意清除外耳道脓液,减少刺激,保持耳郭清洁干燥。

6.健康指导

(1)嘱患者不要搔抓挖耳,不用热水、肥皂擦洗患处。

(2)根据医嘱坚持用药和复诊,积极治疗慢性化脓性中耳炎、头颈面部湿疹。

(3)注意个人卫生,经常修剪指甲,避免挖耳损伤皮肤。

(4)不进行水上运动,洗头洗澡时注意保护耳郭。

(5)避免食用鱼、虾、海鲜类、牛奶等易过敏食物,不吃辛辣、刺激性食物。

(6)避免接触变应原物质,如化妆品、耳环、油漆和化纤织物等。

(7)锻炼身体,均衡营养,保证充足睡眠,提高机体抵抗力。

三、外耳道异物

外耳道异物多见于小儿,以学龄前儿童最为多见。

(一)病因

(1)儿童将豆类、小珠粒等塞入外耳道。

(2)成人挖耳时将纸条、棉花球等不慎留在外耳道。

(3)工作中因发生意外事故,小石块、铁屑、木屑等飞入耳内。

(4)医师在对患者治疗时,误留棉花或纱条在耳内。

(5)小飞虫等误入耳内。

(二)治疗原则

根据异物大小、形状、性质和部位,采用不同的取出方法,并以不造成感染和损伤为原则。

(三)护理评估

1.健康史

(1)评估患者耳内不适和疼痛发生的时间,有无异物进入及异物的形状和性质等。

(2)询问患者有无挖耳习惯或耳外伤史。

2.身体状况

(1)小的非生物性异物可无症状,也可引起轻度耳内不适。

(2)遇水膨胀的异物在耳道内会很快引起胀痛或感染,引起剧烈疼痛,小儿会哭闹不停,并常以手抓挠患耳。

(3)昆虫等进入耳道,可引起疼痛、奇痒、噪声,甚至鼓膜损伤。

(4)异物刺激外耳道和鼓膜会引起反射性咳嗽或眩晕。

3.辅助检查

行耳镜检查,了解异物的大小、性质、形状和位置。

4.心理、社会状况

评估患者的年龄、性别、文化层次、职业、生活习惯、生活环境、卫生习惯、对疾病的认知等。

（四）护理措施

1.心理护理

向患者或小孩家属简单说明取异物的过程,以及可能出现的不适及如何与医师密切配合。对儿童应采取鼓励、亲切的语言,以减轻其恐惧感。

2.取出异物

协助医师用合适的器械和正确的方法取出异物。对活动的昆虫类异物,可先将油类滴入耳道内,将其杀死,再行取出或冲出。对较大或嵌顿的异物,需在全麻下取出。取异物的过程中,应尽量避免损伤外耳道,如损伤无法避免,应根据医嘱局部使用抗生素。

3.健康指导

（1）指导家长不要把容易误塞入耳内的小玩具或小球类物品放在小孩容易拿得到的地方。

（2）因工作性质,铁屑或木屑容易飞入耳内者,应有保护意识,戴防护帽。

（3）如有小飞虫飞入耳内,应及时到专科医院取出,不要自行挖耳,防止残体遗留耳内引起感染。

（4）成人挖耳时不要将棉签等放入外耳道过深。

四、耵聍栓塞

由于耵聍在外耳道内积聚较多,形成较硬的团块,阻塞外耳道,称耵聍栓塞。

（一）病因

（1）尘土等杂物进入外耳道构成耵聍的核心。

（2）习惯性挖耳,反复将耵聍块推向外耳道深部。

（3）外耳因各种刺激,如炎症等,致耵聍腺分泌过多耵聍。

（4）外耳道畸形、狭窄或肿瘤、异物等妨碍耵聍向外脱落。

（5）老年人肌肉松弛,下颌关节运动无力,外耳道口塌陷,影响耵聍向外脱落。

（6）油性耵聍或耵聍变质。

（二）治疗原则

根据耵聍的阻塞部位、大小及性质采取不同的取出方法,并以保护外耳道和鼓膜为原则。常用方法有:①耵聍钩取出法;②外耳道冲洗法;③吸引法。

（三）护理评估

1.健康史

（1）评估患者耳部不适、闷胀感持续的时间。

（2）了解患者有无挖耳、异物飞入耳内、外耳道畸形、外耳道狭窄、外伤史等。

2.身体状况

（1）耳内不适,局部有瘙痒感。

（2）耵聍完全阻塞外耳道,引起耳闷胀不适,伴听力下降,可有与脉搏一致的搏动性耳鸣。

（3）耳道内进水后,耵聍膨胀引起耳道胀痛。

（4）耳镜检查可见外耳道内有棕黑色团块,质地不一。

3.辅助检查

听力检查示传导性听力损失。

4.心理社会状况

评估患者的年龄、文化层次、卫生习惯、饮食习惯、对疾病的认知状况等。

（四）护理措施

1.取出耵聍

向患者解释耳部不适的原因及处理方法,配合医师采用正确方法将耵聍取出,取出过程应预防外耳道和鼓膜损伤。

2.滴耳指导

对需先用滴耳剂软化耵聍的患者,应教会患者或家属正确滴耳的方法,并告知患者,滴软化剂后,耳部胀痛感加重是正常反应,嘱其不必紧张。

3.外耳道冲洗

耵聍软化后,行外耳道冲洗法将耵聍冲洗干净。患者取坐位,解释操作目的和注意事项,取得患者配合。检查耵聍的位置、大小,确定耳膜是否完整,中耳有无炎症。将弯盘置于患耳耳垂下方,紧贴皮肤,嘱患者头稍向患侧倾斜,协助医师固定弯盘。左手向后上方(小儿向后下方)牵拉耳郭,右手将吸满温生理盐水、装有塑料管的橡皮球对准外耳道后上壁方向冲洗,使水沿外耳道后上壁进入耳道深部,借回流力量冲出耵聍。用纱布擦干耳郭,用铁棉签擦净耳道内残留的水,检查外耳道内是否清洁,如有耵聍残留,可再次冲洗至彻底冲净为止。

4.健康指导

（1）养成良好的卫生习惯,避免用手挖耳。

（2）耵聍聚积较多,不易脱落时,应及时到专科医院取出,防止外耳道堆积过多耵聍,形成胆脂瘤。

（3）耵聍取出之后的短时期内,如生活环境中常有较大噪音,可将无菌棉花松塞在外耳道口,半天到一天后取出。

（4）对皮脂腺分泌旺盛的患者,建议其减少食物中油脂的摄入。外耳道炎症患者应积极接受治疗。

（钟素妹）

第六章　眼科疾病的护理

第一节　睑缘炎

睑缘炎是睑缘皮肤、睫毛毛囊及其腺体的亚急性或慢性炎症,常由细菌感染所致。

一、护理评估

了解患者全身的健康状况,如营养、睡眠、有无文眼线等,注意有无屈光不正和慢性结膜炎病史。临床上将睑缘炎分为鳞屑性睑缘炎、溃疡性睑缘炎和眦部睑缘炎,主要表现为眼睑红、肿、热、痛、痒等症状。

(一)鳞屑性睑缘炎

睑缘、睫毛根部覆盖着头皮屑样的鳞屑,鳞屑脱落后,露出充血的睑缘,但无溃疡,睫毛脱落后能再生,眼睛有干痒、刺痛及烧灼感等症状。

(二)溃疡性睑缘炎

睑缘皮脂腺分泌较多,睫毛因皮脂腺结痂而凝成束状,睑缘有许多脓痂,清除痂皮后,可见到小脓疱和出血性小溃疡,睫毛易脱落而不易再生,严重者可形成睫毛秃。有时睑缘溃疡结疤后,睑缘收缩,形成倒睫,睫毛刺激角膜,常导致角膜溃疡而影响视力。

(三)眦部睑缘炎

眦部睑缘炎主要发生于外眦部,外眦部睑缘和外眦部有痒及刺激症状,局部皮肤充血、肿胀,并有浸渍糜烂,邻近结膜常伴有慢性炎症。

二、治疗要点

保持局部清洁,去除诱因,使用抗生素眼水和眼药膏。眦部睑缘炎可选用0.25%～0.5%的硫酸锌滴眼液,并适当服用维生素B_2。

三、护理诊断和问题

(一)舒适改变

眼部干痒、刺痛与睑缘炎病变有关。

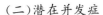

（二）潜在并发症

潜在并发症包括角膜溃疡、慢性结膜炎、泪小点外翻。

四、护理目标

（1）患儿不适症状得到缓解。

（2）及时控制炎症，预防并发症发生。

五、护理措施

（1）首先应去除病因，增强营养，增强抵抗力，纠正用不洁手揉眼的不良习惯。如有屈光不正，应配戴眼镜矫正。

（2）观察患儿眼部分泌物情况，告知患儿家属清洁睑缘的方法。可用生理盐水棉签清洁，拭去鳞屑或脓痂脓液。

（3）指导眼部用药方法。先清洁睑缘，再涂拭抗生素药膏，可用涂有抗生素药膏的棉签在睑缘按摩，增强药效。炎症消退后，应持续治疗至少 2 周，以免复发。

（4）外出配戴眼镜，避免烟尘风沙刺激。

（5）注意饮食调理，避免辛辣食物。

（李晓萍）

第二节　睑腺炎

睑腺炎又称麦粒肿，是眼睑腺体的急性化脓性炎症。临床上分为内、外睑腺炎。其中，睑板腺感染为内睑腺炎，睫毛毛囊或其附属皮脂腺、汗腺感染为外睑腺炎。

一、护理评估

患侧眼睑可出现红、肿、热、痛等急性炎症表现，常伴同侧耳前淋巴结肿大。外睑腺炎的炎症反应集中于睫毛根部的睑缘处，红肿范围较弥散，脓点常溃破于皮肤面。内睑腺炎的炎症浸润常局限于睑板腺内，有硬结，疼痛和压痛程度均较外睑腺炎剧烈，病程较长，脓点常溃破于睑结膜面。

二、治疗要点

早期行局部热敷，用抗生素眼药水或眼药膏，脓肿形成后行切开引流。

三、护理诊断和问题

（一）眼痛

眼痛与睑腺炎症有关。

（二）知识缺乏

知识缺乏主要与缺乏睑腺炎的相关知识有关。

四、护理目标

(1)患儿疼痛减轻。

(2)患儿家长获取睑腺炎相关的预防与护理知识。

五、护理措施

(一)疼痛护理

仔细观察患儿对疼痛的反应,耐心听取患儿对疼痛的主诉,解释疼痛的原因,给予其支持与安慰,指导其放松技巧。

(二)热敷指导

早期睑腺炎行局部热敷,每次 10~15 分钟,每日 3~4 次。热敷可以促进血液循环,有助于炎症消散和疼痛减轻。热敷时需注意温度,以防烫伤。常用方法有汽热敷法、干热敷法、湿热敷法等。

(三)药物护理

指导患者或患者家属滴用抗生素眼药水或涂用眼药膏的方法。

(四)脓肿护理

脓肿未形成时不宜切开,更不能挤压排脓。因为眼睑和面部的静脉无瓣膜,挤压脓肿可使感染扩散,导致眼睑蜂窝织炎,甚至海绵窦脓毒栓或败血症,危及生命。

脓肿形成后,如未溃破或引流排脓不畅,应切开引流。外睑腺炎应在皮肤面切开,切口与睑缘平行;内睑腺炎则应在结膜面切开,切口与睑缘垂直。

(五)健康教育

指导家庭护理,养成良好的卫生习惯,不用脏手或不洁手帕揉眼。告知患儿及家属治疗原发病的重要性,如有慢性结膜炎、睑缘炎或屈光不正,应及时治疗或矫正。

(李晓萍)

第三节　泪囊炎

一、急性泪囊炎

急性泪囊炎是泪囊黏膜的急性卡他性或化脓性炎症。

(一)病因

急性泪囊炎多数在慢性泪囊炎的基础上突然发生,与侵入的细菌毒力强或机体抵抗力下降有关。常见致病菌多为金黄色葡萄球菌或溶血性链球菌等,婴儿急性泪囊炎的致病菌多为流感嗜血杆菌。

(二)护理评估

1.健康史

了解患者的卫生习惯,评估患者有无慢性泪囊炎病史。

2.身体状况

泪囊区皮肤红、肿、热、痛,炎症可扩展到眼睑、鼻根及面颊部,甚至引起眶蜂窝织炎,严重时可伴畏寒、发热等全身症状。破溃后脓液排出,症状减轻,部分患者可形成长期泪囊瘘管。

3.辅助检查

外周血中性粒细胞计数升高。为确定致病菌,可将分泌物涂片进行细胞学和细菌学检查。

4.心理、社会状况

由于急性泪囊炎起病急、症状重,患者常有焦虑、恐惧的心理,因此要重视患者及家属对疾病的认知程度及对压力的应对方式。

5.治疗原则

早期以抗炎为主,局部热敷,全身应用抗生素。脓肿成熟后,切开引流。伤口愈合,炎症完全消退后行手术治疗。手术方式有泪囊摘除术、泪囊鼻腔吻合术。

(三)护理措施

(1)按医嘱及时应用抗生素。

(2)指导患者正确热敷。方法有:①干性热敷法:将40~60 ℃热水灌入热水袋,一般灌至2/3满,排尽袋内空气,用清洁毛巾包裹后敷于眼部。每日 3 次,每次 15~20 分钟。②湿性热敷法:嘱患者闭上眼睛,先在患眼涂上凡士林,再将消毒的湿热纱布拧成半干(以不滴水为宜)敷于眼部,温度以患者能耐受为宜。每 5~10 分钟更换纱布,更换 2~4 遍,每日 2~3 次。热敷结束后,擦干局部。热敷时要注意观察局部皮肤反应,注意热敷的温度,避免烫伤。

(3)急性炎症期切忌泪道探通或泪道冲洗,以免导致感染扩散,引起眼眶蜂窝织炎。

(4)切开排脓的护理。脓肿形成前,切忌挤压。脓肿形成后,切开排脓,选择脓肿波动最明显或体位最低处切开。排出全部脓液后,放置橡皮引流条引流,告知患者每天换药一次,要保持引流通畅及敷料的清洁干燥。

(5)炎症完全消退后,伤口愈合,再按慢性泪囊炎的原则处理。

(6)健康指导。急性期嘱患者注意休息,合理营养。恢复期嘱患者注意锻炼身体,增强机体抗病能力。注意眼部的清洁卫生,不用脏手或衣袖等揉擦眼睛。

二、慢性泪囊炎

慢性泪囊炎是常见的泪囊病,多因鼻泪管狭窄或阻塞,泪液滞留于泪囊内,伴发细菌感染引起,多为单侧发病。常见致病菌为肺炎链球菌和白色念珠菌,但一般不发生混合感染。将泪小点反流的分泌物做涂片染色可鉴定病原微生物。本病多见于中老年女性,特别是绝经期妇女。慢性泪囊炎的发病与沙眼、泪道外伤、鼻炎、鼻中隔偏曲、下鼻甲肥大等因素有关。

(一)临床表现

本病主要症状为溢泪。检查可见结膜充血,下睑皮肤出现湿疹,用手指挤压泪囊区有黏液或黏液脓性分泌物自泪小点流出。行泪道冲洗时,冲洗液自上、下泪小点反流,同时有黏液、脓性分泌物流出。由于分泌物大量潴留,泪囊扩张,可形成泪囊黏液囊肿。

慢性泪囊炎是眼部的感染病灶。由于常有黏液或脓液反流入结膜囊,使结膜囊长期处于带菌状态,此时如果发生眼外伤或施行内眼手术,则容易引起化脓性感染,导致细菌性角膜溃疡或化脓性眼内炎。因此,应高度重视慢性泪囊炎对眼球构成的潜在威胁,尤其在内眼手术前,必须首先治疗泪囊感染。

（二）评估要点

1.健康史

（1）评估患者的发病史、治疗过程和治疗效果。

（2）评估患者有无沙眼、泪道外伤、鼻炎、鼻窦炎、鼻中隔偏曲、下鼻甲肥大等疾病。

2.身体状况

本病以溢泪为主要症状，检查发现有结膜充血，内眦部位的皮肤浸渍、糜烂、粗糙肥厚及湿疹等症状。泪囊区囊样隆起，用手指对其进行压迫或行泪道冲洗时，有大量黏液脓性分泌物从泪小点反流。由于分泌物大量潴留，泪囊扩张，可形成泪囊黏液囊肿。

3.心理、社会状况

评估患者的生活、工作情况以及对疾病的认知程度。因慢性泪囊炎常反复发作，患者常对治疗失去信心，或因病情开始时症状较轻，患者对疾病的及时治疗不太重视。

4.辅助检查

（1）X线泪道造影检查：可了解泪囊的大小及阻塞部位。

（2）分泌物培养：可确定致病菌和选择有效抗生素。

（三）护理问题

1.舒适度的改变

舒适度的改变与疾病引起的溢泪，内眦部位的皮肤浸渍、糜烂、粗糙、肥厚有关，与手术创伤有关。

2.潜在并发症

角结膜炎或眼内炎，出血。

3.知识缺乏

缺乏慢性泪囊炎相关专业知识。

4.焦虑与恐惧

焦虑与恐惧与对手术及预后不了解有关。

（四）护理措施

1.用药护理

指导患者正确滴抗生素眼药水的方法，如左氧氟沙星滴眼液，每日 4～6 次。每次滴眼药前，先用手指挤压泪囊区或行泪道冲洗，以排空泪囊内的分泌物，利于药物吸收。选用生理盐水加抗生素行泪道冲洗，每周 1～2 次。

2.病情观察

观察眼部分泌物性状及溢泪程度，内眦部的皮肤情况，指导患者及时清洗内眦部的皮肤，不要使用肥皂水，以免增加对皮肤的刺激。如有视功能受损和眼部刺激症状，检查角膜、结膜情况，以及时发现角膜炎、结膜炎和眼内炎的发生。

3.手术患者的护理

做好泪囊鼻腔吻合术和经鼻腔内镜下泪囊鼻腔吻合术的护理。对于行泪囊摘除术者，应向患者及家属说明，手术可以消除病灶，但仍有可能存在溢泪症状。

（1）术前护理：①术前 3 天滴用抗生素眼药水，并进行泪道冲洗；②术前 1 天用 1％麻黄碱液滴鼻，以收缩鼻黏膜，利于引流及预防感染；③向患者及家属解释手术过程，泪囊鼻腔吻合术是将泪囊和中鼻道黏膜通过一个人造的骨孔吻合起来，使泪液经吻合口流入中鼻道。

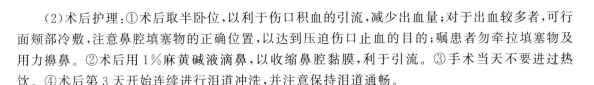

（2）术后护理：①术后取半卧位,以利于伤口积血的引流,减少出血量;对于出血较多者,可行面颊部冷敷,注意鼻腔填塞物的正确位置,以达到压迫伤口止血的目的;嘱患者勿牵拉填塞物及用力擤鼻。②术后用 1‰麻黄碱液滴鼻,以收缩鼻腔黏膜,利于引流。③手术当天不要进过热饮。④术后第 3 天开始连续进行泪道冲洗,并注意保持泪道通畅。

4.生活护理

（1）治疗期间,向患者提供整洁、安静、舒适的病房环境,保持空气清新,以利于患者充分休息,缓解其紧张情绪。

（2）加强营养,保持口腔及鼻腔的清洁。

5.心理护理

（1）评估患者焦虑及恐惧的程度,告知其慢性泪囊炎的相关专业知识,用通俗易懂的语言解释手术全过程及相关护理知识。

（2）鼓励患者积极配合治疗,指导其树立战胜疾病的信心。

（五）健康指导

1.生活指导

（1）合理安排日常生活,建议患者戒烟戒酒,保证良好的睡眠,保持生活规律。

（2）加强营养,勿进食辛辣刺激性食物。

（3）增强体育锻炼,增强体质,劳逸结合,预防感冒。

（4）注意手卫生,保持眼部皮肤清洁,及时清理分泌物。

2.疾病知识指导

向患者解释本病的特点,及时治疗慢性泪囊炎及其他相关疾病的重要性。

3.延续性护理

（1）嘱患者定期复诊。

（2）出院后按时正确使用 1‰麻黄碱液滴鼻,确保药液充分进入鼻窦,发挥最大药效,以防粘连。

（3）嘱患者保持鼻腔清洁,1 周内勿用力擤鼻,以防逆行感染。

（4）告知患者出院后泪道冲洗的重要性,1 周内 1～2 天一次,1 周后每周一次,1 个月后每月一次,随诊 6 个月。如出现眼红、痛、分泌物增多等不适,应及时到医院检查。

三、先天性泪囊炎

先天性泪囊炎是由于鼻泪管下端开口处的胚胎残膜在发育过程中不退缩,或因开口处为上皮碎屑所堵塞,致使鼻泪管不通畅,泪液和细菌潴留在泪囊中,引起继发性感染所致。

（一）临床表现

主要症状为溢泪,结膜囊有少许黏液脓性分泌物,泪囊局部稍隆起,内眦部皮肤有时充血或出现湿疹,压迫泪囊区有黏液或黏液脓性分泌物溢出。

（二）评估要点

1.健康史

评估患儿出生情况:顺产或剖宫产。

2.身体状况

溢泪,结膜囊有少许黏液脓性分泌物,泪囊局部稍隆起,内眦部皮肤充血或出现湿疹,泪囊区有黏液或黏液脓性分泌物溢出。

3.心理、社会状况

评估患儿的生活及家属对该病的认知程度。因先天性泪囊炎患儿一般出生后几天内即有溢泪及眼部分泌物增多的症状,家属对此不了解,会出现紧张与焦虑的情绪。

4.辅助检查

分泌物培养可确定致病菌和选择有效抗生素。

(三)护理问题

1.舒适度的改变

舒适度的改变与疾病引起的溢泪、眼部分泌物多有关。

2.潜在并发症

角膜炎、结膜炎或眶蜂窝织炎。

3.知识缺乏

缺乏新生儿泪囊炎相关知识。

4.焦虑与恐惧

焦虑与恐惧与对手术及预后不了解有关。

(四)护理措施

1.用药护理

指导正确滴眼药水,可用抗生素滴眼液,每日 4 次,每次滴眼药前,先用手指挤压泪囊区,以排空泪囊内的分泌物,利于药物吸收。

2.泪囊区按摩

教会家属正确的按摩方法,将示指置于泪总管上,以阻止脓性物通过泪点外流,同时轻轻向下挤压以增加泪囊内的液体动力压,一天挤压 4 次,每次 5～10 下。

3.泪道冲洗

对于 3 个月以上的患儿,选用生理盐水和抗生素行泪道冲洗,每周 1～2 次。必要时行泪道加压冲洗。

4.眼部皮肤护理

指导家属及时清洗患儿眼部皮肤,不要让分泌物长时间粘在眼部。

5.并发症护理

向家属解释及时治疗先天性泪囊炎的重要性,以防角膜炎、结膜炎和蜂窝织炎的发生。

6.泪道探通护理

一般对于 6 个月以上的患儿,泪道探通后需连续 3 天行泪道冲洗,以检查探通是否成功。对于联合泪道置管者,嘱家属注意观察,防止置管被拔出。全麻患儿按全麻术后护理。

7.生活护理

(1)治疗期间,向患儿提供整洁、安静、舒适的病房环境,保持空气清新,以利于患儿休息,避免出现感冒等全身疾病。

(2)加强营养,尽可能行母乳喂养,保持眼部清洁。

8.心理护理

(1)评估患儿的年龄,根据不同年龄段的心理常见问题进行护理,如 6 个月左右的患儿,可以行爱抚、轻拍、抚摸、搂抱及逗笑等。6 个月至 4 岁患儿,应对患儿关心体贴,避免呵斥、责备患儿,通过与患儿共同参与一些游戏,如讲故事、玩玩具、看图画等建立起良好的、互相信任的护患关系,从而帮助患儿克服对医院的恐惧。

(2)鼓励患儿家属积极配合治疗,共同树立战胜疾病的信心。

(五)健康指导

1.生活指导

(1)合理安排患儿的作息时间,保持生活规律。

(2)加强营养,预防感冒。

(3)注意手卫生,保持眼部皮肤清洁,及时清理分泌物。

2.疾病知识指导

向患儿家属解释本病的特点和及时治疗新生儿泪囊炎的重要性。

3.延续性护理

(1)指导家属正确掌握泪囊区按摩方法及点眼药水的注意事项。

(2)行泪道冲洗及加压泪道冲洗的患儿,嘱家属带患儿定期复诊。

(3)对于行泪道探通及泪道置管的患儿,告知其家属泪道冲洗的重要性,术后连续 3 天行泪道冲洗,之后按医嘱定期复查,如出现眼红、痛、分泌物增多等不适症状,应及时到医院检查。

(李晓萍)

第四节　角膜炎

角膜炎是我国常见的致盲眼病之一。角膜炎的分类尚未统一,根据病因可分为感染性角膜炎、免疫性角膜炎、外伤性角膜炎、营养不良性角膜炎,其中感染性角膜炎最为常见,其病原体包括细菌、真菌、病毒、棘阿米巴、衣原体等,以细菌和真菌感染最为多见。角膜炎最常见的症状是眼痛、畏光、流泪、眼睑痉挛等,伴视力下降,甚至损伤眼球。其典型体征为睫状充血、角膜浸润、角膜溃疡。

角膜炎病理变化过程基本相同,可以分为如下四期。①浸润期:致病因子侵入角膜,引起角膜边缘血管网充血,随即炎性渗出液及炎症细胞进入角膜,导致病变角膜出现水肿和灰白色的局限性浸润灶,如炎症得到及时控制,角膜仍能恢复透明。②溃疡形成期:浸润期的炎症向周围或深层扩张,可导致角膜上皮和基质坏死、脱落形成角膜溃疡,甚至角膜穿孔,房水从角膜穿破口涌出,导致虹膜脱出、角膜瘘、眼内感染、眼球萎缩等严重并发症。③溃疡消退期:炎症得到控制,患者自身免疫力增加,阻止了致病因子对角膜的损害,溃疡边缘浸润减轻,可有新生血管长入。④愈合期:溃疡区上皮再生,由成纤维细胞产生的瘢痕组织修复,留有角膜薄翳、角膜斑翳、角膜白斑。

一、细菌性角膜炎

(一)概述

细菌性角膜炎是由细菌感染引起的角膜炎症的总称,是临床常见的角膜炎之一。

（二）病因与发病机制

感染常发生于角膜外伤后,常见的致病菌有表皮葡萄球菌、金黄色葡萄球菌、肺炎双球菌、链球菌、铜绿假单胞菌(绿脓杆菌)等。眼局部因素(如慢性泪囊炎、倒睫、戴角膜接触镜等)和导致全身抵抗力低下的因素(如长期使用糖皮质激素和免疫抑制剂、营养不良、糖尿病等)也可诱发感染。

（三）护理评估

1.健康史

(1)了解患者有无角膜外伤史、角膜异物剔除史、慢性泪囊炎病史、眼睑异常病史、倒睫病史,或长期佩戴角膜接触镜等。

(2)有无营养不良、糖尿病病史,是否长期使用糖皮质激素或免疫抑制剂,以及此次发病以来的用药史。

2.症状与体征

(1)发病急,常在角膜外伤后 24～48 小时发病,有明显的畏光、流泪、疼痛、视力下降等症状,伴有较多的脓性分泌物。

(2)眼睑肿胀,结膜混合充血或睫状充血,球结膜水肿,角膜中央或偏中央有灰白色浸润,逐渐扩大,进而组织坏死、脱落,形成角膜溃疡,并发虹膜睫状体炎,表现为角膜后有沉着物、瞳孔缩小、虹膜后粘连及前房积脓,是因毒素渗入前房所致。

(3)革兰氏阳性球菌角膜感染表现为圆形或椭圆形局灶性脓肿,边界清楚,基质处出现灰白色浸润。革兰氏阴性球菌角膜感染多表现为快速发展的角膜液化坏死,其中铜绿假单胞菌角膜感染者发病迅猛,眼痛剧烈,伴有严重充血水肿,角膜溃疡浸润灶及分泌物略带黄绿色,前房严重积脓,感染如未及时得到控制,可导致角膜坏死穿孔、眼球内容物脱出或全眼球炎。

3.心理、社会状况评估

(1)通过与患者及其家属的交流,了解患者及其家属对细菌性角膜炎的认识程度及有无紧张、焦虑、悲哀等心理表现。

(2)评估患者视力对工作、学习、生活等能力的影响。

(3)了解患者的用眼卫生和个人卫生习惯。

4.辅助检查

了解角膜溃疡刮片镜检和细胞培养是否发现相关病原体。

（四）护理诊断

1.疼痛

疼痛与角膜炎症刺激有关。

2.感知紊乱

角膜炎症引起角膜混浊,导致视力下降。

3.潜在并发症

角膜溃疡、穿孔,眼内炎等。

4.知识缺乏

缺乏细菌性角膜炎的相关防治知识。

（五）护理措施

1.心理护理

向患者介绍角膜炎的病变特点、转归过程及防治知识,鼓励患者表达自己的感受,向其解释疼痛原因,帮助患者转移注意力,及时给予安慰,消除其紧张、焦虑、自卑的心理,帮助患者正确认识疾病,树立战胜疾病的信心,争取其对治疗的配合。

2.指导患者用药

根据医嘱积极行抗感染治疗,急性期选择高浓度的抗生素滴眼液,每15～30分钟滴眼一次。严重病例,可在开始用药的30分钟内,每5分钟滴眼一次。同时全身应用抗生素,随着病情得到控制,逐渐减少滴眼次数,白天使用滴眼液,睡前涂眼药膏。进行球结膜下注射时,先向患者解释清楚,并在充分麻醉后进行,以免加重局部疼痛。

3.保证充分休息、睡眠

向患者提供安静、舒适、安全的环境,病房要适当遮光,避免强光刺激,减少眼球转动,外出应佩戴有色眼镜或眼垫。指导患者促进睡眠的自我护理方法,如睡前热水泡脚、喝热牛奶、听轻音乐等,避免情绪波动。患者活动空间不留障碍物,将常用物品固定摆放,方便患者使用,教会患者使用传呼系统,鼓励其寻求帮助。厕所必须安置方便设施,如坐便器、扶手等,并教会患者使用方法。

4.严格执行消毒隔离制度

换药、上药均要无菌操作,药品及器械应专人专眼专用,避免交叉感染。

5.严密观察

为预防角膜溃疡穿孔,护理时要特别注意如下几点。①治疗操作时禁翻转眼睑,勿加压眼球。②清淡饮食,多食易消化,富含维生素、粗纤维的食物,从而保持大便通畅,避免便秘,以防增加腹压。③告知患者勿用手擦眼球,勿用力闭眼、咳嗽及打喷嚏。④行球结膜下注射时,避免在同一部位反复注射,尽量避开溃疡面。⑤深部角膜溃疡、后弹力层膨出者,可用绷带加压包扎患眼,局部或全身应用降低眼压的药物,嘱患者减少头部活动,避免低头,可蹲位取物。⑥遵医嘱使用散瞳剂,防止虹膜后粘连而导致眼压升高。⑦可用眼罩保护患眼,避免外物撞击。⑧严密观察患者的视力、角膜刺激征、结膜充血、角膜病灶和分泌物的变化,注意有无角膜穿孔的症状。例如,角膜穿孔时,房水从穿孔处急剧涌出,虹膜被冲至穿孔处,可出现眼压下降、前房变浅或消失、疼痛减轻等症状。

6.健康教育

(1)帮助患者了解疾病的相关知识,使其树立信心,保持良好的心理状况。

(2)养成良好的卫生习惯,不用手或不洁手帕揉眼。

(3)注意劳逸结合,生活规律,保持充足的休息和睡眠,戒烟酒,避免摄入刺激性食物(如咖啡、浓茶等)。

(4)注意保护眼睛,避免角膜受伤,外出要戴防护眼镜。

(5)指导患者遵医嘱坚持用药,定期随访。

二、真菌性角膜炎

(一)概述

真菌性角膜炎为致病真菌引起的感染性角膜病。近年来,随着广谱抗生素和糖皮质激素的广泛应用,其发病率有升高趋势,是致盲率极高的角膜疾病。

(二)病因与发病机制

该病常见的致病菌有镰刀菌和曲霉菌,还有念珠菌属、青霉菌属、酵母菌等。它常继发于植物引起的角膜外伤,有的则发生于长期应用广谱抗生素、糖皮质激素和机体抵抗力下降者。

（三）护理评估

1.健康史

（1）多见于青壮年男性农民,有农作物枝叶或谷物皮壳擦伤眼史。

（2）有长期使用抗生素及糖皮质激素史。

2.症状与体征

疼痛、畏光、流泪等刺激性症状均较细菌性角膜炎为轻,病程进展相对缓慢,呈亚急性,有轻度视力下降。体征较重,眼部充血明显,角膜病灶呈灰白色或黄白色,表面微隆起,外观干燥而欠光滑,似牙膏样或苔垢样。溃疡周围抗体与真菌作用,形成灰白色环形浸润,即"免疫环"。有时在角膜病灶旁可见"伪足""卫星状"浸润病灶,角膜后可有纤维脓性沉着物。前房积脓为黄白色的黏稠脓液。由于真菌穿透力强,易发生眼内炎。

3.心理、社会状况评估

了解患者职业,评估该病对患者的工作学习及家庭经济有无影响。评估患者对真菌性角膜炎的认识度,有无紧张、焦虑、悲哀等心理表现。

4.辅助检查

（1）角膜刮片革兰氏染色（Gram Staining）和吉姆萨染色（Giemsa Staining）可发现真菌菌丝,是早期诊断真菌最常见的方法。

（2）共聚焦显微镜检查角膜感染灶,可直接发现真菌病原体（菌体和菌丝）。

（3）病变区角膜组织活检,可提高培养和分离真菌的阳性率。

（四）护理诊断

1.疼痛

慢性眼痛与角膜真菌感染有关。

2.焦虑

焦虑与病情反复及担心预后不良有关。

3.感知紊乱

角膜真菌感染引起角膜混浊,导致视力下降。

4.潜在并发症

角膜溃疡、穿孔,眼内炎等。

5.知识缺乏

缺乏真菌性角膜炎防治知识。

（五）护理措施

（1）由植物引起的角膜外伤史者,长期应用广谱抗生素及糖皮质激素滴眼液或眼药膏者,应严密观察病情,注意真菌性角膜炎的发生。

（2）遵医嘱应用抗真菌药物,同时要观察药物的不良反应,禁用糖皮质激素。

（3）对于药物不能控制或有角膜溃疡穿孔危险者,可行角膜移植手术。

（4）真菌性角膜炎病程长,易引起患者情绪障碍,应对患者做好解释疏导工作,并告知患者真菌复发的表现,如患眼出现畏光、流泪、疼痛、视力下降等症状,应立即就诊。

三、单纯疱疹病毒性角膜炎

（一）概述

单纯疱疹病毒性角膜炎是指由单纯疱疹病毒所致的严重的感染性角膜病，发病率及致盲率均占角膜病首位。其特点是复发性强，角膜知觉减退。

（二）病因与发病机制

本病多为单纯疱疹病毒原发感染后的复发，多发生在上呼吸道感染或发热性疾病以后。原发感染常发生于幼儿，单纯疱疹病毒感染三叉神经末梢和三叉神经支配的区域（头、面部皮肤和黏膜），并在三叉神经节长期潜伏下来。当机体抵抗力下降时，潜伏的病毒被激活，可沿三叉神经迁移至角膜组织，引起单纯疱疹病毒性角膜炎。

（三）护理评估

1.健康史

（1）了解患者有无上呼吸道感染史，全身或局部有无使用糖皮质激素、免疫抑制剂。

（2）评估有无复发诱因存在，如过度疲劳、日光暴晒、月经来潮、发热、熬夜、饮酒、角膜外伤等。

（3）了解有无疾病反复发作史。

2.症状与体征

（1）原发感染常见于幼儿，有发热、耳前淋巴结肿大、唇部皮肤疱疹等症状，呈自限性。眼部表现为急性滤泡性或假膜性结膜炎、眼睑皮肤疱疹，可有树枝状角膜炎。

（2）复发感染常在诱因存在下引起角膜感染复发，多为单侧。患眼可有轻微眼痛、畏光、流泪、眼疼挛，若中央角膜受损，则视力明显下降，并有典型的角膜浸润灶形态。常见单纯疱疹病毒性角膜炎的类型如下。①树枝状和地图状角膜炎为最常见的类型。初起时，患眼角膜上皮呈小点状浸润，排列成行或成簇，继而形成小水疱，水疱破裂互相融合，形成树枝状表浅溃疡，称为树枝状角膜炎。随病情进展，炎症逐渐向角膜病灶四周及基质层扩展，可形成不规则的地图状角膜溃疡，称为地图状角膜炎。②盘状角膜炎：炎症浸润角膜中央深部基质层，呈盘状水肿、增厚，边界清楚，后弹力层皱褶。伴发前葡萄膜炎时，可见角膜内皮出现沉积物。③坏死性角膜基质炎：角膜基质层内出现单个或多个黄白色浸润灶、溃疡甚至穿孔，常可诱发基质层新生血管。疱疹病毒在眼前段组织内复制，可引起前葡萄膜炎、小梁网炎。炎症波及角膜内皮时，可诱发角膜内皮炎。

3.心理、社会状况评估

注意评估患者的情绪状况、性别、年龄、职业、经济、文化及教育背景。

4.辅助检查

角膜上皮刮片可见多核巨细胞、病毒包涵体或活化性淋巴细胞，角膜病灶分离培养出单纯疱疹病毒；酶联免疫法发现病毒抗原；分子生物学方法，如 PCR 查到病毒核酸，有助于病原学的诊断。

（四）护理诊断

1.疼痛

急性眼痛与角膜炎症反应有关。

2.焦虑

焦虑与病程长、病情反复发作、担心预后不良有关。

3.感知紊乱

感知紊乱与角膜透明度受损导致视力下降有关。

4.潜在并发症

角膜溃疡、穿孔,眼内炎等。

5.知识缺乏

缺乏单纯疱疹病毒性角膜炎的防治知识。

（五）护理措施

（1）严密观察患者病情,注意角膜炎症的进展。

（2）指导患者据医嘱正确用药。①急性期每1～2小时滴眼一次,睡前涂眼药膏。注意观察眼睛局部药物的毒性作用,如是否出现点状角膜上皮病变和基质水肿。②使用糖皮质激素滴眼液者,要告知患者遵医嘱及时用药。停用时要逐渐减量,不能随意增加使用次数和停用,并告知其危害性。注意观察激素的并发症,如细菌、真菌的继发感染,角膜溶解,青光眼等。③用散瞳药的患者,外出可戴有色眼镜,以减少光线刺激,并加强生活护理。④使用阿昔洛韦者要定期检查肝、肾功能。

（3）鼓励患者参加体育锻炼,增强体质,预防感冒,以降低复发率。

（4）药物治疗无效、反复发作、角膜溃疡面积较大者,有穿孔危险,可行治疗性角膜移植术。

（李晓萍）

第五节　视神经炎

一、概述

视神经炎泛指视神经的炎性脱髓鞘、感染、非特异性炎症等疾病,能够阻碍视神经传导功能,引起视功能发生一系列改变的视神经病变。

临床上常分为视神经盘炎和球后视神经炎。

球后视神经炎一般可分为急性和慢性,后者为多见。

病因:①局部炎症;②病毒感染;③全身感染;④营养和代谢性疾病;⑤中毒;⑥特发性,多发性硬化、糖尿病、甲状腺功能障碍与本病关系密切。

病理:早期白细胞渗出,慢性期以淋巴细胞和浆细胞为主。中等度损伤会形成少量瘢痕,而严重损伤则会发生神经纤维被神经胶质细胞增生代替的现象,引起视神经萎缩。

二、诊断思路

（一）病史要点

视神经盘炎症常突然发病,视力障碍严重,多累及双眼,多见于儿童或青壮年,经治疗一般预后较好,我国40岁以下患者约占80%。临床表现:视力急剧下降（<0.1）,眼痛,早期前额部疼

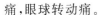

痛,眼球转动痛。

球后视神经炎突然发病,视力突然减退,甚至无光感。多单眼发病,眶深部痛或眼球转动痛。因球后视神经受累部位不同有以下几种类型:①轴性球后视神经炎,病变主要侵犯乳头黄斑束纤维,表现为视力下降严重,视野改变为中心暗点;②球后视神经周围炎,病变主要侵犯球后视神经鞘膜,多见梅毒,表现为视野向心性缩小;③横断性视神经炎,病变累及整个视神经横断面,表现为无光感(黑矇)。

(二)查体要点

1.视神经盘炎

瞳孔不同程度散大,对光的直接反射迟钝或消失,间接反射存在,单眼患者出现相对性传入性瞳孔障碍,称马库斯·冈恩(Marcus Gunn)瞳孔。眼底可见视神经盘潮红,乳头表面毛细血管扩张,边缘不清,轻度隆起(<2~3 D),筛板模糊,生理凹陷消失,可出现少量出血点。视神经盘周围视网膜水肿,呈放射状条纹,乳头表面或边缘有小出血、静脉怒张弯曲或白鞘。

2.球后视神经炎

瞳孔中等大或极度散大。对光的直接反射消失,对光的间接反射存在。眼底早期无变化,3~4周时视神经色泽改变,颜色变淡。

"两不见"症状:患者看不见,医师早期检查无异常。

(三)辅助检查

1.必做检查

(1)视野检查:视神经盘炎表现为巨大而浓密的中心暗点,重者有周边视野缩小、色觉改变(红绿色觉异常)。球后视神经炎表现为中心、旁中心暗点或哑铃状暗点。

(2)头颅眼眶CT:排除颅内病变。

(3)荧光素眼底血管造影(FFA):动脉期见视神经盘表层辐射状毛细血管扩张,同时见很多微动脉瘤,早期荧光素渗漏,视神经盘呈强荧光染色。

2.选做检查

视觉电生理检查,了解视神经功能。视觉诱发电位(VEP)可表现为不同程度的振幅降低,潜伏期延长。病变侵犯视神经盘黄斑束纤维,主要表现为振幅降低;病变侵犯球后视神经鞘膜,主要表现为潜伏期延长。

(四)诊断步骤

诊断步骤如图6-1所示。

(五)鉴别诊断

视神经盘炎需与以下疾病相区分。

1.视神经盘水肿

视神经盘水肿常累及双眼,视神经盘肿胀明显,隆起高达6~9 D,但视功能多正常,或有阵发性黑矇史。视野早期生理盲点扩大而周边视野正常。常伴有其他全身症状,如头痛、呕吐等。

2.缺血性视神经病变

缺血性视神经病变发病年龄多在50岁以上,突然发生无痛性、非进行性视力减退,早期视神经盘轻度肿胀,后期局限性苍白。视野检查可见弓形暗点或扇形暗点与生理盲点相连。FFA示视神经盘早期弱荧光或充盈缺损,晚期视神经盘强荧光。

3.视神经盘血管炎

视神经盘血管炎多见于年轻女性,视力轻度减退,视神经盘充血潮红,轻度隆起(<2~3 D),乳头表面或边缘有小出血。视野可为生理盲点扩大。FFA 显示乳头表面毛细血管扩张渗漏明显。激素治疗效果好。

4.假性视神经盘炎

假性视神经盘炎常发生在双侧,乳头边界不清,色稍红,隆起轻,多不超过 1~2 屈光度,无出血渗出,终身不变。视力正常,视野正常。FFA 正常。

球后视神经炎需与头颅或邻近组织肿瘤相区别,其症状与体征均与球后视神经炎相似,头颅 CT 或 MRI 提示颅内占位。

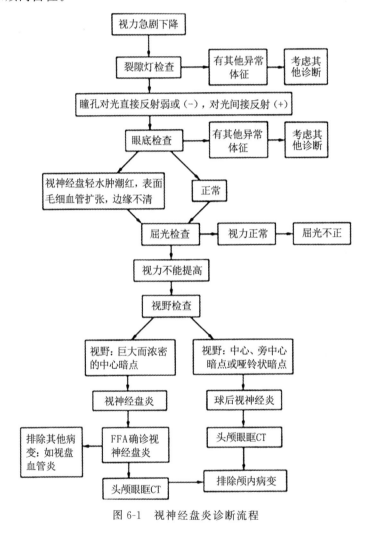

图 6-1 视神经盘炎诊断流程

三、治疗与护理措施

(一)经典治疗

(1)积极寻找病因,针对病因治疗。

(2)大剂量糖皮质激素冲击治疗。视神经炎本身是一种自限性疾病,糖皮质激素治疗在短期内能促进视力的恢复,并延缓多发性硬化的发生,采用静脉大剂量、短期疗程。但在长期效果上没有明显的疗效,对最终的视力没有帮助,因此只适用于重型病例。

(3)配合抗生素。

(4)血管扩张药:局部及全身应用。

(5)改善微循环及神经营养药:B族维生素、三磷酸腺苷(ATP)、辅酶A、肌苷等。

(6)中医中药。

(二)新型治疗

球后视神经炎,由于长时间视神经肿胀可导致神经变性坏死,应考虑开放视神经管治疗。如为蝶窦、筛窦炎症导致的球后视神经炎,视力下降严重时可考虑蝶窦、筛窦手术。神经内科治疗,如多发性硬化、脱髓鞘性疾病等。

(三)治疗流程

治疗流程如图6-2所示。

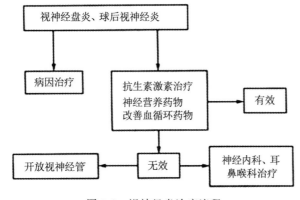

图6-2 视神经炎治疗流程

四、预后评价

经过积极治疗,大多数视神经盘炎病例都可恢复正常,而且病程较短,预后良好,视神经盘颜色变淡或苍白。少数重症患者治疗效果缓慢或无效,病程较久,炎症消退后视神经盘苍白萎缩,视力障碍,预后欠佳。

家族性球后视神经炎病例预后较差,家族性者,多发生于青春期后男性,女性则多为遗传基因携带者。

五、最新进展和展望

关于视神经炎的基础研究取得了很大的成就,如有研究表明HLA-DRB1 * 15基因可能是部分视神经炎患者的遗传易感基因。

很多家族性视神经炎都有特异性基因位点改变,因此基因治疗是目前研究的热点,基因治疗技术已开始被应用到视神经炎的动物实验模型中。基因治疗可能会为那些严重的进行性视神经脱髓鞘的患者带来益处。

随着脂肪抑制和弥散张量成像(DTI)等磁共振成像新技术的应用,以及钆喷酸葡胺(Gd-DTPA)等增强检查药物的应用,活体组织内的细微结构可以被更好地显示出来,为视神经炎的检查提供了较好的技术。功能性成像已开始用于评价视神经炎累及的视神经功能及追踪视神经恢复的情况。

（李晓萍）

第六节　视神经盘水肿

一、概述

视神经盘水肿指视神经盘被动水肿,无原发性炎症,早期无视功能障碍。视神经盘水肿多是其他全身病的眼部表现。

（一）病因

引起视神经盘水肿的疾病很多。①颅内原因有颅内肿瘤、炎症、外伤、先天畸形等;②全身原因有恶性高血压、肾炎、肺心病等;③眶内原因有眼眶占位、眶内肿瘤、血肿、眶蜂窝织炎等;④眼球疾病有眼球外伤或手术使眼压急剧下降等。

（二）发病机制

视神经的轴质流的运输受到阻滞。

二、诊断思路

（一）病史要点

1.症状

常累及双眼,视力多不受影响,视功能可长期保持正常是视神经盘水肿的一个最大特征。少数患者有阵发性黑矇,晚期视神经继发性萎缩,引起视力下降。可伴有头痛、复视、恶心、呕吐等颅内高压症状,或其他全身症状。

2.病史

可有高血压、肾炎、肺心病等其他全身病病史。

（二）查体要点

1.早期型

视神经盘充血,上、下方边界不清,生理凹陷消失,视网膜中央静脉变粗,视网膜中央静脉搏动消失,视神经盘周围视网膜呈青灰色,视神经盘旁存在线状小出血。

2.中期进展型

视神经盘肿胀明显,隆起3～4 D,呈绒毛状或蘑菇形,外观松散,边界模糊,视网膜静脉怒张、迂曲,水肿的乳头表面及其周围可见火焰状出血和渗出,视神经盘周围视网膜呈同心性弧形线。

3.晚期萎缩型

继发性视神经萎缩,视神经盘色灰白,边界模糊,视网膜血管变细。

（三）辅助检查

1.必做检查

（1）视野:①早期生理盲点扩大（见图6-3）;②视神经萎缩时中心视力丧失,周边视野缩窄。

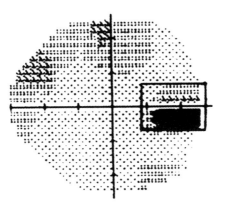

图 6-3 视神经盘水肿视野表现为生理盲点扩大

(2)头颅眼眶 CT:排除颅内病变。

2.选做检查

(1)视觉电生理:了解视神经功能,VEP 表现为大致正常。

(2)FFA:动脉期见视神经盘表层毛细血管辐射状扩张,很快荧光素渗漏,视神经盘呈强荧光染色。

(四)诊断步骤

诊断步骤如图 6-4 所示。

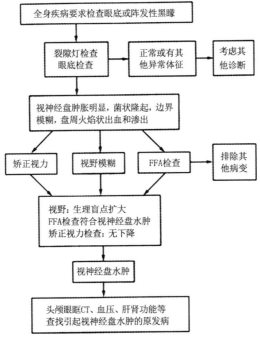

图 6-4 视神经盘水肿诊断流程

(五)鉴别诊断

1.视神经盘炎

突然发病,视力障碍严重,多累及双眼,多见于儿童或青壮年,经激素治疗预后较好。伴眼痛。眼底检查可见视神经盘充血潮红,边缘不清,轻度隆起,表面或边缘有小出血,静脉怒张迂曲或有白鞘。视野检查为中心暗点,色觉改变(红绿色觉异常)。

2.缺血性视神经病变

发病年龄多在 50 岁以上,突然发生无痛性、非进行性视力减退,早期视神经盘轻度肿胀,后期局限性苍白。视野检查可见弓形暗点或扇形暗点与生理盲点相连。FFA 示视神经盘早期低荧光或充盈缺损,晚期视神经盘强荧光。

3.视神经盘血管炎

视神经盘血管炎多见于年轻女性,视力轻度减退,视神经盘充血潮红,轻度隆起,乳头表面或边缘有小出血。视野可为生理盲点扩大。FFA 显示乳头表面毛细血管扩张渗漏明显。激素治疗效果好。

4.假性视神经盘炎

假性视神经盘炎常发生在双侧,视神经盘边界不清,色稍红,隆起轻,多不超过1~2 屈光度,无出血渗出,终身不变。视力正常,视野正常。FFA 正常。

5.高血压性视网膜病变

视力下降,视神经盘水肿稍轻,隆起度不太高,眼底出血及棉绒斑较多,遍布眼底各处,有动脉硬化征象,血压较高,无神经系统体征。

6.视网膜中央静脉阻塞

视力下降严重,发病年龄较大。视神经盘轻微水肿,静脉充盈、怒张迂曲严重,出血多,散布视网膜各处,多单侧发生。

三、治疗与护理措施

(一)经典治疗

1.寻找病因及时治疗

在早期和中期进展时治疗能提高视力。

2.药物治疗

应用高渗脱水剂降低颅内压,如口服甘油、静脉注射甘露醇。辅助用能量合剂(ATP、辅酶A、肌苷等)、B 族维生素类药物。

3.长期视神经盘水肿患者

经常检查视力及视野。

(二)新型治疗

若不能去除病因,药物无效,在观察过程中发现视力开始减退、有频繁的阵发性黑矇发生,必须及时行视神经鞘减压术。

(三)治疗流程

治疗流程如图 6-5 所示。

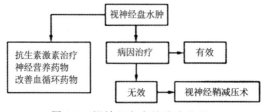

图 6-5　视神经盘水肿治疗流程

四、预后评价

视神经盘水肿可逐渐加重,视力障碍发生较晚。病因若及早去除,视神经盘水肿可于1～2个月后消失,预后良好。然而,长期患有严重的视神经盘水肿,预后很差。视神经盘水肿长期高于5屈光度以上对视功能威胁很大。视网膜静脉明显怒张、迂曲,视网膜上广泛大片出血及棉绒斑的早期出现常提示视功能濒临危险关头,视网膜动脉明显狭窄变细表明视神经已经发生严重变化。视神经盘颜色变白表明视神经已经发生萎缩。

(李晓萍)

第七节 结膜疾病

结膜表面大部分暴露于外界环境中,容易受各种病原微生物的侵袭和物理、化学因素的刺激。正常情况下,结膜组织具有一定的防御能力。当全身或局部的防御能力减弱或致病因素过强时,将使结膜组织发生急性或慢性的炎症,统称为结膜炎。结膜炎是最常见的眼病之一,根据病因可分为细菌性、病毒性、衣原体性、真菌性和变态反应性结膜炎。细菌和病毒感染性结膜炎是最常见的结膜炎。

一、急性细菌性结膜炎

(一)概述

急性细菌性结膜炎是由细菌所致的急性结膜炎症的总称,临床上最常见的是急性卡他性结膜炎和淋球菌性结膜炎,两者均具有传染性及流行性,通常为自限性疾病,病程在2周左右,一般不引起角膜并发症,预后良好。

(二)病因与发病机制

1.急性卡他性结膜炎

以革兰氏阳性球菌感染为主的急性结膜炎症,俗称"红眼病"。常见致病菌为肺炎双球菌、科-韦(Koch-Weeks)杆菌和葡萄球菌等。本病多于春、秋季流行,通过面巾、面盆、手或患者用过的其他用具接触传染。

2.淋球菌性结膜炎

本病主要由淋球菌感染所致,是一种传染性极强、破坏性很大的超急性化脓性结膜炎。由于接触患有淋病的尿道、阴道分泌物或患眼分泌物而引起感染。成人主要为淋球菌性尿道炎的自身感染,新生儿则在通过患有淋球菌性阴道炎的母体产道时被感染。

(三)护理评估

1.健康史

(1)了解患者有无与本病患者接触史,或有无淋球菌性尿道炎史,或患儿母亲有无淋球菌性阴道炎史。成人淋球菌性结膜炎潜伏期为10小时至3天,新生儿则在出生后2～3天发病。

(2)了解患者眼部周围组织的情况。

2.症状与体征

(1)起病急,潜伏期短,常累及双眼。自觉眼睛刺痒、异物感、灼热感、畏光、流泪。

(2)急性卡他性结膜炎的症状为眼睑肿胀、结膜充血,以睑部及穹隆部结膜最为显著,重者出现眼睑及结膜水肿,结膜表面覆盖一层伪膜,易擦掉。眼分泌物增多,多呈黏液或脓性,常发生晨起睁眼困难,上、下睑睫毛被粘住的情况。Koch-Weeks杆菌或肺炎双球菌所致的急性卡他性结膜炎可发生结膜下出血斑点。

(3)淋球菌性结膜炎病情发展迅速,单眼或双眼先后发病,眼痛流泪、畏光,眼睑及结膜高度水肿、充血,睁眼困难,肿胀的球结膜掩盖角膜周边或突出于睑裂。睑结膜可见小出血点及薄层伪膜。初期分泌物为浆液性或血水样,不久转为黄色脓性,量多而不断溢出,故又称脓漏眼。淋球菌侵犯角膜,严重影响视力,重者耳前淋巴结肿痛,为引起淋巴结病变的仅有的细菌性结膜炎。

细菌培养可见相应的细菌,即肺炎双球菌、Koch-Weeks杆菌、淋球菌等。

3.心理、社会状况评估

急性结膜炎起病急,症状重,结膜充血、水肿明显且有大量分泌物流出,影响外观,患者容易产生焦虑情绪,同时还要实行接触性隔离,患者容易产生孤独情绪。护士应评价患者的心理状态、对疾病的认识程度及理解、接受能力。

4.辅助检查

(1)早期结膜刮片及结膜囊分泌物涂片中有大量多形核白细胞及细菌,提示有细菌性感染,必要时还可做细菌培养及药物敏感试验。

(2)革兰氏染色,显微镜下可见上皮细胞和中性粒细胞内或外的革兰氏阴性双球菌,提示有淋球菌性结膜炎。

(四)护理诊断

1.疼痛

疼痛与结膜炎症累及角膜有关。

2.潜在并发症

角膜炎症、溃疡和穿孔、眼内炎、眼睑脓肿、脑膜炎等。

3.知识缺乏

缺乏急性结膜炎的预防知识。

(五)护理措施

(1)向患者解释本病的发病原因、病程进展和疾病预后,解除患者的忧虑,使其树立战胜疾病的信心,配合治疗。

(2)结膜囊冲洗,以清除分泌物,保持清洁。常用的冲洗液有生理盐水、3%硼酸溶液。淋球菌性结膜炎用0.2‰的青霉素溶液冲洗。冲洗时使患者取患侧卧位,以免冲洗液流入健眼。冲洗动作应轻柔,以免损伤角膜。如有假膜形成,应先除去假膜再冲洗。

(3)遵医嘱留取结膜分泌物送检,行细菌培养及药物敏感试验。

(4)药物护理:常用滴眼液有0.25%氯霉素、0.5%新霉素、0.1%利福平,每1～2小时滴眼1次,夜间涂眼药膏。淋球菌感染则局部和全身用药并重,遵医嘱使用阿托品软膏散瞳。

(5)为减轻不适感,建议佩戴太阳镜。炎症较重者,为减轻充血、灼热等不适症状,可行冷敷。禁忌包扎患眼,因包盖患眼,使分泌物排出不畅,不利于结膜囊清洁,反而有利于细菌的生长繁殖,加剧炎症。健眼可用眼罩保护。

(6)严密观察角膜刺激征或角膜溃疡症状。对于淋球菌性结膜炎,还要注意观察患者有无全身并发症的发生。

(7)对传染性结膜炎急性感染期的患者应实行接触性隔离。①注意洗手和个人卫生,勿用手拭眼,勿进入公共场所和游泳池,以免交叉感染。接触患者前后的手要立即彻底冲洗与消毒。②向患者和其家属传授结膜炎预防知识,提倡一人一巾一盆。嘱淋球菌性尿道炎患者注意便后立即洗手。③双眼患病者实行一人一瓶滴眼液。单眼患病者,实行一眼一瓶滴眼液。做眼部检查时,应先查健眼,后查患眼。④接触过眼分泌物和病眼的仪器、用具等都要及时消毒隔离,用过的敷料要烧毁。⑤患有淋球菌性尿道炎的孕妇须在产前治愈。未愈者,婴儿出生后,立即用1%硝酸银液或0.5%四环素或红霉素眼药膏涂眼,以预防新生儿淋球菌性结膜炎。

二、病毒性结膜炎

(一)概述

病毒性结膜炎是一种常见的急性传染性眼病,由多种病毒引起,传染性强,好发于夏、秋季,在世界各地引起过多次大流行,通常有自限性。临床上以流行性角结膜炎、流行性出血性结膜炎最常见。

(二)病因与发病机制

1.流行性角结膜炎

流行性角结膜炎由8型、19型、29型和37型腺病毒引起。

2.流行性出血性结膜炎

流行性出血性结膜炎由70型肠道病毒引起。

(三)护理评估

1.健康史

(1)了解患者有无病毒性结膜炎接触史,或其工作、生活环境中有无病毒性结膜炎流行史。

(2)了解患者发病时间,评估其潜伏期。

2.症状与体征

(1)潜伏期长短不一。流行性角结膜炎约7天,流行性出血性结膜炎约在24小时内发病,多为双眼。

(2)流行性角结膜炎的症状与急性卡他性结膜炎相似,自觉异物感、疼痛、畏光、流泪及水样分泌物。眼睑充血水肿,睑结膜滤泡增生,可有假膜形成。

(3)流行性出血性结膜炎症状较急性卡他性结膜炎重,常见球结膜点状、片状出血,分泌物为水样。耳前淋巴结肿大、压痛。角膜常被侵犯,发生浅层点状角膜炎。

(4)部分患者可有头痛、发热、咽痛等上呼吸道感染症状。

3.心理、社会状况评估

因患者被实行接触性隔离,容易产生焦虑情绪。护士应评价患者的心理状态,对疾病的认识程度和理解、接受能力等。

4.辅助检查

分泌物涂片镜检可见单核细胞增多,并可分离到病毒。

（四）护理诊断

1.疼痛

眼痛与病毒侵犯角膜有关。

2.知识缺乏

缺乏有关结膜炎的防治知识。

（五）护理措施

（1）加强心理疏导，告知患者治疗方法、预后及接触性隔离的必要性，消除其焦虑情绪。

（2）药物护理：抗病毒滴眼液以 0.5％利巴韦林、1％碘苷、3％阿昔洛韦等配制，每小时滴眼1 次；合并角膜炎、混合感染者，可配合使用抗生素滴眼液；角膜基质浸润者可酌情使用糖皮质激素，如0.02％氟美童等。

（3）生理盐水冲洗结膜囊，行局部冷敷以减轻充血和疼痛，注意消毒隔离。

（4）做好传染性眼病的消毒隔离和健康教育，防止疾病的传播。

三、沙眼

（一）概述

沙眼是由沙眼衣原体引起的一种慢性传染性结膜角膜炎，因其睑结膜面粗糙不平，形似沙粒，故名沙眼。其并发症常损害视力，甚至导致失明。

（二）病因与发病机制

沙眼是由 A 抗原型沙眼衣原体、B 抗原型沙眼衣原体、C 抗原型沙眼衣原体或 Ba 抗原型沙眼衣原体感染结膜角膜所致的，通过直接接触眼分泌物或污染物传播。

（三）护理评估

1.健康史

（1）沙眼多发生于儿童及青少年，男女老幼皆可罹患。其发病率和严重程度与环境卫生、生活条件及个人卫生有密切关系。在流行地区沙眼常有重复感染现象。

（2）其潜伏期为 5～14 天，常为双眼急性或亚急性发病。急性期过后的 1～2 个月转为慢性期，急性期可不留瘢痕而愈。在慢性期，结膜病变被结缔组织所代替而形成瘢痕。

2.症状与体征

（1）急性期有异物感、刺痒感、畏光、流泪、少量黏性分泌物。体征为眼睑红肿、结膜明显充血、乳头增生。

（2）慢性期症状不明显，仅有眼痒、异物感、干燥和烧灼感。体征为结膜充血减轻，乳头增生和滤泡形成，角膜缘滤泡发生瘢痕化改变，称为赫伯特（Herbet）小凹，若有角膜并发症，可出现不同程度的视力障碍及角膜炎症。可见沙眼的特有体征，即角膜血管翳（角巩膜缘血管扩张并伸入角膜）和睑结膜瘢痕。

（3）晚期并发症：睑内翻、倒睫、上睑下垂、睑球粘连、慢性泪囊炎、结膜角膜干燥症和角膜混浊。

3.心理、社会状况评估

（1）注意评估患者生活或工作的环境卫生、生活居住条件和个人生活习惯。

（2）评估患者的文化层次、对疾病的认识程度、心理特点。

4.辅助检查

结膜刮片行 Giemsa 染色可找到沙眼包涵体；应用荧光抗体染色法或酶联免疫法，可测定沙眼衣原体抗原，这是确诊的依据。

（四）护理诊断

1.疼痛

异物感、刺痛与结膜炎症有关。

2.潜在并发症

倒睫、睑内翻、上睑下垂、睑球粘连、慢性泪囊炎等。

3.知识缺乏

缺乏沙眼预防及治疗知识。

（五）护理措施

（1）遵医嘱按时滴用抗生素滴眼液，每日 4～6 次，晚上涂抗生素眼药膏，教会患者及其家属正确使用滴眼液和涂眼药膏的方法，注意随访观察药物疗效。

（2）急性沙眼或严重的沙眼，可遵医嘱全身治疗，可口服阿奇霉素、多西环素、红霉素和螺旋霉素等。

（3）积极治疗并发症，介绍并发症及后遗症的治疗方法。如倒睫可选电解术，睑内翻可行手术矫正，角膜混浊可行角膜移植术，参照外眼手术护理常规和角膜移植护理常规，向患者解释手术目的、方法，使患者缓解紧张心理，积极配合治疗。

（4）健康教育：①向患者宣传沙眼并发症的危害性，做到早发现、早诊断、早治疗，尽量在疾病早期治愈。②沙眼病程长，容易反复，向患者说明坚持长期用药的重要性，一般要用药 6～12 周，重症者需要用药半年以上。③指导患者和其家属做好消毒隔离，预防交叉感染，接触患者分泌物的物品通常选用煮沸和 75％乙醇消毒法消毒。④培养良好的卫生习惯，不与他人共用毛巾、脸盆、手帕，注意揉眼卫生，防止交叉感染。⑤选择卫生条件好的地方理发、游泳、洗澡等。

四、翼状胬肉

（一）概述

翼状胬肉是指睑裂区增殖的球结膜及结膜下组织侵袭到角膜上，呈三角形，尖端指向角膜，形似翼状。翼状胬肉通常累及双眼，多见于鼻侧。

（二）病因与发病机制

其病因尚不十分明确，一般认为与结膜慢性炎症、风沙、粉尘等长期刺激使结膜组织变性、肥厚及增生有关，也可能与长期紫外线照射导致角膜缘干细胞损害有关，故多见于户外工作者，如渔民、农民、勘探工人等。

（三）护理评估

1.健康史

（1）了解患者的发病时间。

（2）评估患者的视力情况。

2.症状与体征

（1）小的翼状胬肉一般无症状，偶有异物感。若侵及瞳孔可影响视力。

（2）初起时，球结膜充血肥厚，结膜下有三角形变性增厚的膜样组织，表面有血管走行。常发生于鼻侧,也可发生于颞侧,或鼻侧、颞侧同时存在。

(3)三角形翼状胬肉的尖端为头部,角膜缘处为颈部,球结膜上处为体部。进行性翼状胬肉的头部前端角膜呈灰白色浸润,颈部及体部肥厚充血。静止性翼状胬肉的头部前方角膜透明,颈部及体部较薄且不充血。

3.心理、社会状况评估

(1)注意评估患者的年龄、职业、生活或工作的环境卫生,生活居住条件和个人生活习惯。

(2)评估患者的文化层次、对疾病的认识程度、心理特点。

4.辅助检查

裂隙灯检查以确定损害范围、角膜完整性及厚度变化。

(四)护理诊断

1.自我形象混乱

与翼状胬肉生长在睑裂,影响美观有关。

2.知识缺乏

缺乏翼状胬肉的防治知识。

(五)护理措施

(1)静止性翼状胬肉不侵入瞳孔区者一般不予手术,以免手术刺激促进其发展;积极防治眼部慢性炎症,避免接触有关致病因素;户外活动时戴防风尘及防紫外线眼镜,避免风尘、阳光的刺激。

(2)进行性翼状胬肉未侵及瞳孔区,不影响视力时,局部可用糖皮质激素滴眼液滴眼或结膜下注射。小而无需治疗者,应做好病情解释工作,并嘱患者定期复查。

(3)手术治疗患者,参照外眼手术护理。术前3天滴抗生素滴眼液。介绍手术过程和配合方法,消除患者的紧张心理,使其积极配合手术。

(4)术后嘱患者注意眼部卫生,一般于7~10天后拆除缝线。定期复查,观察患者是否有胬肉复发,复发率可高达20%~30%。

(5)为预防术后复发,可应用X射线照射、丝裂霉素C给药等。

(李晓萍)

第八节　屈光不正和弱视

临床上将眼的屈光状态分为两类,即屈光正常(正视眼)、屈光不正(非正视眼)。在眼调节的松弛状态下,外界平行光线进入眼内经眼的屈光系统屈折后,不能聚焦在视网膜黄斑中心凹上,称为屈光不正。屈光不正包括近视、远视和散光。外界光线经过眼的屈光系统折射在视网膜上,形成清晰的物像,称为眼的屈光作用。眼屈光作用的大小称为屈光力,单位是屈光度,简写为D。

一、近视

(一)概述

近视眼是指在眼调节的松弛状态下,平行光线经过眼的屈光系统屈折后,聚焦在视网膜之前,在视网膜上形成一个弥散环,导致看远处目标模糊不清。近视眼按度数可分为三类:轻度小于-3.00 D,中度为-3.00 D～-6.00 D,高度大于-6.00 D。

(二)病因与发病机制

1.遗传因素

高度近视可能为常染色体隐性遗传。中低度近视可能为多因子遗传,既服从遗传规律又有环境因素参与,而以环境因素为主。其中,高度近视比低度近视与遗传因素的关系更为密切。

2.发育因素

婴幼儿时期眼球较小,为生理性远视,随着年龄增长,眼球各屈光成分协调生长,逐步变为正视。若眼轴过度发育,即成为轴性近视。

3.环境因素

青少年学生与近距离工作者中近视眼较多,主要与长时间近距离阅读、用眼卫生不当有关。此外,营养成分的失调、使用工具不符合学生的人体工程力学要求、大气污染、微量元素的不足等也是近视的诱发因素。

(三)护理评估

1.健康史

注意询问患者有无视疲劳、眼外斜视及近视家族史等。了解患者佩戴眼镜史及用眼卫生情况、发现近视的时间及近视的进展程度。

2.症状与体征

(1)视力:近视最突出的症状是远视力减退、近视力正常。

(2)视力疲劳:近视初期常有远视力波动,注视远处物体时喜眯眼,容易产生视疲劳,常见于低度近视者,但症状较远视者轻。

(3)视疲劳与外斜视。视疲劳重者可发展为外斜视,是调节与集合平衡失调的结果,机体为使调节与集合间固有的不平衡能够维持暂时的平衡,故容易产生视疲劳。看近时不用或少用调节,造成平衡紊乱即产生眼位变化,斜视眼为近视度数较高的眼。

(4)眼球前后径变长:多见于高度近视,属轴性近视。

(5)眼底高度近视可引起眼底退行性变化和眼球突出,出现豹纹状眼底、近视弧形斑、脉络膜萎缩甚至巩膜后葡萄肿、黄斑出血等变化。周边部视网膜可出现格子样变性和视网膜裂孔,增加视网膜脱离的危险。

(6)并发症:如玻璃体异常(液化、混浊、后脱离)、视网膜脱离、青光眼、白内障等,以高度近视者为多见。

3.心理、社会状况评估

有部分患者认为佩戴眼镜影响外观而表现为不愿意配合。需要评估患者的学习、生活和工作环境及对近视的认识程度。

4.辅助检查

常用的屈光检查方法包括客观验光法、主觉验光法、睫状肌麻痹验光法。对于高度近视中有眼底改变的患者,应进行荧光素眼底血管造影或吲哚青绿血管造影。

(四)护理诊断

1.视力下降

视力下降与屈光介质屈光力过强有关。

2.知识缺乏

缺乏近视眼及其并发症的防治知识。

3.潜在并发症

视网膜脱离、术后伤口感染、上皮瓣移位、角膜混浊、高眼压等。

(五)护理措施

1.用眼卫生指导

(1)避免长时间连续用眼,一般持续用眼1小时应休息5~10分钟。

(2)保持良好的学习、工作姿势。不躺在床上、车厢内阅读,不在太阳直射下或光线昏暗处阅读。双眼平视或轻度向下注视荧光屏,眼睛与电脑荧光屏的距离应在60 cm以上。

(3)高度近视患者应避免剧烈运动,如打篮球、跳水等,防止视网膜脱落。

(4)饮食以富含蛋白质、维生素的食物为主,如新鲜水果、蔬菜、动物肝脏、鱼等。

(5)定期检查视力,建议半年复查一次,根据屈光检查结果及时调整眼镜度数。

2.配镜矫正护理

向患者及其家长解释近视视力矫正的重要性及可能的并发症,纠正"戴眼镜会加深近视度数"的错误认知。建议在睫状肌麻痹状态下验光,可取得较为准确的矫正度数。

(1)佩戴框架眼镜的护理。框架眼镜是最常用和最好的方法,配镜前须先经准确验光确定近视度数,镜片选择以获得最佳视力的最低度数凹透镜为宜。指导患者和其家属学会眼镜护理:①坚持双手摘戴眼镜,单手摘戴若力度过大会使镜架变形;②戴眼镜的位置正确,将镜片的光学中心对准眼球中心部位,才能发挥眼镜的正确功能;③镜架沾上灰尘时,用流水冲洗,再用眼镜专用布或软纸拭干;④参加剧烈运动时不要戴眼镜,以免眼镜受到碰撞。

(2)佩戴角膜接触镜的护理。①根据不同材料的角膜接触镜的不同特点予以护理指导:软镜验配简单,佩戴舒适;角膜塑形镜(OK镜)睡眠时佩戴,起床后取出;硬性透氧性接触镜(RGP)验配较复杂,必须严格按规范验配,佩戴前须向患者详细交代注意事项,使患者充分了解其重要性,以提高患者的依从性。初次戴镜通常第1天戴5~6小时,然后每天延长1~2小时,1周左右后每日可佩戴12~16小时,期间必须定期复查。②养成良好的卫生习惯,取、戴前均应仔细洗手,定期更换镜片。③避免超时佩戴和过夜佩戴(OK镜除外)。④若戴镜后刺激症状强烈,应摘下重新清洗后再戴,如有异物感、灼痛感应马上停戴。⑤游泳时不能戴镜片。

3.屈光手术护理

目前屈光手术治疗的方法如下。

(1)角膜屈光手术:分为非激光手术与激光手术。非激光手术包括放射状角膜切开术、表层角膜镜片术、角膜基质环植入术。激光手术包括准分子激光角膜切削术(PRK)、激光角膜原位磨镶术(LASIK)、准分子激光角膜上皮瓣原位磨镶术(LASEK)。

1)角膜屈光手术前的护理:按手术常规做好术前准备。①佩戴隐形眼镜者,手术前的眼部检查须在停戴48~72小时后进行;长期佩戴者须停戴1~2周;佩戴硬镜者须停戴4~6周。②冲洗结膜囊和泪道,如发现感染灶,要先治疗后再行手术。按医嘱滴用抗生素滴眼液。③注意充分休息,以免眼调节痉挛。④全面的眼部检查,包括视力、屈光度、眼前段、眼底、瞳孔直径、眼压、角膜地形图、角膜厚度和眼轴测量等。⑤告知患者,术后短时间内视力可能不稳定,会有逐步适应的过程。

2)角膜屈光手术后护理:①3天内避免洗头,洗脸洗头时,不要将水溅入眼内;②1周内不要揉眼睛,最好避免看书报等,外出佩戴太阳镜,避免碰伤,近期避免剧烈运动和游泳;③进清淡饮食,避免刺激性食物;④遵医嘱用药和复查,如出现眼前黑点、暗影飘动、突然视力下降等症状,应立即门诊复查。

(2)眼内屈光手术:目前已开展的手术治疗方法有白内障摘除及人工晶体植入术、透明晶状体摘除及人工晶体植入术、晶状体眼人工晶体植入术。

(3)巩膜屈光手术:如后巩膜加固术、巩膜扩张术等,巩膜屈光手术后注意观察有无眼球运动障碍、出血、复视、植入物排斥等并发症。

二、远视

(一)概述

远视眼是指在眼调节的松弛状态下,平行光线经眼的屈光系统屈折后,焦点聚在视网膜后面的一种屈光状况。远视眼按度数可分为三类:轻度小于+3.00 D,中度为+3.00 D~+5.00 D,高度大于+5.00 D。远视按屈光成度分为轴性远视和屈光性远视。

(二)病因与发病机制

1.轴性远视

眼的屈光力正常,眼球前后径较正常眼短,为远视最常见的原因。初生婴儿有2~3 D远视,在生长发育过程中,慢慢减少,约到成年成为正视或接近正视。如因发育原因,眼轴不能达到正常长度,即成为轴性远视。

2.屈光性远视

眼球前后径正常,由于眼的屈光力较弱所致。其原因一是屈光间质的屈光指数降低;二是角膜或晶状体弯曲度降低,如扁平角膜;三是晶状体全脱位或无晶状体眼。

(三)护理评估

1.健康史

注意询问患者有无远视家族史,了解患者佩戴眼镜史、用眼卫生情况、发现远视的时间及远视的进展程度。

2.症状与体征

(1)视疲劳是远视最突出的临床症状,表现为视物模糊、头痛、眼球眼眶胀痛、畏光、流泪等。闭目休息后,症状减轻或消失。尤其以长时间近距离工作时明显,这是由于眼调节过度产生的,多见于高度远视和35岁以上患者。

(2)视力障碍:轻度远视的青少年,由于其调节力强,远近视力可不受影响;远视程度较高,或因年龄增加而调节力减弱者,远视力好,近视力差;高度远视者,远近视力均差,极度使用调节仍不能代偿;远视程度较重的幼儿,常因过度使用调节,伴过度集合,易诱发内斜视。看近处小目标时,内斜加重,称为调节性内斜视。若内斜持续存在,可产生斜视性弱视。

(3)眼底:高度远视眼球小,视神经盘小而色红,边界较模糊,稍隆起,形似视神经盘炎,但矫正视力正常,视野无改变,长期观察眼底像不变,称为假性视神经盘炎。

3.心理、社会状况评估

轻度远视不易被发现,常在体检时才被发现;部分患者认为佩戴眼镜影响外观而表现为不愿意配合。需评估远视对患者学习、生活和工作环境的影响及患者对远视的认知程度。

4.辅助检查

屈光检查方法:客观验光法、主觉验光法、睫状肌麻痹验光法。

（四）护理诊断

1.知识缺乏

缺乏正确佩戴眼镜的知识。

2.舒适改变

舒适度改变与过度调节引起的眼球、眼眶胀痛,视疲劳有关。

3.视力下降

视力下降与眼球屈光力弱或眼轴过短有关。

（五）护理措施

（1）向患者及其家属介绍远视眼的防治知识。①轻度远视,无症状者不需矫正,但若有视疲劳和内斜视,即使远视度数低也应戴镜;中度远视或中年以上患者应戴镜矫正以提高视力,消除视疲劳,防止内斜视发生。②原则上远视眼的屈光检查应在睫状肌麻痹状态下进行,用凸透镜矫正。每半年进行1次视力复查,根据屈光检查结果及时调整眼镜度数。12周岁以下者或调节能力强者应采用睫状肌麻痹剂散瞳验光配镜。③保持身心健康,生活有规律,锻炼身体,增强体质,保持合理的饮食习惯,避免偏食。

（2）观察患者视力及屈光度的改变以及有无眼位改变。

三、散光

（一）概述

散光是指由于眼球各屈光面在各径线（子午线）的屈光力不等,平行光线进入眼内不能在视网膜上形成清晰物像的一种屈光不正现象。

（二）病因与发病机制

本病最常见的病因是角膜和晶状体各径线的曲率半径大小不一致,通常以水平及垂直两个主径线的曲率半径差别最大。发病还可能与遗传、发育、环境、饮食、角膜瘢痕等因素有关。

根据屈光径线的规则性,可将散光分为规则散光和不规则散光两种类型。

（1）规则散光是指屈光度最大和最小的两条主子午线互相垂直,用柱镜片可以矫正,是最常见的散光类型。规则散光可分为顺规散光、逆规散光和斜向散光。根据各子午线的屈光状态,规则散光也可分为五种:单纯远视散光、单纯近视散光、复性远视散光、复性近视散光和混合散光。

（2）不规则散光是指最大和最小屈光力的主子午线互相不垂直,如圆锥角膜、角膜瘢痕等,用柱镜片无法矫正。

（三）护理评估

1.健康史

了解患者发现散光的年龄及佩戴眼镜史。

2.症状与体征

（1）视疲劳:头痛、眼胀、流泪、看近物不能持久、单眼复视、视力不稳定以及看书错行等。

（2）视力:散光对视力的影响取决于散光的度数和轴向。散光度数越高或斜轴散光对视力影响大,逆规散光比顺规散光对视力影响大。低度散光对视力影响不大;高度散光者远、近视力均下降。

（3）眯眼:以针孔或裂隙作用来减少散光。散光者看远看近均眯眼,而近视者仅在看远时眯眼。

（4）散光性弱视:幼年时期的高度散光易引起弱视。

(5)代偿头位:利用头位倾斜和斜颈等自我调节,以求得较清晰的视力。

(6)眼底:眼底检查有时可见视神经盘呈垂直椭圆形,边缘模糊,用检眼镜不能很清晰地看清眼底。

3.心理、社会状况评估

评估患者的情绪和心理状态。评估患者的年龄、性别、学习、生活、工作环境以及对散光的认知程度。

4.辅助检查

屈光检查的方法有客观验光法、主觉验光法、睫状肌麻痹验光法。

(四)护理诊断

1.知识缺乏

缺乏散光的相关知识。

2.舒适改变

舒适改变与散光引起的眼酸胀、视疲劳有关。

3.视力下降

视力下降与眼球各屈光面在各子午线的屈光力不等有关。

(五)护理措施

(1)向患者及其家属宣传散光的相关知识,若出现视物模糊、视疲劳、散光,应及时矫正,防止发生弱视。规则散光可戴柱镜矫正,如不能适应全部矫正可先以较低度数矫正,再逐渐增加度数。不规则散光可佩戴硬性透氧性角膜接触镜(RGP)矫正,佩戴时需要先适应一定的时间。手术方法包括准分子激光屈光性角膜手术和散光性角膜切开术。

(2)护理要点:①避免用眼过度导致视疲劳;②高度散光常伴有弱视,在矫正散光的同时进行弱视治疗;③定期检查视力,青少年一般每半年检查一次,以及时发现视力及屈光度的改变,从而及时调整眼镜度数;④保持身心健康,生活有规律,锻炼身体,增强体质,保持合理的饮食习惯,避免偏食;⑤注意眼镜和角膜接触镜的护理和保养。

四、老视

(一)概述

老视又称老花,是指随着年龄的增加,眼的调节功能日益减退,近距离阅读或工作日渐困难的一种生理现象,一般出现在 40~45 岁。

(二)病因与发病机制

随着年龄增长,晶状体逐渐硬化,弹性下降,睫状肌功能逐渐减弱,因而眼的调节力变小,近点逐渐远移,近视力愈来愈低。这是一种由于年龄所致的生理性调节力减弱的现象。

(三)护理评估

1.健康史

(1)了解患者有无视疲劳和佩戴眼镜的情况。

(2)了解患者的工作性质、阅读习惯、老视发生年龄等。

2.症状与体征

(1)视近物困难:初期近点逐渐远移,需将注视目标放得远些才能看清。在光线不足的情况下,近视力更差。随着年龄增长,即使将注视目标尽量放远,也无法看清。

（2）视疲劳:头痛、眼胀、流泪、看近物不能持久、单眼复视、视力不稳定、看书错行等。

3.心理、社会状况评估

由于老视者近视力是逐渐下降的,容易发现不及时,需评估患者的用眼情况,了解患者年龄、职业、生活和工作环境以及对本病的认知程度。

4.辅助检查

屈光检查方法有客观验光法、主觉验光法、睫状肌麻痹验光法。

（四）护理诊断

1.镜片选择

了解老视者的工作性质和阅读习惯,选择合适的镜片,使患者在阅读时视力能保持持久的清晰和舒适,缓解视疲劳症状。单光镜是首次佩戴眼镜者的较好选择,但它只适合看近时。双光眼镜弥补了单焦镜远近不能兼顾的不足,但外观不美,而且常出现图像跳动现象;近年推出的渐变多焦点镜能满足远、中、近不同距离的视觉需求,验配前要了解佩戴者的视觉需求,并指导其正确使用。戴近距离用的凸透镜,镜片的屈光度依年龄和原有的屈光状态而定。一般规律是,原为正视眼者,45 岁佩戴＋1.00 D,50 岁佩戴＋2.00 D,60 岁佩戴＋3.00 D;非正视眼者,老视眼镜的屈光度数为上述年龄所需的屈光度与原有屈光度的代数和。

2.健康指导

避免用眼过度导致视疲劳。老视一般从 45 岁开始发生,随着年龄增长,老视程度逐渐加重,老视眼镜的度数应随着年龄改变而调整。保持身心健康,生活有规律,锻炼身体,增强体质及保持合理的饮食习惯。

五、弱视

（一）概述

弱视是指眼部无明显器质性病变,但在视觉发育期间,由于各种原因引起视觉细胞有效刺激不足,导致单眼或双眼最好矫正视力低于 0.8 的一种视觉状态。弱视在学龄前儿童及学龄儿童的患病率为1.3％～3％,是一种可治疗的视力缺损性常见眼病,发现越早,治疗越早,预后越好。

（二）病因与发病机制

按发病机制的不同,弱视一般可分为如下几种。

1.斜视性弱视

为消除和克服斜视引起的复视和视觉紊乱,大脑视皮层中枢主动抑制由斜视眼传入的视觉冲动,该眼的黄斑功能长期被抑制而形成弱视。

2.屈光参差性弱视

一眼或两眼有屈光不正,两眼屈光参差较大,使两眼在视网膜上的成像大小不等,融合困难,大脑视皮层中枢抑制屈光不正程度较重的一眼,日久便形成弱视。

3.屈光性弱视

屈光性弱视多见于双眼高度远视或高度近视者,在发育期间未能矫正,使所成的像不能清晰聚焦于黄斑中心凹,造成视觉发育的抑制,而形成弱视。

4.形觉剥夺性弱视

由于先天性或早期获得的各种因素导致视觉刺激降低,如眼屈光间质混浊（如白内障、角膜瘢痕等）、完全性上睑下垂、不恰当的眼罩遮盖眼等,妨碍视网膜获得足够光刺激,而干扰了视觉的正常发育过程,造成弱视。

5.先天性弱视

器质性弱视,如新生儿视网膜或视路出血和微小眼球震颤。

(三)护理评估

1.健康史

向家长询问患儿出生时情况,有无眼病,有无不当遮眼史,有无复视和头位偏斜,有无家族史,了解患儿诊治经过。

2.症状与体征

视力减退,临床上将屈光矫正后视力在0.6~0.8者定为轻度弱视,在0.2~0.5者定为中度弱视,不大于0.1者定为重度弱视。但在暗淡光线下,弱视眼的视力改变不大,临床上弱视患儿往往无主诉,常在视觉检查时发现异常。视力测定在散瞳后进行会更准确,常用方法如下。

(1)2岁以内婴幼儿。①观察法,婴幼儿的视力检查比较困难,不伴有斜视的弱视则更不易被发现。可用临床观察法衡量婴幼儿的视力,如交替遮盖法,先后交替遮盖患儿的一只眼,观察和比较其反应,或用一件有趣的图片或玩具引逗他,连续移动,根据患儿的单眼注视和追随运动评估其视力。②视动性眼球震颤方法,利用能旋转的黑色条纹的眼震鼓,观察眼动状态。

(2)2~4岁儿童。用图形视力表或E视力表检测其视力。检测时应完全遮盖一眼,有拥挤现象(对单个字体的识别能力比对同样大小但排列成行的字体的识别能力要强)。

(3)5岁以上儿童与成人一样,用E视力表检测。

3.心理、社会状况评估

由于弱视患者多为年幼患儿,除应评估患者的年龄、受教育水平、生活方式和环境外,还应评估患儿家属接受教育的水平、对疾病的认识程度、心理障碍程度、社会支持系统的支持程度等。

4.辅助检查

详见症状与体征相关内容。

(四)护理诊断

1.感知改变

感知改变与弱视致视力下降有关。

2.潜在并发症

健眼遮盖性弱视。

3.知识缺乏

缺乏弱视的防治知识。

(五)护理措施

(1)向患儿和其家属详细解释弱视的危害性、可逆性、治疗方法及注意事项等,取得他们的信任与合作。随着弱视眼视力的提高,受抑制的黄斑中心凹开始注视,但由于双眼视轴不平行(如斜视等),打开双眼后可出现复视,这是治疗有效的现象,应及时向家属解释清楚。只要健眼视力不下降,就应继续用遮盖疗法。矫正斜视和加强双眼视功能训练,复视能自行消失。

(2)治疗方法的指导。①常规遮盖疗法指导。利用遮盖视力较好一眼,即优势眼,消除双眼相互竞争中优势眼对弱视眼的抑制作用,强迫弱视眼注视,同时让大脑使用被抑制眼,提高弱视眼的固视能力和提高视力,这是弱视患儿最有效的治疗方法。遮盖期间鼓励患儿用弱视眼做描画、写字、编织、穿珠子等需要精细目力的作业。遵照医嘱选择具体遮盖比例,健眼必须严格和彻底遮盖,应避免偷看,同时警惕遮盖性弱视发生;定期随访,每次复诊都要检查健眼视力及注视性质。同时因遮盖疗法改变了患者的外形,应予以心理疏导。②压抑疗法,即利用过矫、欠矫镜片或睫状肌麻痹剂抑制健眼看远和(或)看近的视力;视觉刺激疗法(光栅疗法);红色滤光胶片疗法等。③后像疗法,即平时遮盖弱视眼,治疗时盖健眼,用强光炫耀弱视眼(黄斑中心凹 3°～5°用黑影遮盖保护),再于闪烁的灯光下,注视某一视标,此时被保护的黄斑区可见视标,而被炫耀过的旁黄斑区则看不见视标。每天 2～3 次,每次 15～20 分钟。

(3)调节性内斜视经镜片全矫后,应每半年至 1 年检眼一次,避免长期戴远视镜片而引起调节麻痹。为巩固疗效、防止弱视复发,所有治愈者均应随访观察,一直到视觉成熟期,随访时间一般为 3 年。

(李晓萍)

第七章　风湿免疫科疾病的护理

第一节　系统性红斑狼疮

一、概述

系统性红斑狼疮(systemic lupus erythematosus,SLE)是自身免疫介导的,以免疫性炎症为突出表现的弥漫性结缔组织病。血清中出现以抗核抗体为代表的多种自身抗体和多系统受累是SLE的两个主要临床特征。该病多数为慢性起病,病程迁延反复,死亡原因主要是感染、肾衰竭和中枢神经系统病变。SLE好发于生育年龄的女性,多见于15~45岁的人群,女性与男性的比例为7/1~9/1,患病率为0.7‰。

二、病因与病理生理

遗传、感染、环境、性激素、药物等综合因素所致的免疫紊乱导致了SLE的发生。其基本病理改变是免疫复合物介导的血管炎。

三、临床表现

SLE的临床表现复杂多样。多数呈隐匿起病,开始时仅累及1~2个系统,表现为轻度的关节炎、皮疹、隐匿性肾炎、血小板减少性紫癜等,部分患者长期稳定在亚临床状态或轻型狼疮,部分患者可由轻型突然变为重症狼疮,更多的则由轻型逐渐转变为多系统损害,也有一些患者一起病就累及多个系统,甚至表现为狼疮危象。SLE的自然病程多表现为病情加重与缓解的交替。

(一)全身表现

患者常常出现发热,可能是SLE活动的表现,但应除外感染因素,尤其需要警惕在免疫抑制治疗中出现的发热。疲乏是SLE常见但容易被忽视的症状,常是狼疮活动的先兆。

(二)皮肤与黏膜

在鼻梁和双颧颊部呈蝶形分布的红斑是SLE特征性的改变,其他皮肤损害还有光敏感、脱发、手足掌面红斑、甲周红斑、盘状红斑、结节性红斑、脂膜炎、网状青斑、雷诺现象等。

(三)关节和肌肉

常出现对称性多关节疼痛、肿胀,通常不引起骨质破坏。SLE可出现肌痛和肌无力,少数可

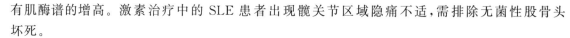

有肌酶谱的增高。激素治疗中的 SLE 患者出现髋关节区域隐痛不适,需排除无菌性股骨头坏死。

（四）肾脏损害

肾脏损害又称狼疮性肾炎(lupus nephritis,LN),表现为蛋白尿、血尿、管型尿,乃至肾衰竭。50%～70%的 SLE 病程中会出现临床肾脏受累,肾活检显示,几乎所有 SLE 均有肾脏病理学改变。LN 对 SLE 预后影响甚大,肾衰竭是 SLE 的主要死亡原因之一。病理分型对于评估预后和指导治疗有积极的意义,通常 Ⅰ 型和 Ⅱ 型的预后较好,Ⅳ 型和 Ⅵ 型预后较差。

（五）神经系统损害

神经系统损害又称神经精神狼疮。轻者仅有偏头痛、性格改变、记忆力减退或轻度认知障碍;重者可表现为脑血管意外、昏迷、癫痫持续等。中枢神经系统表现包括无菌性脑膜炎、脑血管病、脱髓鞘综合征、头痛、运动障碍、脊髓病、癫痫发作、急性精神错乱、焦虑、认知障碍、情绪失调、精神障碍,周围神经系统表现包括格林-巴利综合征、自主神经系统功能紊乱、单神经病变、重症肌无力、脑神经病变、神经丛病变、多发性神经病变等。存在一种或一种以上上述表现,并除外感染、药物等继发因素,结合影像学、脑脊液、脑电图等检查可诊断神经精神狼疮。

（六）血液系统表现

常见贫血、白细胞减少和(或)血小板减少。贫血可能为慢性病贫血或肾性贫血。短期内出现的重度贫血常是自身免疫性溶血所致,多有网织红细胞升高,抗人球蛋白试验(Coomb's)试验阳性。本病所致的白细胞减少,一般发生在治疗前或疾病复发时,多数对激素治疗敏感;而细胞毒药物所致的白细胞减少,其发生与用药有关,恢复也有一定规律。血小板减少与血清中存在抗血小板抗体、抗磷脂抗体以及骨髓巨核细胞成熟障碍有关。部分患者在起病初期或疾病活动期伴有淋巴结肿大和(或)脾肿大。

（七）肺部表现

SLE 常出现胸膜炎,如合并胸腔积液,其性质为渗出液。SLE 所引起的肺脏间质性病变主要是急性和亚急性期的磨玻璃样改变和慢性期的纤维化,表现为活动后气促、干咳、低氧血症,肺功能检查常显示弥散功能下降。少数病情危重、伴有肺动脉高压或血管炎累及支气管黏膜者可出现咯血。SLE 合并弥漫性出血性肺泡炎病死率极高。SLE 还可出现肺动脉高压、肺梗死、肺萎缩综合征。后者表现为肺容积的缩小,横膈上抬,盘状肺不张,呼吸肌功能障碍,而无肺实质、肺血管的受累,也无全身性肌无力、肌炎、血管炎的表现。

（八）心脏表现

患者常出现心包炎,表现为心包积液,但少见心包填塞。可有心肌炎、心律失常,多数情况下 SLE 的心肌损害不太严重,但重症者可伴有心功能不全,为预后不良指征。

（九）消化系统表现

消化系统症状表现为恶心、呕吐、腹痛、腹泻或便秘,其中以腹泻较常见,可伴有蛋白丢失性肠炎,并引起低蛋白血症。活动期 SLE 可出现肠系膜血管炎,其表现类似急腹症,甚至被误诊为胃穿孔、肠梗阻而行手术探查。当 SLE 有明显的全身病情活动,有胃肠道症状和腹部阳性体征(反跳痛、压痛),在排除感染、电解质紊乱、药物、合并其他急腹症等继发性因素后,应考虑本病。

（十）其他

眼部受累包括结膜炎、葡萄膜炎、眼底改变、视神经病变等。眼底改变包括出血、视神经盘水肿、视网膜渗出等,视神经病变可以导致突然失明。SLE 常伴有继发性干燥综合征,有外分泌腺

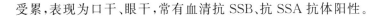

受累,表现为口干、眼干,常有血清抗 SSB、抗 SSA 抗体阳性。

四、辅助检查

(一)免疫学异常

(1)抗核抗体谱(ANAs)免疫荧光抗核抗体(IFANA)是 SLE 的筛选检查。对 SLE 诊断的敏感性为 95%,特异性相对较低,为 65%。除 SLE 之外,其他结缔组织病的血清中也常存在 ANA,一些慢性感染也可出现低滴度的 ANA。ANAs 包括一系列针对细胞核中抗原成分的自身抗体。其中,抗双链脱氧核糖核酸(ds-DNA)抗体对 SLE 的特异性为 95%,敏感性为 70%,它与疾病活动性及预后有关。抗 Sm 抗体的特异性高达 99%,但敏感性仅为 25%,该抗体的存在与疾病活动性无明显关系。抗核糖体 P 蛋白抗体与 SLE 的精神症状有关;抗单链 DNA、抗组蛋白、抗 U1 核糖核蛋白(U1RNP)、抗 SSA 抗体和抗 SSB 抗体等也可出现于 SLE 的血清中,但其诊断特异性低,因为这些抗体也见于其他自身免疫性疾病。抗 SSB 与继发干燥综合征有关。

(2)与抗磷脂抗体综合征有关的抗磷脂抗体(包括抗心磷脂抗体和狼疮抗凝物);与溶血性贫血有关的抗红细胞抗体;与血小板减少有关的抗血小板抗体;与神经精神性狼疮有关的抗神经元抗体。

(3)血清类风湿因子阳性,高 γ 球蛋白血症和低补体血症。

(二)肾活检

LN 的肾脏免疫荧光多呈现多种免疫球蛋白和补体成分沉积,被称为"满堂亮"。

(三)腰穿

中枢神经受累时常有脑脊液压力增高、蛋白和白细胞增多。

(四)X 线表现

(1)胸膜增厚或胸腔积液。

(2)斑点或片状浸润性阴影,阴影呈游走性。

(3)双中下肺网状结节状阴影,晚期出现蜂窝状。

(4)肺水肿。

(5)心影增大。

(五)CT 表现

肺纹理增粗,肺门周围的片状阴影,表现为间质性或肺泡性肺水肿、肺出血等。

(六)超声心动

超声心动用于诊断心脏瓣膜病变、心包积液、肺动脉高压等。

(七)SLE 的免疫病理学检查

皮肤狼疮带试验表现为皮肤的表真皮交界处有免疫球蛋白(IgG、IgM、IgA 等)和补体(C_{3c}、C_{1q} 等)沉积,对 SLE 具有一定的特异性。

五、治疗原则

SLE 是一种高度异质性的疾病,临床医师应根据病情的轻重程度,掌握好治疗的风险与效益之比。既要清楚药物的毒副反应,又要明白药物给患者带来的生机。SLE 活动性和病情轻重程度的评估是治疗方案拟订的先决条件。常需要有经验的专科医师参与和多学科的通力协作。

（一）轻型 SLE 的药物治疗

患者虽有疾病活动,但症状轻微,仅表现光过敏、皮疹、关节炎或轻度浆膜炎,而无明显内脏损害。药物治疗方法如下。

1.非甾体抗炎药(NSAIDs)

NSAIDs 可用于控制关节炎。用药过程中应注意消化道溃疡、出血及肾、肝功能等方面的不良反应。

2.抗疟药

抗疟药可控制皮疹和减轻光敏感,常用氯喹 0.25 g,每日 1 次,或羟氯喹 200 mg,每日 1～2 次。主要不良反应是眼底病变。用药超过 6 个月者,可停药 1 个月;有视力明显下降者,应检查眼底,明确原因。有心脏病史者,特别是心动过缓或有传导阻滞者禁用抗疟药。

3.激素治疗

可短期局部应用激素治疗皮疹,但脸部应尽量避免使用强效激素类外用药,一旦使用,不应超过 1 周。小剂量激素(强的松≤10 mg,每日 1 次)可减轻症状。

注意事项:权衡利弊,必要时可用硫唑嘌呤、甲氨蝶呤或环磷酰胺等免疫抑制剂,应注意轻型 SLE 可因过敏、感染、妊娠生育、环境变化等因素而加重,甚至发生狼疮危象。

（二）重型 SLE 的治疗

治疗主要分两个阶段,即诱导缓解和巩固治疗。诱导缓解的目的在于迅速控制病情,阻止或逆转内脏损害,力求疾病完全缓解(包括血清学指标、症状和受损器官的功能恢复),但应注意过分免疫抑制诱发的并发症,尤其是感染、性腺抑制等。目前,多数患者的诱导缓解期需要半年至 1 年以上才能达到缓解,不可急于求成。

1.糖皮质激素

糖皮质激素具有强大的抗炎作用和免疫抑制作用,是治疗 SLE 的基础药。糖皮质激素对免疫细胞的许多功能及免疫反应的多个环节均有抑制作用,尤以对细胞免疫的抑制作用为突出,在大剂量时还能够明显抑制体液免疫,使抗体生成减少,超大剂量则可有直接的淋巴细胞溶解作用。重型 SLE 的激素标准剂量是强的松 1 mg/(kg·d),通常晨起服用 1 次,高热者可分次服用,病情稳定后 2 周或疗程 8 周内,开始以每 1～2 周减 10% 的速度缓慢减量,减至强的松 0.5 mg/(kg·d)后,减药速度按病情适当调慢。如果病情允许,维持治疗的激素剂量应尽量小于每日 10 mg。在减药过程中,如果病情不稳定,可暂时维持原剂量不变或酌情增加剂量,亦或是加用免疫抑制剂联合治疗。可选用的免疫抑制剂如环磷酰胺、硫唑嘌呤、甲氨蝶呤等,可联合应用以便更快地诱导病情缓解和巩固疗效,并避免长期使用较大剂量激素导致的严重不良反应。对有重要脏器受累,乃至出现狼疮危象的患者,可以使用较大剂量[强的松≥2 mg/(kg·d)]甚至甲泼尼龙(MP)冲击治疗,甲泼尼龙可用至 500～1000 mg,每天 1 次,加入 5% 葡萄糖 250 mL,缓慢静脉滴注 1～2 小时,连续 3 天为一个疗程,疗程间隔期为 5～30 天,间隔期和冲击后需口服强的松 0.5～1 mg/(kg·d),疗程和间隔期长短视具体病情而定。甲泼尼龙冲击疗法对狼疮危象常具有立竿见影的效果,疗程多少和间隔期长短应视病情而异。MP 冲击疗法只能解决急性期的症状,疗效不能持久,必须与环磷酰胺冲击疗法配合使用,否则病情容易反复。需强调的是,在大剂量冲击治疗前或治疗中,应密切观察有无感染发生,如有感染,应及时给予相应的抗感染治疗。

激素的不良反应除感染外,还包括高血压、高血糖、高血脂、低钾血症、骨质疏松、无菌性骨坏死、白内障、体重增加、水钠潴留等。治疗开始时,应记录血压、血糖、血钾、血脂、骨密度、胸片等作为评估基线,并定期随访。应指出对重症 SLE 患者,尤其是在危及生命的情况下,股骨头无菌性坏死并非是使用大剂量激素的绝对禁忌。大剂量 MP 冲击疗法常见的不良反应包括脸红、失眠、头痛、乏力、血压升高、短暂的血糖升高;严重不良反应包括感染、上消化道大出血、水钠潴留、诱发高血压危象、诱发癫痫大发作、精神症状、心律失常。有因注射速度过快导致突然死亡的报道,所以 MP 冲击治疗应强调缓慢静脉滴注 60 分钟以上,用药前需注意水、电解质和酸碱平衡。

2.环磷酰胺(CTX)

CTX 是主要作用于 S 期的细胞周期特异性烷化剂,通过影响 DNA 合成发挥细胞毒作用。其对体液免疫的抑制作用较强,能抑制 B 细胞增殖和抗体生成,且抑制作用较持久,是治疗重症 SLE 的有效的药物之一,尤其是在狼疮性肾炎和血管炎的患者中,环磷酰胺与激素联合治疗能有效地诱导疾病缓解,阻止和逆转病变的发展,改善远期预后。目前普遍采用的标准环磷酰胺冲击疗法是 $0.5\sim1.0$ g/m² 体表面积,加入生理盐水 250 mL,静脉滴注,每 3~4 周一次,个别难治、危重患者可缩短冲击间期。白细胞计数对指导环磷酰胺治疗有重要意义,治疗中应注意避免白细胞过低,一般要求白细胞低谷不小于 3.0×10^9/L。环磷酰胺冲击治疗对白细胞影响有一定规律,一次大剂量环磷酰胺进入体内,第 3 天左右白细胞开始下降,7~14 天至低谷,之后白细胞逐渐上升,至 21 天左右恢复正常。对于间隔期少于 3 周者,应更密切注意血象监测。大剂量冲击前需查血常规。

除白细胞减少和诱发感染外,环磷酰胺冲击治疗的不良反应还包括性腺抑制(尤其是女性的卵巢功能衰竭)、胃肠道反应、脱发、肝功能损害,少见远期致癌作用(主要是淋巴瘤等血液系统肿瘤)、出血性膀胱炎、膀胱纤维化和长期口服而导致的膀胱癌。

3.硫唑嘌呤

硫唑嘌呤为嘌呤类似物,可通过抑制 DNA 合成发挥淋巴细胞的细胞毒作用。疗效不及环磷酰胺冲击疗法,控制肾脏和神经系统病变效果较差,而对浆膜炎、血液系统、皮疹等的治疗效果较好。硫唑嘌呤的用法为 $1\sim2.5$ mg/(kg·d),常用剂量为 50~100 mg,每日 1 次。不良反应包括骨髓抑制、胃肠道反应、肝功能损害等。少数对硫唑嘌呤极敏感者,用药短期就可出现严重脱发和造血危象,引起严重粒细胞和血小板缺乏症,轻者血象多在停药后 2~3 周内恢复正常,重者则需按粒细胞缺乏或急性再障处理,以后不宜再用。

4.甲氨蝶呤(MTX)

MTX 为二氢叶酸还原酶拮抗剂,通过抑制核酸的合成发挥细胞毒作用,疗效不及环磷酰胺冲击疗法,但长期用药耐受性较佳。剂量为 10~15 mg,每周 1 次,或依据病情适当加大剂量。主要用于关节炎、肌炎、浆膜炎和皮肤损害为主的 SLE。其不良反应有胃肠道反应、口腔黏膜糜烂、肝功能损害、骨髓抑制,偶见甲氨蝶呤导致的肺炎和肺纤维化。

5.环孢素

环孢素可特异性抑制 T 淋巴细胞 IL-2 的产生,发挥选择性的细胞免疫抑制作用,是一种非细胞毒性的免疫抑制剂。对狼疮性肾炎(特别是 V 型)有效,环孢素剂量为 $3\sim5$ mg/(kg·d),分两次口服。用药期间注意肝、肾功能及高血压、高尿酸血症、高血钾等,有条件者应测血药浓度,调整剂量,血肌酐较用药前升高 30% 时需要减药或停药。环孢素对 LN 的总体疗效不如环磷酰胺冲击疗法,且价格昂贵,毒副作用较大,停药后病情容易反跳。

6.霉酚酸酯

霉酚酸酯为次黄嘌呤单核苷酸脱氢酶抑制剂,可抑制嘌呤从头合成途径,从而抑制淋巴细胞活化。治疗狼疮性肾炎有效,能够有效地控制Ⅳ型LN。剂量为 $10\sim30$ mg/(kg·d),分两次口服。

(三)狼疮危象的治疗

治疗目的在于挽救生命、保护受累脏器、防止后遗症。通常需要大剂量甲泼尼龙冲击治疗,针对受累脏器的对症治疗和支持治疗,以帮助患者度过危象。后继的治疗可按照重型 SLE 的治疗原则,继续诱导缓解和维持巩固治疗。

1.急进性肾小球肾炎

急进性肾小球肾炎表现为急性进行性少尿、水肿、蛋白尿/血尿、低蛋白血症、贫血、肾功能进行性下降、血压增高、高血钾、代谢性酸中毒等。B超常可见肾脏体积增大,肾脏病理往往呈新月体肾炎,多符合 WHO 的Ⅳ型 LN。治疗包括纠正水、电解质、酸碱平衡紊乱,纠正低蛋白血症,防治感染,纠正高血压,纠正心衰等;为保护重要脏器,必要时需要行透析支持治疗。为判断肾损害的急慢性指标,明确肾损病理类型,制订治疗方案和判断预后,应抓住时机肾穿。对以明显活动、非纤维化/硬化等不可逆病变为主的患者,应积极使用激素[强的松≥2 mg/(kg·d)],或使用大剂量 MP 冲击疗法,同时每 2 周用环磷酰胺 $0.4\sim0.8$ g 行静脉冲击治疗。

2.神经精神狼疮

神经精神狼疮必须排除化脓性脑膜炎、结核性脑膜炎、隐球菌性脑膜炎、病毒性脑膜脑炎等中枢神经系统感染。弥漫性神经精神狼疮在基础药物的选择上强调对症治疗,包括抗精神病药物(与精神科医师配合),癫痫大发作或癫痫持续状态时需积极行抗癫痫治疗,注意加强护理。抗心磷脂抗体(ACL)相关神经精神狼疮,应加用抗凝、抗血小板聚集药物。有全身血管炎表现的明显活动证据,应用大剂量 MP 冲击治疗。中枢狼疮,包括横贯性脊髓炎,在排除中枢神经系统感染的情况下,可试用地塞米松 10 mg,或地塞米松 10 mg 加 MTX 10 mg,鞘内注射,每周 1 次,共 $2\sim3$ 次。

3.重症血小板减少性紫癜

血小板低于 $20\times10^9/L$,有自发出血倾向,常规激素治疗无效[1 mg/(kg·d)],应加大激素用量至 2 mg/(kg·d)以上。还可静脉滴注长春新碱(VCR),每周 1 次,每次 $1\sim2$ mg,共注射 $3\sim6$ 次。静脉输注大剂量静脉注射用人免疫球蛋白(IVIG)对重症血小板减少性紫癜有效,可按 0.4 g/(kg·d)静脉滴注,连续注射 $3\sim5$ 天为一个疗程。IVIG 一方面对 SLE 本身具有免疫治疗作用,另一方面具有非特异性的抗感染作用,可以对大剂量甲泼尼龙和环磷酰胺的联合冲击治疗所致的免疫力挫伤起到一定的保护作用,能够明显提高各种狼疮危象治疗的成功率。无骨髓增生低下的重症血小板减少性紫癜还可试用其他免疫抑制剂,如环磷酰胺、环孢素等。其他药物包括达那唑、三苯氧胺、维生素 C 等。内科保守治疗无效,可考虑脾切除。

4.弥漫性出血性肺泡炎和急性重症肺间质病变

部分弥漫性出血性肺泡炎的患者起病可无咯血,支气管镜有助于明确诊断。本病极易合并感染,常同时有大量蛋白尿,预后很差,迄今无治疗良策。SLE 累及肺脏时应提高警惕,结合 SLE 病情系统评估、影像学、血气分析和纤维支气管镜等手段,以求早期发现、及时诊断。治疗包括氧疗(必要时机械通气),控制感染和支持治疗。可试用大剂量 MP 冲击治疗,IVIG 和血浆置换。

5.严重的肠系膜血管炎

严重的肠系膜血管炎常需 2 mg/(kg·d)以上的激素剂量方能控制病情。应注意水、电解质、酸碱平衡,加强肠外营养支持,防治合并感染,避免不必要的手术探查。一旦并发肠坏死、穿孔、中毒性肠麻痹,应及时行手术治疗。

(四)特殊治疗

血浆置换等治疗不宜列入常规治疗,应视患者具体情况来选择应用。

六、护理问题

(一)体温过高

体温过高与原发病有关。

(二)皮肤黏膜受损

皮肤黏膜受损与狼疮导致的皮疹与血管炎有关。

(三)体液过多

体液过多与无菌性炎症引起的多浆膜腔积液有关。

(四)潜在并发症

(1)感染:与长期应用激素及白细胞减少有关。

(2)出血:与血小板低下有关。

(3)狼疮脑病:与原发病有关。

(4)排便异常:腹泻或肠梗阻。

(5)血栓:与原发病有关。

七、护理措施

(一)一般护理

保持病室温湿度,急性期嘱患者卧床休息,嘱患者进食高热量、高维生素、低盐、低蛋白的食物,准确记录 24 小时液体出入量,如肾脏受损时要注意低盐饮食,同时注意补钙。活动时注意勿发生碰撞,以防发生骨折。

(二)专科护理

1.全面护理

监测体温,并及时通知医师,必要时遵医嘱给予物理或药物降温,使体温下降,勤换被服,增加舒适感,多饮水,必要时补液,保证出入量平衡,满足生理需求。

2.注意休息

活动期患者应卧床休息,卧床期间要注意保持关节功能位,慢性期或病情稳定的患者可以适当活动或工作,并注意劳逸结合。对关节疼痛者,遵医嘱给予镇痛药及外涂药,给予心理安慰,协助患者摆放关节功能位,指导患者进行关节、肌肉的功能锻炼,协助患者做好生活护理。

3.皮肤受累的护理

(1)嘱患者避免日光照射,指导患者避免将皮肤暴露于阳光的方法,如避免在上午 10 点至下午 3 点阳光较强的时间外出,禁止日光浴,夏日外出需穿长袖长裤,打伞、戴遮阳镜和遮阳帽等,以免引起光过敏,使皮疹加重。不烫发,不使用碱性或其他有刺激性的物品洗脸,禁用碱性强的肥皂清洁皮肤,宜用偏酸或中性的肥皂,最好用温水洗脸。勿用各类化妆品。

（2）剪指甲不要过短，防止损伤指甲周围皮肤。

（3）注意个人卫生，特别是口腔、女性会阴部的清洁。因服用大量激素及免疫抑制剂，造成全身抵抗力下降，应注意预防各种感染。预防感冒，一旦发现感染灶，如疖肿，应立即积极治疗。保证顽固腹泻患者肛周皮肤的干燥清洁。

4.狼疮脑病的护理

评估狼疮脑病的程度，观察病情变化，遵医嘱给予脱水降颅压治疗，观察用药效果，对于躁动、抽搐患者，应注意安全防护，必要时给予约束，防止自伤、伤人行为，稳定患者及家属情绪，配合治疗及护理。

5.血液系统受累的护理

（1）白细胞下降的护理。监测血常规变化，注意个人饮食卫生，保证六洁，防止感染，必要时行保护性隔离，限制探视，以减少感染来源。

（2）血小板下降的护理。评估血小板降低的程度，遵医嘱给予卧床/绝对卧床，指导患者进行口腔、牙齿护理，观察有无出血倾向，避免外伤，遵医嘱给予成分输血。血小板低的患者易发生出血，应避免外伤，刷牙时用软毛牙刷，勿用手挖鼻腔。

（3）贫血的护理。评估贫血的程度，必要时遵医嘱给予吸氧，指导患者活动，防止因头晕出现跌倒等不良情况。遵医嘱给予成分输血，同时指导患者饮食，协助患者纠正贫血。

6.肺受累的护理

倾听患者主诉，给予氧气吸入，协助患者排痰，必要时给予雾化吸入，加强翻身拍背咳痰，预防肺部感染。遵医嘱给予抗感染治疗，协助医师对有胸腔积液的患者进行胸腔穿刺，指导并协助肺栓塞/肺动脉高压患者活动，警惕猝死。注重抗凝治疗的护理及观察，观察用药疗效。

7.心脏受累的护理

评估心脏病变程度，倾听患者主诉，注意控制高血压，给予吸氧，指导患者活动与休息，控制出入量，预防心衰的发生。

8.消化系统受累的护理

饮食以高蛋白、富含维生素、营养丰富、易消化为原则，避免刺激性食物。伴发肾功能损害者，宜采用低盐饮食，适当限水；尿毒症患者应限制蛋白质的摄入；心脏明显受累者，应采用低盐饮食；吞咽困难者采用鼻饲；消化功能障碍者应选用无渣饮食。必要时给予肠内或肠外营养以满足机体需要量。

9.肾脏受累的护理

评估患者水肿程度、部位、范围以及皮肤状况。每天测量患者体重、腹围、肢围。严格记录24小时出入量，尿量少时应及时通知医师。对于使用利尿剂的患者，护士应监测患者的血清电解质浓度。有腹水、肺水肿、胸腔积液、心包积液的患者应行半坐位或半卧位，以保证呼吸通畅。对于有下肢水肿的患者，应抬高下肢，以利于静脉回流。因肾脏损害而致水肿时，应限制盐及水的摄入；对于尿毒症患者，应限制其蛋白的摄入。护士应协助卧床的水肿患者及时更换体位，防止发生压疮。

（三）心理护理

目前还没有根治的办法，但恰当的治疗可以使大多数患者实现病情的完全缓解。强调早期诊断和早期治疗，以避免或延缓组织脏器的病理损害。多与患者交流，使患者了解本病的治疗原则，告知患者此病为慢性病，可迁延多年，在治疗护理下可控制病情发展，使其趋于痊愈。通过交

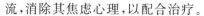

流,消除其焦虑心理,以配合治疗。

（四）健康教育

（1）向患者宣教,使其正确认识疾病,消除其恐惧心理。嘱患者保持心情舒畅及乐观情绪,对疾病的治疗树立信心,积极配合,避免情绪波动及各种精神刺激。

（2）学会自我认识疾病活动的征象,同时注意药物的不良反应。长期服用大量激素及免疫抑制剂可造成血压高、糖尿病、骨质疏松、骨坏死、血象下降、结核复发、消化道出血、兴奋、失眠、库欣综合征等,必要时随诊治疗。定期监测血常规、肝肾功。

（3）避免过度疲劳,应劳逸结合,坚持身体锻炼。

（4）遵医嘱服药,不可擅自停药、减量、加量,明白规律用药的意义。

（5）避免过多的紫外线暴露,外出使用防紫外线用品(防晒霜等)。

（6）定期复查,随时了解自己的疾病情况。配合治疗、遵从医嘱、定期随诊,懂得长期随访的必要性。

（7）女性患者要在医师指导下妊娠。

（赵春芳）

第二节　类风湿关节炎

一、概述

类风湿关节炎(RA)是以对称性、慢性、进行性多关节炎为主要临床表现的自身免疫性疾病,多见于中年女性。

二、病因与发病机制

病因不清,可能与遗传因素、激素水平、环境因素(如潮湿及寒冷等)、EB病毒感染有关,因而发病机制各不相同,骨关节的滑膜在病程中异常增生形成血管翳,对骨关节造成侵蚀性破坏,导致关节强直、畸形、功能丧失,从而导致残疾。

三、临床表现

（一）全身症状

低热,全身不适,乏力,偶有全身肌肉酸痛。体重下降和食欲减退也是常见症状。伴有贫血情况。

（二）关节表现

RA以周围关节的对称性多关节炎为主要特征,双手近端指间关节、掌指关节、腕、膝、肘、踝、肩、趾等关节受累最为多见,颞颌关节亦可受累,张口、咀嚼食物时感觉疼痛。第一、二颈椎受累时可致颈前区疼痛,影响吞咽及呼吸。手腕屈肌腱鞘炎压迫手的正中神经时可造成患者拇、食、中指的一般感觉减退,患者感到麻木刺痛,临床上称之为"腕管综合征"。关节炎表现为对称性、持续性肿胀、压痛,可伴有晨僵,20%~30%的患者有类风湿结节。最常见的关节畸形是掌指关节的半脱位,手指向尺侧偏斜和呈"天鹅颈"样及"纽扣花"样表现。重症患者关节呈纤维性或骨性强直,关节活动受限、畸形甚至完全丧失功能,生活不能自理,影响生活质量。

（三）关节外表现

除关节症状外,还可出现多脏器受累的全身症状。

1.血液学改变

小细胞低色素性贫血、缺铁性贫血、溶血性贫血等。

2.类风湿结节

浅表结节的好发部位在肘部、关节鹰嘴突、骶部,可发生一个或多个。深部结节也称为内脏结节,易发生在胸膜和心包膜的表面以及肺或心脏的实质组织。

3.心脏

20％的患者伴发有心包炎,还可有心肌炎、心内膜炎。患者可有胸闷、心悸的症状。

4.肺脏

多见肺间质病变,肺功能检查发现异常,晚期胸片提示肺间质纤维化,胸膜受累出现胸腔积液。

5.肾脏

多在使用 NSAIDs、金制剂后出现肾小球肾炎、肾病综合征的表现。

6.神经系统

神经系统受损可累及中枢神经、周围神经、自主神经和肌肉。神经受压迫引起神经痛,知觉异常。正中、尺、后胫骨,桡神经后骨间肌支常受累,可出现腕管综合征症状。四肢的触觉、温觉、痛觉等感觉以及四肢各关节的活动度发生改变。

四、辅助检查

（一）实验室检查

行血尿常规、血清免疫球蛋白、正色素性正细胞性贫血检查,多数活动期患者有轻至中度正色素性正细胞性贫血。血沉增快,C 反应蛋白增高,类风湿因子阳性对诊断具有一定价值,但没有特异性。类风湿因子阴性也不能说明就不是类风湿关节炎。血清免疫球蛋白 IgG、IgM、IgA 可升高,血清补体水平多数保持正常或轻度升高,其他如抗角质蛋白抗体（AKA）、抗核周因子（APF）和抗环瓜氨酸多肽（CCP）等自身抗体对类风湿关节炎有较高的诊断特异性,敏感性在 30％～40％。

（二）关节液检查

目的为检查关节腔内积液的性质或用于抽液后进行关节腔内给药。RA 滑液检查呈半透明或不透明的黄色或黄绿色液体,内含白细胞和中性粒细胞,细菌培养阴性。

（三）X 线检查

为明确本病的诊断、病期和发展情况,在病初应摄双腕关节、手及（或）双足的 X 线片,以及其他受累关节的 X 线片。RA 的 X 线片早期表现为关节周围软组织肿胀,关节附近轻度骨质疏松,关节间隙狭窄,关节破坏,关节脱位或融合。根据 X 线的改变将关节破坏程度分为四期。

（四）关节镜检查

关节镜检查可直接观察到关节内部的结构,滑膜、软骨的变化,既可明确诊断,也可进行治疗。

（五）病理检查

通过活检组织病理检查进行诊断及检查。

（六）CT检查和磁共振成像检查

通过CT检查和磁共振成像检查可早期诊断。

五、治疗原则

（一）药物治疗方案

1.非甾体抗炎药（NSAIDs）

缓解疼痛，减轻症状。

2.糖皮质激素

控制炎症。

3.抗风湿药（DMARDs）

改善和延缓病情。

（二）物理治疗

常用的理疗和康复治疗，如红外线治疗、热水疗、石蜡疗法、冷热敷及关节按摩等。

（三）外科治疗

1.滑膜切除术

剥离血管翳，减轻肿痛，防止软骨破坏。

2.人工关节成形术或人工关节置换

矫正畸形，改善关节功能。

（四）其他治疗

生物制剂，如肿瘤坏死因子α（TNF-α）抑制剂的疗效肯定，可阻止骨侵蚀进展。

六、护理问题

（一）疼痛

疼痛与疾病引起的炎性反应有关。

（二）生活自理能力缺陷

生活自理能力缺陷与关节活动受限，僵直畸形有关。

（三）有废用综合征的危险

废用综合征与关节骨质破坏有关。

（四）有感染的危险

感染与肺间质病变有关。

（五）有受伤的危险

受伤与骨质疏松有关。

（六）焦虑

焦虑与疾病有关。

（七）知识缺乏

缺乏疾病及保健知识。

七、护理措施

（一）一般护理

（1）对于关节活动受限，生活不能完全自理者，护士应经常巡视，做好生活护理，增加其舒适感，满足其生理需要。急性期关节肿痛明显且全身症状较重的患者应卧床休息。不宜睡软床垫，枕头不宜过高，避免突然的移动和负重，肢体勿突然或过度用力，防止发生骨折。

（2）RA患者关节及其周围血管、神经受侵犯，血管收缩缓慢且不充分，使皮温升降迟缓，应注意关节的保暖，避免潮湿寒冷加重关节症状。

（3）饮食上需注意营养丰富，以纠正贫血。以富含优质蛋白质（牛奶、鸡蛋、瘦肉等）、维生素和矿物质的食物为主，多吃蔬菜、水果等富含纤维素的食物，防止便秘，避免食用辛、辣、酸、硬、刺激性强的食物，以避免诱发或加重消化道症状。饮用药酒可起到活血化瘀、祛风散寒、疏通经络的作用。

（二）专科护理

（1）对于急性期关节肿痛明显的患者，嘱其卧床休息。不宜睡软床，卧硬板床，床垫薄厚适宜，加强翻身，预防压疮的发生。枕头不宜过高，急性期患者卧床可短期内（2～3周）使用夹板制动，保持关节功能位。手掌心向上，可用甲板或辅助物支持和固定关节，减轻疼痛，双手掌可握小卷轴，维持指关节伸展。肩关节不能处于外旋位，双肩置枕头维持肩关节外展位，维持功能位。髋关节两侧放置靠垫，预防髋关节外旋。不要长期在膝下放置枕头。防止膝关节固定于屈曲位。平躺者小腿处垫枕头，以防止足下垂。

（2）缓解期鼓励患者进行功能锻炼，加强活动，主动或被动地进行肢体活动，如伸展运动等，但已有关节强直的情况下应禁止剧烈运动。培养患者的自理意识，逐步锻炼其生活自理能力，嘱患者参加更多的日常活动。在病情许可的情况下应注意关节的活动，如手指的抓捏练习，还应注意活动关节的方法，如织毛衣、下棋、玩魔方、摸高、伸腰、踢腿等。作业疗法包括职业技能训练、工艺品制作、日常生活活动训练。

（3）为减轻疼痛的症状，可给予肿痛关节按摩、热水疗。向理疗科和康复科的医师咨询，进行针对性地选择，如红外治疗仪、频仪等。另外可以进行泉水浴、石蜡疗法。评估患者关节疼痛的时间、部位、程度。在指导患者服药的同时，可进行冷热敷，进行关节周围皮肤和肌肉的按摩，增进血液循环，防止肌肉萎缩。加强保暖，分散患者对疼痛的注意力等以减轻疼痛。

（4）肺部护理。预防肺部感染，房间定时通风，适时增减衣服，少去公共场所，避免感冒。适当运动，如扩胸运动，增加肺活量。拍背咳痰，防止感冒。

（5）关节处皮损及溃疡护理。加强换药，预防感染。平时涂润肤霜保护皮肤。

（6）外科手术治疗时，护士应做好术前和术后的护理，滑膜切除术剥离血管翳，可减轻疼痛、肿胀，防止软骨破坏，晚期病例行关节成形术或人工关节置换术，以减少疼痛，矫正畸形，改善关节功能。但术后仍需内科正规治疗。

（7）注意药物的不良反应，如胃肠道反应、肝肾功能的异常、白细胞及血小板的减少、药物变态反应。非甾体抗炎药可缓解关节症状，要控制病情发展应尽早应用改变病情的药物。中医中药也有效果，如服用雷公藤苷片。必要时可联合应用。

（8）可用外用药控制局部症状，涂扶他林乳剂和优迈霜。

（9）个体化方案治疗：使用糖皮质激素及免疫抑制剂。对于长时间使用激素的患者，应注意补钙。

（10）应用生物制剂可改善关节症状,注意有无变态反应发生,如皮肤瘙痒、皮疹、寒战、发冷甚至呼吸困难等严重变态反应。

（三）心理护理

关节疼痛、害怕残废或已经面对残废、生活不能自理、经济损失、社会关系改变、社交娱乐活动的停止等诸多因素不可避免地给类风湿关节炎患者带来了精神压力,他们渴望治疗,却又担心药物不良反应或对药物实际作用效果信心不足,这又加重了患者的心理负担。抑郁是类风湿关节炎患者中最常见的精神症状,严重的抑郁有碍疾病的恢复。因此,早诊断、早治疗对疗效及转归有重要影响。在积极合理的药物治疗的同时,还应注重类风湿关节炎患者的心理护理,使患者树立信心,积极配合治疗。对于急性期关节剧烈疼痛和伴有全身症状者,应嘱其卧床休息,并注意休息时的体位,尽量避免关节受压,保持关节处于功能位,防止关节畸形。在病情允许的情况下,进行被动和主动的关节活动度训练,防止肌萎缩。对缓解期患者,在不使患者感到疲劳的前提下,多进行肢体的运动锻炼,恢复体力,培养患者自理意识,并在物理康复科医师指导下进行治疗。通过护理活动与患者建立良好的护患关系,直到患者认同进行功能锻炼具有重要意义。总之,医患的相互配合、宣教、休息及物理治疗都很重要。加强功能锻炼,预防畸形发生,提高患者的工作能力和生活质量。

（四）健康教育

类风湿关节炎是一种慢性、对称性、多发性的自身免疫性疾病。早期关节肿痛,晚期强直、畸形和功能障碍。目前此病病因不清,尚不能完全治愈,有缓解与发作的特点。现在已有一些有效的治疗方法,约50％的患者可以自我照顾及从事工作。

（1）在护士指导下了解本疾病的内容、治疗、服药的注意事项、预防保健知识等。避免关于奇迹疗法的想法,坚定信心,坚持治疗。

（2）此病病程长,反复发作,加之关节疼痛、畸形、功能障碍,会给患者身心带来极大痛苦。此时患者更要有信心,与家人、医师护士、社会配合治疗,达到最佳疗效。

（3）鼓励自强,消除自卑依赖感,在允许的体能范围内,可以继续工作。

（4）要积极预防和治疗感染。

（5）避免各种诱因,如寒冷、潮湿、过度劳累及精神刺激。要适度做到"饮食有节,起居有常"。选择衣服的标准应该是舒适、轻巧和容易穿脱,用拉链和尼龙带,冬季衣服要暖、轻,鞋要轻便、柔软、硬底、软帮,鞋带宜用松紧带代替。关节疼痛时除服药外,可行热敷,局部按摩。但在热敷时避免与皮肤直接接触而造成损伤。

（6）坚持服药,不可擅自停药、改药、加减药。同时应了解药物不良反应。

（7）定期复查。

（8）活动与休息。运动和锻炼的目的在于掌握姿势,减轻疼痛,减少畸形的发生。原则为活动后2h体力可以恢复。要循序渐进,计划可行。在急性期,炎症比较明显的时候卧床休息,轻度、适当的关节活动可以防止关节僵硬。炎症消退后,应进行积极的锻炼,以不产生疲劳为度,可以避免关节强直和肌肉的萎缩。对大多数患者而言,游泳、散步、拳操等是比较适合的运动方式。鼓励患者生活自理,适当做家务和锻炼身体,劳逸结合。睡硬板床。对少数患者应鼓励其挂棍行走,需要轮椅时鼓励患者自己推动轮椅。若患者工作和居住的地方潮湿,应积极创造条件加以改善,夏季用电扇和空调要适度适时。在工作中,应嘱患者向领导和同事讲清疾病,以求理解,鼓励患者自立自理。

(9)饮食以富含优质蛋白质(牛奶、鸡蛋、瘦肉等)、维生素和矿物质的食物为主,常出现便秘的患者应多吃蔬菜、水果等富含纤维素的食物。避免食用辛、辣、酸、硬等刺激性强的食物,以避免诱发或加重消化道症状。饮用药酒可起到活血化瘀、祛风散寒、疏通经络的作用。

(赵春芳)

第三节　成人斯蒂尔病

一、概述

斯蒂尔病本是指系统性起病的幼年型慢性关节炎,但相似的疾病也可发生于成年人,称为成人斯蒂尔病(AOSD)。男女患病率相近,好发年龄为 16~35 岁,高龄发病亦可见到。

二、病因与发病机制

本病病因与发病机制尚不清楚。

三、临床表现

(一)发热

发热是本病最常见、最早出现的症状。80％以上的患者呈典型的弛张热,通常于傍晚体温骤然升高,达 39 ℃以上,伴或不伴寒战,但无需经退热处理,次日清晨体温可自行降至正常。通常体温高峰每日出现 1 次,少见每日 2 次者。

(二)皮疹

皮疹是本病的另一主要表现,见于 85％以上的患者,典型皮疹为橘红色斑疹或斑丘疹,有时皮疹形态多变,可呈荨麻疹样皮疹。皮疹主要分布于躯干、四肢,也可见于面部。本病皮疹的特征是常与发热伴行,常在傍晚开始发热时出现,次日晨热退后皮疹亦消失。另一皮肤异常是由于衣服、被褥皱褶、搓抓等机械刺激或热水浴,使得相应部位皮肤呈弥漫红斑并伴有轻度瘙痒,这一现象即寇勃纳氏(Koebner)现象,约见于 1/3 的患者。

(三)关节及肌肉

几乎 100％的患者有关节疼痛,关节炎在 90％以上。最常累及膝、腕关节,其次为踝、肩、肘关节,近端指间关节、掌指关节及远端指间关节亦可受累。发病早期受累关节少,以后可增多呈多关节炎。肌肉疼痛常见,占 80％以上。多数患者发热时出现不同程度肌肉酸痛,部分患者出现肌无力及肌酶轻度增高。

(四)咽痛

多数患者在疾病早期有咽痛,有时存在于整个病程中,发热时咽痛出现或加重,退热后缓解。可有咽部充血,咽后壁淋巴滤泡增生及扁桃体肿大,咽拭子培养阴性,抗菌药治疗无效。

(五)其他临床表现

患者可出现周围淋巴结肿大、肝脾大、腹痛(少数似急腹症)、胸膜炎、心包积液、心肌炎、肺炎。较少见的有中枢神经异常、周围神经损害。少数患者可出现急性呼吸衰竭、充血性心衰、心包填塞、缩窄性心包炎、弥散性血管内凝血(DIC)、严重贫血及坏死性淋巴结病。

四、辅助检查

（一）一般检查

(1)血常规：在疾病活动期,90%以上的患者中性粒细胞增高,80%左右的患者血白细胞计数大于等于 $15×10^9/L$。约 50%的患者血小板计数升高,嗜酸粒细胞无改变。可合并正色素性正细胞性贫血。

(2)几乎 100%的患者血沉增快,部分患者肝酶轻度增高。

(3)血液细菌培养阴性。

（二）类风湿因子与抗体检查

类风湿因子和抗核抗体阴性,仅少数人可呈低滴度阳性。血补体水平正常或偏高。

（三）血清铁蛋白(serum ferritin,SF)检查

本病 SF 水平增高,且其水平与病情活动呈正相关。因此,SF 不仅有助于本病诊断,而且对判断病情及评价治疗效果有一定意义。

（四）积液检查

滑液和浆膜腔积液白细胞增高,呈炎性改变,其中以中性粒细胞增高为主。

（五）放射检查

关节炎患者可有关节周围软组织肿胀和关节骨端骨质疏松。随病情发展,可出现关节软骨破坏,关节间隙狭窄,这种改变最易在腕关节出现。软骨下骨也可被破坏,最终可致关节僵直、畸形。

五、治疗原则

（一）非甾体抗炎药

非甾体抗炎药可控制发热及关节症状,大部分患者使用后可达到长期缓解。

（二）糖皮质激素

糖皮质激素适用于使用非甾体抗炎药效果不佳者。

（三）抗风湿药物(DMARDs)

DMARDs 适用于激素不能控制发热或激素减量即复发者或关节炎表现明显者。

（四）植物制剂

部分植物制剂,如雷公藤苷、青藤碱、白芍总苷已在多种风湿性疾病治疗中应用。本病慢性期,以关节炎为主要表现时亦可使用。

（五）生物制剂

难治性患者可考虑使用生物制剂,如抗 TNF-α 阻断剂、白细胞介素 1(IL-1)拮抗剂。

六、护理问题

（一）体温过高

体温过高与原发病有关。

（二）疼痛

疼痛与疾病引起的炎性反应有关。

（三）皮肤完整性受损

皮肤完整性受损与疾病导致的皮疹有关。

（四）部分自理能力受限

部分自理能力受限与肌肉关节疼痛有关。

七、护理措施

（一）一般护理

（1）保持病区空气流通，经常通风换气，室温保持在 $18\sim20$ ℃，湿度保持在 60%，室内床铺进行湿扫，防止尘土飞扬，室内每日用消毒剂擦拭地面、门窗、床旁桌、跨床桌、床架等设施，拖把、抹布固定专用，防止交叉感染。

（2）加强营养支持，给予高热量、高蛋白、高维生素、富有营养且易消化吸收的饮食。

（3）安慰患者，使用分散注意力的各种方式来缓解其疼痛。

（4）巡视患者，及时满足其生活需要。

（二）专科护理

（1）发热的护理。①监测高热患者体温，遵医嘱给予退热处理。对于给予物理降温、温水擦浴或使用药物降温者，应观察用药后的体温变化，注意有无大汗、虚脱发生。②宜大量饮水，以散热、利尿，并给予易消化的流质、半流质饮食。出汗多需要输液者，应做好有关护理。③持续高热并伴有全身中毒症状者，应给予口腔护理，预防口腔感染。应给予患者清洁皮肤，保持皮肤清洁干燥。

（2）疼痛的护理。①评估疼痛的部位、性质、强度、诱因、加重及缓解的因素。②减少引起疼痛的原因。③分散患者注意力。④促进患者舒适。⑤物理或药物止痛。⑥对患者进行健康教育，教会患者自我放松法。

（3）皮肤的护理。嘱患者切勿抓挠皮疹处，穿柔软棉制衣服，勤更换。

（4）用药过程中，应密切观察所用药物的不良反应，如定期观察血象、血沉、肝肾功能。

（三）心理护理

与患者多交流，向其介绍关于疾病的各种知识：此病为慢性病，可迁延多年，急性发作与缓解交替出现；此种疾病目前大部分结局良好，仅有少部分遗留关节畸形，在治疗护理下可控制病情发展，使其趋于稳定。通过交流消除患者焦虑情绪，使其积极配合治疗，树立战胜疾病的信心。

（四）健康教育

（1）保持心情舒畅及乐观情绪，对慢性疾病的治疗树立信心，积极配合，坚持各种治疗，避免情绪波动及各种精神刺激。

（2）保持规律的生活方式。患者要有充分的休息和睡眠时间，注意劳逸结合，休息时维持正常关节功能位置，以防发生关节的变形。热水浴、热敷可减轻关节疼痛。活动要以患者能承受为限度。坚持日常生活尽可能自理，经常进行关节功能锻炼，以保持关节原有的活动度及恢复体力，防止肌肉萎缩。

（3）应注意非甾体抗炎药物及激素类、免疫抑制剂类药物的不良反应。

（4）须强调指出的是，成人斯蒂尔病是一种排除性疾病，至今仍无特定的统一诊断标准，即使

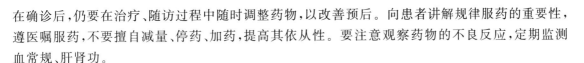

在确诊后,仍要在治疗、随访过程中随时调整药物,以改善预后。向患者讲解规律服药的重要性,遵医嘱服药,不要擅自减量、停药、加药,提高其依从性。要注意观察药物的不良反应,定期监测血常规、肝肾功。

(5)预防感冒及各种感染。

(6)本病为慢性疾病,饮食上应注意补充高蛋白、高维生素及营养丰富的食物。

(7)在确诊后,仍要在治疗、随访过程中随时调整治疗方案,并经常注意排除感染、肿瘤和其他疾病,从而修订诊断,改变治疗方案。向患者讲解出院后应定期门诊复查,随时了解病情变化情况。

（赵春芳）

第四节　强直性脊柱炎

一、概述

强直性脊柱炎(AS)是一种慢性进行性疾病,主要侵犯骶髂关节、脊柱骨突、脊柱旁软组织及外周关节,并可伴发关节外表现。严重者可发生脊柱畸形和关节强直。该病发病年龄通常为13~31 岁,30 岁以后及 8 岁以前发病者少见。

二、病因与发病机制

AS 的病因未明。从流行病学调查发现,基因和环境因素在本病的发病中发挥作用。已证实,AS 的发病和 HLA-B27 密切相关,并有明显家族发病倾向。

三、临床表现

本病的全身表现较轻微,少数重症者有发热、疲倦、消瘦、贫血或其他器官受累。

(一)疼痛

本病发病隐袭,患者逐渐出现腰背部或骶髂部疼痛和(或)发僵,半夜痛醒,翻身困难,晨起或久坐后起立时腰部发僵明显,但活动后减轻。有的患者感臀部钝痛或骶髂部剧痛,偶尔向周边放射。咳嗽、打喷嚏、突然扭动腰部时,疼痛可加重。疾病早期疼痛多在一侧呈间断性,数月后疼痛多在双侧呈持续性。随病情由腰椎向胸颈部脊椎发展,则出现相应部位疼痛、活动受限或脊柱畸形。

(二)关节病变

24%~75%的 AS 患者在病初或病程中出现外周关节病变,以膝、髋、踝和肩关节居多,肘及手和足小关节偶有受累。非对称性、少数关节或单关节,及下肢大关节的关节炎为本病外周关节炎的特征。

(三)关节受累

髋关节受累占 38%~66%,表现为局部疼痛,活动受限,屈曲挛缩及关节强直,其中大多数为双侧,而且 94%的髋部症状起于发病后头 5 年内。发病年龄小,以外周关节起病者易发生髋关节病变。

（四）肌腱末端病

跖底筋膜炎、跟腱炎和其他部位的肌腱末端病在本病常见。肌腱末端病为本病的特征之一。

（五）视力障碍

1/4 的患者在病程中发生眼色素膜炎，单侧或双侧交替，一般可自行缓解，反复发作可致视力障碍。

（六）神经系统

神经系统症状来自压迫性脊神经炎、坐骨神经痛、椎骨骨折或不全脱位以及马尾综合征，后者可引起阳痿、夜间尿失禁、膀胱和直肠感觉迟钝、踝反射消失。

（七）呼吸系统

极少数患者出现肺上叶纤维化。有时伴有空洞形成，而被认为是结核，也可因并发真菌感染而使病情加剧。

（八）心血管系统

主动脉根部局灶性中层坏死可引起主动脉环状扩张和主动脉瓣膜尖缩短变厚，从而导致主动脉瓣关闭不全。主动脉瓣闭锁不全及传导障碍见于 $3.5\%\sim10\%$ 的患者。

（九）其他

AS 可并发免疫球蛋白 A（IgA）肾病和淀粉样变性。

四、辅助检查

（一）体格检查

骶髂关节和椎旁肌肉压痛为本病早期的阳性体征。随病情进展可见腰椎前凸变平，脊柱各个方向活动受限，胸廓扩展范围缩小及颈椎后突。以下几种方法可用于检查骶髂关节压痛或脊柱病变进展情况。

1.枕壁试验

正常人在立正姿势双足跟紧贴墙根时，后枕部应贴近墙壁而无间隙。而颈僵直和（或）胸椎段畸形后凸者，该间隙增大至几厘米以上，致使枕部不能贴壁。

2.胸廓扩展

正常人在第 4 肋间隙水平测量深吸气和深呼气时胸廓扩展范围，两者之差的正常值不小于 2.5 cm。而有肋骨和脊椎广泛受累者，胸廓扩张减少。

3.肖伯（Schober）试验

于双髂后上棘连线中点上方垂直距离 10 cm 及下方 5 cm 处分别作出标记，然后嘱患者弯腰（保持双膝直立位）测量脊柱最大前屈度，正常移动增加距离在 5 cm 以上，脊柱受累者则增加距离少于 4 cm。

4.骨盆按压

患者侧卧，从另一侧按压骨盆可引起骶髂关节疼痛。

5.帕特里克（Patrick）试验（下肢 4 字试验）

患者仰卧，一侧膝屈曲并将足跟放置到对侧伸直的膝上。检查者用一只手下压屈曲的膝（此时髋关节在屈曲、外展和外旋位），并用另一只手压对侧骨盆，可引出对侧骶髂关节疼痛则视为阳性。有膝或髋关节病变者也不能完成 4 字试验。

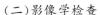

（二）影像学检查

（1）X线表现具有诊断意义。AS最早的变化发生在骶髂关节。该处的X线片显示软骨下骨缘模糊，骨质糜烂，关节间隙模糊，骨密度增高及关节融合。脊柱的X线片表现有椎体骨质疏松和方形变，椎小关节模糊，椎旁韧带钙化以及骨桥形成。晚期广泛而严重的骨化性骨桥表现称为竹节样脊柱。

（2）对于临床可疑而X线片尚未显示明确或Ⅱ级以上的双侧骶髂关节炎改变者，应该采用电子计算机断层扫描（CT）检查。该技术的优点还在于假阳性少。但是，骶髂关节解剖学的上部为韧带，因其附着引起影像学上的关节间隙不规则和增宽，给判断带来困难。另外，类似于关节间隙狭窄和糜烂的骶髂关节髂骨部分的软骨下老化是一自然现象，不应该视为异常。

（3）磁共振成像技术（MRI）对了解软骨病变优于CT，但在判断骶髂关节炎时易出现假阳性结果，又因价格昂贵，目前不宜作为常规检查项目。

（三）实验室检查

（1）活动期患者可见血沉增快，C-反应蛋白增高及轻度贫血，类风湿因子阴性，免疫球蛋白轻度升高。

（2）虽然AS患者HLA-B27阳性率达90%左右，但无诊断特异性，因为正常人也有HLA-B27阳性。HLA-B27阴性患者只要临床表现和影像学检查符合诊断标准，也不能排除AS可能。

五、治疗原则

（一）非甾体抗炎药（简称抗炎药）

这一类药物可迅速改善患者腰背部疼痛和发僵，减轻关节肿胀和疼痛及增加活动范围，无论早期还是晚期，AS患者治疗的首选药物都是非甾体抗炎药。

（二）柳氮磺吡啶

本品可改善AS的关节疼痛、肿胀和发僵，并可降低血清IgA水平及其他实验室活动性指标，特别适用于改善AS患者的外周关节炎，并对本病并发的前色素膜炎有预防复发和减轻病变的作用。磺胺过敏者禁用。

（三）甲氨蝶呤

活动性AS患者经柳氮磺吡啶和非甾体抗炎药治疗无效时，可采用甲氨蝶呤。

（四）糖皮质激素

少数病例即使应用大剂量抗炎药也不能控制症状，此时可应用甲泼尼龙15 mg/（kg·d）冲击治疗，连续3天，可暂时缓解疼痛。对其他治疗不能控制的下背痛，在CT指导下行皮质类固醇骶髂关节注射，部分患者可改善症状，疗效可持续3个月左右。

（五）其他药物及治疗

（1）一些男性难治性AS患者应用沙利度胺后，临床症状、血沉及C-反应蛋白含量均明显改善。

（2）外科治疗。髋关节受累引起的关节间隙狭窄、强直和畸形，是本病致残的主要原因。为了改善患者的关节功能和生活质量，人工全髋关节置换术是最佳选择。置换术后绝大多数患者的关节痛得到控制，部分患者的功能恢复正常或接近正常，90%置入关节的寿命达10年以上。

六、护理问题

（一）疼痛

疼痛与疾病引起关节活动受限及畸形有关。

（二）有受伤的危险

受伤与疾病导致关节疼痛及活动受限有关。

（三）活动受限

活动受限与疾病导致关节强直,影响关节正常活动有关。

（四）知识缺乏

不了解疾病相关知识。

（五）焦虑

焦虑与疾病影响生活和工作有关。

七、护理措施

（一）一般护理

(1)遵医嘱给予非药物、药物或手术等综合治疗,缓解疼痛和发僵,控制或减轻炎症。

(2)巡视患者,及时满足其生活需要。

(3)与患者多交流,多安慰患者,使其接受现实,勇敢面对,积极配合治疗。嘱患者保持良好的姿势,防止脊柱或关节变形,必要时矫正畸形关节,以达到改善和提高患者生活质量的目的。

（二）专科护理

(1)对患者及其家属进行疾病知识的教育是整个治疗计划中不可缺少的一部分,有助于患者主动参与治疗并与医师合作。长期计划还应包括患者的社会心理和康复的需要。

(2)劝导患者要谨慎而不间断地进行体育锻炼,以取得和维持脊柱关节的最好位置,增强椎旁肌肉和增加肺活量,其重要性不亚于药物治疗。

(3)站立时应尽量保持挺胸、收腹和双眼平视前方的姿势。坐位也应保持胸部直立。应睡硬板床,多取仰卧位,避免促进屈曲畸形的体位。枕头要矮,一旦出现上胸或颈椎受累应停用枕头。

(4)减少或避免引起持续性疼痛的体力活动。定期测量身高,保持身高记录是及时发现早期脊柱弯曲的一个好措施。

(5)对炎性关节疼痛或其他软组织疼痛选择必要的物理治疗。

(6)注意患者眼部卫生,及时清除异常分泌物,遵医嘱行滴眼液滴眼并给予局部和全身性的积极抗感染治疗。观察患者视力及视野有无损害。安全护理措施到位,防止患者跌倒。

(7)对行关节置换的患者做好术前术后护理。

（三）心理护理

多与患者交流,告知患者 AS 尚无根治方法,但是如能及时诊断及合理治疗,可以控制症状并改善预后,提高生活质量,因此要遵医嘱规律治疗。通过交流消除其焦虑心理,使其配合治疗。

（四）健康教育

(1)正确认识疾病,消除恐惧心理,保持乐观态度,配合治疗。

(2)若卧床不起,只能使病情进展加快,导致关节肢体废用和肌肉萎缩。因此,要采取积极主动的锻炼态度,减轻脊柱及关节的畸形程度。

(3)活动原则:按计划逐渐增加活动量。服药后行屈膝、屈髋、转头和转体运动。以运动后疲劳疼痛在 2 小时后恢复为标准。疼痛时要卧床休息,行热敷,热水浴后可以减轻。在锻炼前先行按摩缓解椎旁肌肉,避免肌肉拉伤。锻炼同时可配合理疗和水疗。

(4)卧硬板床,低枕。避免长期弯腰活动,减少对脊柱的负重和创伤。体重过重者要减肥。

(5)加强营养,增加抵抗力。

(6)明白规律用药的意义,遵医嘱按时服药,不可擅自停药、减药、加药、改药。在医师和护士的指导下了解药物不良反应。定期监测血常规、肝肾功。

(7)学会自我认识疾病活动的征象,配合治疗。遵从医嘱,懂得长期随访的必要性。定期门诊复查。

(8)合并有色素膜炎患者,可局部使用肾上腺糖皮质激素。要经常冲洗眼中滞留的分泌物,保持结膜囊的清洁,避免遮盖,以免结膜囊内发生感染。

(9)预防肺部感染。由于胸廓扩展有限,故应每日行深呼吸及扩胸运动。卧床患者需加强翻身拍背,教会患者正确的咳嗽、咳痰方法。禁烟,保证室内通风,尽量少到公共场所。如发生感染,应积极治疗。

(赵春芳)

第五节　银屑病关节炎

一、概述

银屑病关节炎(PSA)是一种与银屑病相关的炎性关节病,病程迁延、易复发,晚期可关节强直,导致残疾。该病在我国的患病率约为 1.23‰,可发生于任何年龄,高峰年龄为 30～50 岁,无性别差异。

二、病因与发病机制

本病病因尚不清楚。

三、临床表现

(一)不对称性少关节炎型

不对称性少关节炎型占 70%,以手、足远端或近端指(趾)间关节为主,膝、踝、髋、腕关节亦可受累,分布不对称,因伴发远端和近端指(趾)间关节滑膜炎和腱鞘炎,受损指(趾)可呈现典型的腊肠指(趾)的形态,常伴有指(趾)甲病变。

(二)对称性多关节炎型

对称性多关节炎型占 15%,病变以近端指(趾)间关节为主,可累及远端指(趾)间关节及大关节,如腕、肘、膝和踝关节等。

(三)残毁性关节型

残毁性关节型约占 5%,是银屑病关节炎的严重类型。受累指、掌、跖骨可有骨溶解,关节可强直、畸形，常伴发热和骶髂关节炎。此型的皮肤银屑病常广泛而严重，为脓疱型或红皮病型。

（四）远端指间关节型

远端指间关节型占 5%～10%，病变累及远端指间关节，为典型的银屑病关节炎，通常与银屑病指甲病变相关。

（五）脊柱关节病型

脊柱关节病型约 5% 为年龄大的男性，以脊柱和骶髂关节病变为主（常为单侧或节段性）。

（六）皮肤银屑病变

皮肤银屑病变好发于头皮及四肢伸侧，尤其好发于肘、膝部位，呈散在或泛发分布，表现为丘疹或斑块，呈圆形或不规则形。表面有丰富的银白色鳞屑，去除鳞屑后为发亮的薄膜，除去薄膜可见点状出血。该特征对银屑病具有诊断意义，存在银屑病是与其他炎性关节病的重要区别。

（七）指甲病变

指甲病变呈顶针样凹陷，或白甲。

（八）全身症状

少数患者有发热、体重减轻和贫血等全身症状。

（九）系统性损害

(1)眼部病变，如结膜炎、葡萄膜炎、虹膜炎和干燥性角膜炎等。

(2)主动脉瓣关闭不全，常见于疾病晚期。

(3)心脏肥大和传导阻滞等。

(4)肺部可见上肺纤维化。

(5)胃肠道可有炎性肠病。

四、辅助检查

（一）实验室检查

血沉增快，γ 球蛋白和 α_2 球蛋白升高，血清 IgG、IgA 升高，IgM 降低，可伴有慢性贫血，血尿酸升高，常与皮损严重程度相关。类风湿阴子(RF)多为阴性，约半数患者 HLA-B27 阳性，且与骶髂关节和脊柱受累显著相关。

（二）影像学检查

手和足的小关节呈骨性强直，指间关节破坏伴关节间隙增宽，末节指骨茎突有骨性增生及末节指骨吸收，兼有近端指骨破坏变尖和远端指骨骨性增生的改变，造成"带帽铅笔"样畸形。

五、治疗原则

（一）非甾体抗炎药

非甾体抗炎药可控制炎症，适用于轻、中度活动性关节炎者，具有抗炎、止痛、退热和消肿作用，但对皮损和关节破坏无效。

（二）抗风湿药物(DMARDs)

(1)甲氨蝶呤对皮损和关节炎均有效，可作为首选药。

(2)柳氮磺吡啶对外周关节炎有效。

(3)青霉胺口服适宜量，口服见效后可逐渐减至维持量。

(4)硫唑嘌呤对皮损也有效，按每日常用剂量服用，见效后给予维持量。

（5）环孢素对皮肤和关节型银屑病有效,美国食品药品监督管理局（FDA）已将其用于重症银屑病治疗。

（6）来氟米特用于中、重度患者。

（三）抗 TNF-α 制剂

抗 TNF-α 制剂适用于中重度 PSA,对中轴关节炎、指或趾炎和附着点炎疗效确切。

（四）糖皮质激素

糖皮质激素用于病情严重和一般药物治疗不能控制者。为避免全身应用,少关节型 PSA 可行关节局部注射。

（五）手术治疗

手术治疗可以恢复关节功能。

六、护理问题

（一）疼痛

疼痛与疾病引起的关节肌肉炎性反应有关。

（二）皮肤黏膜受损

皮肤黏膜受损与疾病导致的皮疹有关。

（三）有废用综合征的危险

废用综合征与关节滑膜炎、腱鞘炎及骨溶解有关。

（四）有受伤的危险

受伤与疾病导致眼部病变有关。

（五）焦虑

焦虑与疾病影响生活和工作有关。

七、护理措施

（一）一般护理

（1）去除各种可能的诱发因素,如避免外伤和精神创伤、刺激、过度紧张等精神因素,保持良好的饮食习惯,忌食刺激性食物。

（2）加强身体锻炼,提高机体免疫力。

（3）生活规律,保持舒畅的心情。

（4）注意皮肤清洁卫生,防止银屑病复发感染。

（二）专科护理

（1）关节肌肉疼痛的护理:详见本章第二节类风湿关节炎患者的护理。

（2）皮肤及指甲护理:保证皮肤清洁,可涂抹凡士林,减少鳞屑脱落,防止皮肤破溃感染,保证甲剥离患者甲周局部清洁干燥,预防感染,勿磕碰,注意保暖。

（3）眼葡萄膜炎护理:眼部保持清洁,遵医嘱予诺氟沙星等眼药水滴眼,睡前可在眼睑外涂红霉素眼膏。

（赵春芳）

第六节 赖特综合征

一、概述

赖特综合征(RS)是以关节炎、尿道炎和结膜炎三联征为临床特征的一种特殊临床类型的反应性关节炎,常表现为突发性急性关节炎,并伴有独特的关节外皮肤黏膜症状。目前认为本病有两种类型,即性传播型和痢疾型。

二、病因与发病机制

性传播型患者主要见于 20～40 岁年轻男性,大多数情况下是生殖器被沙眼衣原体感染。痢疾型通常在肠道细菌感染后获得,其中主要是志贺菌属、沙门菌属、耶尔森菌属以及弯曲杆菌属。赖特综合征的发病与感染、遗传标记(HLA-B27)、免疫失调有关。

三、临床表现

典型表现为关节炎、尿道炎、结膜炎三联征。患者大多急性发病,关节炎呈多发性、不对称性、轻重不等,以下肢居多,最常见的是膝、踝、跖趾关节,指、趾小关节也可受累,呈红、肿、热、痛。反复发作和严重的关节炎,可出现关节变形。

四、辅助检查

(一)实验室检查

(1)病原体培养:可行尿道拭子培养、大便培养,对确定诱发疾病的微生物感染有帮助,能为可疑的反应性关节炎提供诊断依据。

(2)炎症指标:急性期可有白细胞增高,血沉增快,C 反应蛋白升高;慢性患者可出现轻度正细胞性贫血,补体水平可以增高。

(3)滑液与滑膜检查:滑液有轻至重度炎性改变,滑液黏度降低,白细胞轻度至中度升高,滑膜活检显示为非特异性炎症改变。

(4)HLA-B27 检测:HLA-B27 阳性率为 60％～80％。

(5)类风湿因子多为阴性,抗核抗体阴性。

(二)影像学检查

特征性 X 线表现有肌腱端病、骶髂关节炎、脊柱形成韧带骨赘。

五、治疗原则

(一)非甾体抗炎药(NSAIDs)

NSAIDs 可缓解急性期关节症状。

(二)糖皮质激素

糖皮质激素应用于全身炎症症状严重,NSAIDs 治疗控制不佳的患者,可关节腔内局部注射。虹膜炎应及时行局部治疗。

（三）抗风湿药（DMARDs）

DMARDs 可用于应用 NSAIDs 和关节内注射激素效果不佳的严重病例,首选柳氮磺吡啶。

（四）抗菌药

抗菌药可用于生殖系统衣原体感染的患者及配偶。

六、护理问题

（一）疼痛

疼痛与疾病引起的关节炎性反应及尿道炎有关。

（二）有废用综合征的危险

废用综合征与关节炎引起的关节变形有关。

（三）有受伤的危险

受伤与疾病导致关节疼痛及变形有关。

（四）焦虑

焦虑与疾病影响生活和工作有关。

七、护理措施

（一）一般护理

(1)生活规律,注意营养,锻炼身体,以增强自身免疫功能。

(2)注意环境和个人卫生,经常洗澡,更换衣服。

(3)预防尿道炎、子宫颈炎、前列腺炎等疾病的发生。

（二）专科护理

(1)观察患者尿道是否有红斑、水肿、溃疡及异常分泌物等的情况及严重程度。

(2)保证患者外阴及尿道口清洁,协助女患者每日会阴冲洗,男患者每日消毒尿道口。每日早晚用浓度为 0.02％的高锰酸钾温水坐浴。

(3)给患者穿柔软棉质的内衣,每日更换。应避免男患者早期尿道口出现的小水泡破裂感染。保持患者溃疡面的清洁干燥,大小便如若污染溃疡面,应及时清洁并消毒。

（赵春芳）

第七节　多发性肌炎和皮肌炎

一、概述

多发性肌炎(polymyositis,PM)和皮肌炎(dermatomyositis,DM)是横纹肌非化脓性炎性肌病。其临床特点是肢带肌、颈肌及咽肌等肌组织出现炎症和变性改变,导致对称性肌无力和一定程度的肌萎缩,并可累及多个系统和器官,亦可伴发肿瘤。PM 指无皮肤损害的肌炎,伴皮疹的肌炎称 DM。

二、病因与发病机制

该病属自身免疫性疾病,发病与病毒感染、免疫异常、遗传及肿瘤等因素有关。女性多见,男女比为1∶2。

三、临床表现

本病在成人发病隐匿,儿童发病较急。急性感染可为其前驱表现或发病的病因。早期症状为近端肌无力或皮疹、全身不适、发热、乏力、体重下降等。

(一)肌肉

本病累及横纹肌,以肢体近端肌群无力为其临床特点,常呈对称性损害,早期可有肌肉肿胀、压痛,晚期出现肌萎缩。多数患者无远端肌受累。

1.肌无力

几乎所有患者均出现不同程度的肌无力。肌无力可突然发生,并持续进展数周至数月以上,因受累肌肉的部位不同而出现不同的临床表现。

2.肌痛

在疾病早期可有肌肉肿胀,约25%的患者出现近端肌肉疼痛或压痛。

(二)皮肤

DM除有肌肉症状外还有皮肤损害,多为微暗的红斑,皮损稍高于皮面,表面光滑或有鳞屑。皮损常可完全消退,但亦可残留带褐色的色素沉着、萎缩、瘢痕或白斑。皮肤病变往往是皮肌炎患者首先注意到的症状。

1.向阳性紫红斑

眶周水肿伴暗紫红皮疹见于60%~80%的DM患者,是DM的特异性体征。

2.戈特隆征(Gottron's sign)

此征由Gottron首先描述,被认为是DM的特异性皮疹。皮疹位于关节伸面,多见于肘、掌指、近端指间关节处,也可出现在膝与内踝皮肤,表现为伴有鳞屑的红斑、皮肤萎缩、色素减退。

3.暴露部位皮疹

在颈前、上胸部(V形区)、颈后背上部(披肩状)、前额、颊部、耳前、上臂伸面和背部等可出现弥漫性红疹,久后局部皮肤萎缩,毛细血管扩张,色素沉着或减退。

4.技工手

部分患者双手外侧掌面皮肤出现角化、裂纹,皮肤粗糙脱屑,同技术工人的手相似,故称技工手。尤其在抗Jo-1抗体阳性的PM/DM患者中多见。

5.其他病变

其他一些皮肤病变虽非特有,但亦时而出现,包括指甲两侧呈暗紫色充血皮疹,指端溃疡、坏死,甲缘梗死灶,雷诺现象,网状青斑,多形性红斑等。慢性患者有时出现多发角化性小丘疹,斑点状色素沉着、毛细血管扩张、轻度皮肤萎缩和色素脱失,称为血管萎缩性异色病性DM。

皮损程度与肌肉病变程度可不平行,少数患者皮疹出现在肌无力之前。约7%的患者有典型皮疹,但始终没有肌无力、肌病,肌酶谱正常,称为无肌病的皮肌炎。

(三)关节

关节痛和关节炎见于约15%的患者,为非对称性,常波及手指关节,由于手的肌肉萎缩可引起手指屈曲畸形,但 X 线像提示无骨关节破坏。

（四）消化道

10％～30％的患者出现吞咽困难、食物反流,为食管上部及咽部肌肉受累所致,造成胃反流性食管炎。X 线检查吞钡造影可见食管梨状窝钡剂潴留,甚至胃的蠕动减慢,胃排空时间延长。

（五）肺

约 30％的患者有肺间质改变。急性间质性肺炎、急性肺间质纤维化的临床表现有发热、干咳、呼吸困难、发绀,可闻及肺部细湿啰音,X 线检查在急性期可见毛玻璃状、颗粒状、结节状及网状阴影。在晚期 X 线检查可见蜂窝状或轮状阴影,表现为弥漫性肺纤维化。肺纤维化发展迅速是本病死亡的重要原因之一。

（六）心脏

仅 1/3 的患者病程中有心肌受累,心肌内有炎性细胞浸润、间质水肿和变性、局灶性坏死、心室肥厚,出现心律紊乱、充血性心力衰竭,亦可出现心包炎。

（七）肾脏

肾脏病变很少见。极少数暴发性起病者,因横纹肌溶解,可出现肌红蛋白尿、急性肾衰竭。少数 PM/DM 患者可有局灶性增殖性肾小球肾炎,但大多数患者肾功能正常。

（八）钙质沉着

钙质沉着多见于慢性皮肌炎患者,尤其是患有慢性皮肌炎的儿童。多见沿深筋膜钙化,钙化使局部软组织出现发木或发硬的浸润感,严重者影响该肢体的活动。钙质在软组织内沉积,X 线示钙化点或钙化块。若钙质沉积在皮下,则沉着处溃烂可有石灰样物流出,并可继发感染。

四、辅助检查

（一）血清肌酶

绝大多数患者在病程某一阶段可出现肌酶活性增高,是诊断本病的重要血清指标之一。其中以肌酸肌酶(CK)最敏感。肌酶的升高常早于临床表现数周,晚期肌萎缩肌酶不再释放,肌酶可正常。部分慢性肌炎和广泛肌肉萎缩的患者,即使处于活动期,其肌酶水平也可正常。

（二）肌红蛋白测定

肌红蛋白仅存于心肌与横纹肌,当肌肉出现损伤、炎症、剧烈运动时,肌红蛋白均可升高。多数肌炎患者的血清中肌红蛋白水平增高,且与病情呈平行关系,有时先于 CK 升高。

（三）自身抗体

1.抗核抗体(ANA)

PM/DM 中 ANA 阳性率为 20％～30％,对肌炎诊断不具特异性。

2.抗 Jo-1 抗体

抗 Jo-1 抗体是诊断 PM/DM 的标记性抗体。抗 Jo-1 阳性的 PM/DM 患者,临床上常表现为抗合成酶抗体综合征:肌无力、发热、间质性肺炎、关节炎、雷诺征和技工手。

（四）肌电图

几乎所有患者都出现肌电图异常,表现为肌源性损害,即在肌肉松弛时出现纤颤波、正锐波、插入激惹及高频放电;在肌肉轻微收缩时出现短时限低电压多相运动电位;肌肉最大收缩时出现干扰相。

（五）肌活检

取受损肢体近端肌肉，如三角肌、股四头肌及有压痛和中等无力的肌肉送检为好，应避免在肌电图插入处取材。因肌炎常呈灶性分布，必要时需多部位取材，提高阳性率。

肌肉病理改变：①肌纤维间质、血管周围有炎性细胞（以淋巴细胞为主，其他有组织细胞、浆细胞、嗜酸性细胞、多形核白细胞）浸润；②肌纤维破坏变性、坏死、萎缩，肌横纹不清；③肌束间有纤维化，肌细胞可有再生，再生肌纤维嗜碱性，核大呈空泡，核仁明显；④血管内膜增生，皮肤病理改变无特异性。

五、治疗原则

（1）糖皮质激素是本病的首选药物。待肌力明显恢复，肌酶趋于正常时开始减量，减量应缓慢（一般1年左右），在减量过程中如病情反复应及时加用免疫抑制剂，对病情发展迅速或有呼吸肌无力、呼吸困难、吞咽困难者，可用甲泼尼龙 0.5～1 g，每日 1 次静脉冲击治疗，连用 3 天，之后再根据症状及肌酶水平逐渐减量。

（2）病情反复者及重症患者应及时加用免疫抑制剂。激素与免疫抑制剂联合应用可提高疗效，减少激素用量，及时避免不良反应。常用免疫抑制剂有甲氨蝶呤（MTX）、硫唑嘌呤（AZA）、环磷酰胺（CYC）。

（3）合并恶性肿瘤的患者，在切除肿瘤后，肌炎症状可自然缓解。

六、护理问题

（一）肌痛肌无力

肌痛肌无力与原发病有关。

（二）自理能力缺陷

自理能力缺陷与肌无力有关。

（三）皮肤完整性受损

皮肤完整性受损与皮疹有关。

（四）营养失调

营养失调与消化道受累有关。

（五）有感染的危险

感染与吸入性肺炎及激素等用药有关。

（六）废用综合征

废用综合征与肌无力有关。

（七）限制性通气功能障碍

限制性通气功能障碍与呼吸肌受累有关。

（八）低氧血症

低氧血症与呼吸肌受累有关。

七、护理措施

（一）一般护理

急性期卧床休息，并适当进行肢体被动运动，以防肌肉萎缩，症状控制后适当锻炼。行高热量、高蛋白饮食,保持大便通畅,避免感染。

(二)专科护理

(1)患者肌痛明显时安慰患者,认真听取患者主诉,分散患者注意力,必要时遵医嘱给予止痛药物,缓解患者疼痛。

(2)加强巡视,及时满足患者生活需要。

(3)肌炎患者会出现皮疹,伴有发红、瘙痒、疼痛等症状。对于合并皮损的患者,后期会有脱屑,应保持皮肤清洁,用粉剂处理好局部,保持干燥,表面尽量暴露,可以涂中性护肤品。如果出现皮损,切勿抓挠,以免造成感染。用清水清洁皮肤,不涂化妆品,必要时外涂凡士林油,防止破损加重。勤换内衣,注意保暖,避免日光晒。

(4)肌活检术后护理:观察伤口渗血感染情况,保持敷料清洁,协助医师定时予消毒换药,两周后拆线,可根据伤口情况延长拆线时间,拆线后观察伤口愈合状况。

(5)对于进食咳呛的患者,嘱其进餐时尽量采取坐位或半卧位,进餐后的30～60分钟内应尽量避免卧位,细嚼慢咽。对于进食咳呛严重或吞咽困难的患者,必要时遵医嘱给予肠内或肠外营养,以满足机体需要,防止吸入性肺炎。

(6)保持病室清洁,温湿度适宜,并嘱患者做好个人卫生。对生活不能自理的患者,应加强基础护理,给予口腔护理和会阴冲洗,监测体温变化,监测血常规变化,预防交叉感染。

(7)对于肺部受累患者,保持病室温湿度适宜,遵医嘱给予吸氧和雾化稀释痰液,同时加强雾化后的拍背咳痰,预防及治疗肺部感染。

(8)严密观察生命体征变化,特别是监测血氧及心律变化,及时发现病情变化,准备好抢救物品。

(三)心理护理

多与患者交流,使患者了解本病的治疗原则,告知患者此病为慢性病,可迁延多年,若早期诊断,合理治疗,在治疗护理下可控制病情发展,使病情趋于稳定,患者可同正常人一样从事正常的工作学习。因此,要向患者宣教正确认识疾病,消除恐惧心理,了解规律用药的意义,嘱患者遵医嘱规律治疗。同时,患者应学会自我认识疾病活动的征象,配合治疗,遵从医嘱,定期复诊。护士需懂得长期随访的必要性,通过与患者交流消除其焦虑心理。

(四)健康教育

1.树立信心

让患者以一种乐观的情绪、良好的精神状态去面对此疾病,配合长期治疗。

2.劳逸结合

患者在疾病的缓解期可做适当的活动,但应注意休息,避免过度劳累,活动2小时后体力恢复为最佳。在生活上尽量自理,消除依赖感。锻炼肌力,防止肌肉萎缩。功能锻炼应在服药30分钟后开始,运动之前应做充分的准备活动,如肌肉的按摩、热敷等。

3.合理膳食

此病可累及消化道肌肉,会出现吞咽困难,食管蠕动减慢,易引起反流性食管炎。肠蠕动减弱,肛门、膀胱括约肌松弛导致大小便失禁,所以应选用高蛋白(优质蛋白)、高维生素、易消化的饮食(软食),少食干硬油炸食品。餐前可用一些增加胃动力的药物,进餐时尽量采取坐位或半卧位,进餐后的30～60分钟内尽量避免卧位。

4.按时服药

不可随意增减药物,不可擅自停药或改药。用药期间应定期复查血常规和肝肾功能。

5.了解药物不良反应

了解激素、免疫抑制剂等药物的不良反应。

6.自我监测

要自我监测心、肺的病变,如出现呼吸困难、发绀、心慌或心前区疼痛等症状要立即就诊。注意定期复查。

7.保持皮肤清洁

肌炎患者会出现皮疹,伴有发红、瘙痒、疼痛等症状,后期会有脱屑,应保持皮肤清洁,局部用粉剂处理好,保持干燥,表面不要包裹,尽量暴露,可以涂中性护肤品。如果出现皮损,切勿抓挠,以免造成感染。勤换内衣,注意保暖,避免日光晒。

(赵春芳)

第八节　系统性硬化症

一、概述

系统性硬化症是一种原因不明的,临床上以局限性或弥漫性皮肤增厚和纤维化为特征的结缔组织病。除皮肤受累外,它也可影响内脏(心、肺和消化道等器官)。本病的严重程度和发展情况变化较大,有多种亚型,它们的临床表现和预后各不相同。一般以皮肤受累范围为主要指标,将系统性硬化症分为多种亚型。本节主要讨论弥漫性硬皮病。

二、病因与发病机制

本病病因不明,女性多见,发病率大约为男性的4倍,儿童相对少见。

三、临床表现

（一）早期症状

系统性硬化症最多见的初期表现是雷诺现象与隐袭性肢端和面部肿胀,并伴有手指皮肤逐渐增厚。多关节病同样也是突出的早期症状。胃肠道功能紊乱(胃烧灼感和吞咽困难)或呼吸系统症状等,偶尔也是本病的首发表现。患者起病前可有不规则发热、胃纳减退、体重下降等。

（二）皮肤

皮肤病变可局限在手指(趾)和面部,也可呈向心性扩展,累及上臂、肩、前胸、背、腹和腿。有的可在几个月内累及全身皮肤,有的在数年内逐渐进展,有些呈间歇性进展,通常皮肤的受累范围和严重程度在三年内达高峰。临床上皮肤病变的分期及表现如下。

（三）骨和关节

多关节痛和肌肉疼痛常为早期症状,也可出现明显的关节炎。约29%可有侵蚀性关节病。

（1）由于皮肤增厚且与其下关节紧贴,致使关节挛缩和功能受限。

（2）由于腱鞘纤维化,当受累关节主动或被动运动时,特别在腕、踝、膝处,可觉察到皮革样摩擦感。

(3)长期慢性指(趾)缺血可导致指端骨溶解。

(4)X线表现关节间隙狭窄和关节面骨硬化。

(5)由于肠道吸收不良、废用及血流灌注减少,常有骨质疏松。

(四)消化系统

消化道受累为硬皮病的常见表现,仅次于皮肤受累和雷诺现象。消化道的任何部位均可受累,其中食管受累最为常见,肛门、直肠次之,小肠和结肠较少。

1.口腔

张口受限,舌系带变短,牙周间隙增宽,齿龈退缩,牙齿脱落,牙槽突骨萎缩。

2.食管

食管下部括约肌功能受损可导致胸骨后灼热,反酸。长期受损可引起糜烂性食管炎、出血、下食管狭窄等并发症。

3.小肠

常可引起轻度腹痛、腹泻、体重下降和营养不良。

4.大肠

10%~50%的患者有大肠受累,但临床症状往往较轻。累及后可发生便秘,下腹胀满,偶有腹泻。

5.CREST综合征

它的名字来源于疾病的典型表现:钙质沉着(C)、雷诺现象(R)、食道运动功能障碍(E)、指端硬化(S)、毛细血管扩张(T)。患者可发生胆汁性肝硬化。

(五)肺部

在硬皮病中普遍存在肺脏受累。病初最常见的症状为运动时气短,活动耐受量减低;后期出现干咳。随病程增长,肺部受累机会增多,且一旦被累及,即呈进行性发展,对治疗反应不佳。肺间质纤维化和肺动脉血管病变常同时存在。在弥漫性硬皮病伴抗Scl-70阳性的患者中,肺间质纤维化常常较重,在CREST综合征中,肺动脉高压常较为明显。肺动脉高压常为棘手问题,它是肺间质与支气管周围长期纤维化或肺间小动脉内膜增生的结果。

(六)心脏

80%的患者有片状心肌纤维化,临床表现为气短、胸闷、心悸、水肿。

(七)肾脏

硬皮病的肾病变临床表现不一,部分患者有多年皮肤及其他内脏受累而无肾损害的临床现象,有些患者在病程中出现肾危象,即突然发生严重高血压、急进性肾衰竭,如不及时处理,常于数周内死于心力衰竭及尿毒症。虽然肾危象初期可无症状,但大部分患者感疲乏加重,出现气促、严重头痛、视力模糊、抽搐、神志不清等症状。

四、辅助检查

(一)一般化验

一般化验无特殊异常,血沉可正常或轻度增快。

(二)免疫学检测

(1)血清ANA阳性率达90%以上。

(2)抗着丝点抗体(ACA):80%的CREST综合征患者为阳性。

(3)20％～40％的系统性硬化症患者,血清抗 Scl-70 抗体阳性。

(4)约 30％的病例 RF 阳性。

(5)约 50％的病例有低滴度的冷球蛋白血症。

（三）病理及甲皱检查

硬变皮肤活检见表皮变薄,表皮突消失,皮肤附属器萎缩。甲褶毛细血管显微镜检查显示毛细血管袢扩张与正常血管消失。

（四）食管组织病理

食管组织病理示平滑肌萎缩,黏膜下层和固有层纤维化,黏膜呈不同程度变薄和糜烂。

（五）食管功能

食管功能可用食管测压、卧位稀钡钡餐造影、食管镜等方法检查。

（六）高分辨率 CT

高分辨率 CT 可显示肺部呈毛玻璃样改变,肺间质纤维化常以嗜酸性肺泡炎为先导。

（七）支气管肺泡灌洗

支气管肺泡灌洗可发现灌洗液中细胞增多。

（八）X 线胸片

X 线胸片示肺间质纹理增粗,严重时呈网状结节样改变,在基底部最为显著。

（九）肺功能检查

肺功能检查示限制性通气障碍,肺活量减低,肺顺应性降低,气体弥散量减低。

（十）心导管检查

心导管检查可发现肺动脉高压。

（十一）超声心动图检查

超声心动图检查可发现肺动脉高压,心包肥厚或积液。

（十二）肾活检

硬皮病的肾病变以叶间动脉、弓形动脉及小动脉为最著,其中最主要的是小叶间动脉。血管平滑肌细胞发生透明变性。血管外膜及周围间质均有纤维化。

五、治疗原则

本病尚无特效药物。皮肤受累范围和病变程度为诊断和评估预后的重要依据,而重要脏器被累及的广泛性和严重程度决定了本病的预后。早期治疗的目的在于阻止新的皮肤和脏器受累,而晚期治疗的目的在于改善已有的症状。

(1)糖皮质激素对该病效果不显著,通常对炎性肌病、间质性肺部疾患的炎症期有一定疗效,在早期水肿期,对关节痛、肌痛亦有疗效。免疫抑制剂疗效不肯定。常用的有环孢素、环磷酰胺、硫唑嘌呤、甲氨蝶呤等,有报道称免疫抑制剂对皮肤、关节和肾脏病变有一定疗效,与糖皮质激素合并应用,常可提高疗效和减少糖皮质激素用量。

(2)青霉胺能抑制新胶原成熟,并激活胶原酶,使已形成的胶原纤维降解。

(3)钙通道拮抗剂、丹参注射液、双嘧达莫(潘生丁)、小剂量阿司匹林、血管紧张素受体拮抗剂可缓解雷诺现象,治疗指端溃疡,阻止红细胞及血小板的聚集,降低血液黏滞性,改善微循环。

(4)组胺受体阻断剂(西咪替丁或雷尼替丁等)或质子泵抑制剂(奥美拉唑)等可减少胃酸,缓解反流性食管炎的症状。

（5）血管紧张素转换酶抑制剂，如卡托普利、依那普利、贝那普利等药物，可抑制血压增高，预防肾危象出现。

（6）近年来国外采用口服内皮素受体拮抗剂和抗转化生长因子 β_1（TGF-β_1）抗体治疗硬皮病所致的肺动脉高压的疗法已取得了一定疗效。

六、护理问题

（一）皮肤黏膜完整性受损
皮肤黏膜完整性受损与皮肤黏膜失去弹性有关。

（二）感染
感染与长期服用激素有关。

（三）焦虑
焦虑与患慢性疾病有关。

（四）知识缺乏
患者不了解疾病相关知识。

七、护理措施

（一）一般护理
（1）密切监测患者生命体征，听取患者主诉，嘱其保持情绪稳定，尽量减少活动，进食高纤维、易消化的食物，保持大便通畅，必要时给予通便处理。

（2）巡视患者，及时满足其生活需要。

（3）与患者多交流，多安慰患者，使其接受现实，勇敢面对，积极配合治疗。

（4）监测体温，监测血常规。对已发生的感染，遵医嘱给予口服或静脉抗菌药治疗。

（二）专科护理
1.皮肤自我护理
（1）皮肤硬化失去弹性，应在患处涂油预防干裂。避免接触刺激性较强的洗涤剂。口唇、鼻腔干裂可涂油。注意保暖，冷天外出多加衣服，戴棉手套，穿厚袜，衣着宽松。

（2）患者皮肤调节体温的功能减退，夏季应多饮水，多吃一些利尿解暑的蔬菜水果，如西瓜、冬瓜、黄瓜、丝瓜、苦瓜等，通过尿液带走体内热量而起到降温的作用。此外应避免高温时外出，避免阳光曝晒，外出应戴遮阳帽或打伞，避免中暑。室内温度过高时，可装空调或电扇。

（3）经常摩擦肢端、关节或骨骼隆起处，避免磕碰、外伤而导致营养性溃疡。

2.饮食自我护理
饮食上注意多吃蛋白质含量丰富的食物，如蛋类、肉等。多吃新鲜的蔬菜水果以保证维生素和食物纤维的供给，并可减少便秘的发生。注意少食多餐、细嚼慢咽。避免辛辣过冷的食物，以细软易消化为好，并食用含钙多的食物，如牛奶等。若进食后有胸骨后不适等症状，应注意不能一次大量进食，少食多餐，进食后稍走动后再躺下，再取头高足低位以减少食物反流。戒烟戒酒。

3.环境及健康
避免感冒而引起继发性肺部感染，加重肺脏负担。保持居室内一定的温度和湿度，定时通风换气,保持空气新鲜。不去人多、拥挤的公共场所,在感冒流行季节减少外出。

4.做好防御

经常监测血压,发现血压升高应及时处理。当患者出现气短、胸闷、心悸、水肿等症状时,积极协助医师处理,密切观察病情变化,准备好抢救物品。

(三)心理护理

多与患者交流,告知患者此病为慢性病,主要是采取措施改善症状,控制病情使其稳定,减缓病情进展,因此要遵医嘱规律治疗。通过交流消除其焦虑心理,配合治疗。

(四)健康教育

(1)正确认识疾病,消除恐惧心理。保持乐观的精神、稳定的情绪,避免过度激动、紧张、焦虑等不良情绪。

(2)适当锻炼身体,增加机体抗病能力。劳逸结合,但要避免过度劳累,加重病情。

(3)了解皮肤保护的方法,特别是手足避冷保暖。

(4)有心脏受累应长期服药,并随身携带硝酸甘油等药物。

(5)了解药物的作用和不良反应。明白规律用药的意义,配合治疗,遵从医嘱。定期监测血常规、肝肾功。

(6)严格遵医嘱服药,不可随意加量、减量、停药和改药。禁用血管收缩剂,如新麻液、麻黄素、肾上腺素等。

(7)学会自我认识疾病活动的征象,定期复查。懂得长期随访的必要性。

(8)告知患者要少食多餐,餐后取立位或半卧位,戒烟、酒、咖啡等刺激性食物。

(赵春芳)

第九节　干燥综合征

一、概述

干燥综合征(Sjogren syndrome,SS)是一个主要累及外分泌腺体的慢性炎症性自身免疫病。临床除有因唾液腺和泪腺受损功能下降而出现的口干、眼干外,尚有其他外分泌腺及腺体外其他器官的受累导致的多系统损害的症状。本病分为原发性和继发性两类,前者指不具明确诊断的结缔组织病(CTD)的干燥综合征,后者是指发生于明确诊断的CTD,如系统性红斑狼疮(SLE)、类风湿关节炎等的干燥综合征。本节主要叙述原发性干燥综合征。

二、病因与发病机制

本病的确切病因和发病机制尚不明确,一般认为与遗传、免疫、病毒感染有关。原发性干燥综合征属全球性疾病,在我国人群的患病率为 $0.3\% \sim 0.7\%$,在老年人群中患病率为 $3\% \sim 4\%$。本病多见于女性,男女比为 $1/9 \sim 1/20$。发病年龄多在 $40 \sim 50$ 岁,也偶见于儿童。

三、临床表现

(一)局部表现

1.口干燥症

因唾液腺病变,使唾液黏蛋白缺少而引起下述常见症状。

(1)有70%~80%的患者诉有口干,但不一定都是首症或主诉,严重者因口腔黏膜、牙齿和舌发黏,以致在讲话时需频频饮水,进固体食物时必须伴水或流食送下,有时夜间需起床饮水等。

(2)猖獗性龋齿是本病的特征之一,表现为牙齿逐渐变黑,继而小片脱落,最终只留残根。

(3)成人腮腺炎,50%的患者表现有间歇性交替性腮腺肿痛,累及单侧或双侧。大部分在10天左右可以自行消退。

(4)舌部表现为舌痛、舌面干裂、舌乳头萎缩而光滑。

(5)口腔黏膜出现溃疡或继发感染。

2.干燥性角结膜炎

因泪腺分泌的黏蛋白减少而出现眼干涩、异物感、泪少等症状,严重者痛哭无泪。部分患者有眼睑缘反复化脓性感染、结膜炎、角膜炎等。

3.其他表现

其他浅表部位如鼻、硬腭、气管及其分支、消化道黏膜、阴道黏膜的外分泌腺体均可受累,使其分泌较少而出现相应症状。

(二)系统表现

除口眼干燥表现外,患者还可出现全身症状,如乏力、低热等。约有2/3患者出现系统损害。

1.皮肤

皮肤病变的病理基础为局部血管炎,有下列表现。

(1)过敏性紫癜样皮疹:多见于下肢,为米粒大小、边界清楚的红丘疹,压之不褪色,分批出现,每批持续时间约为10天,可自行消退而遗有褐色色素沉着。

(2)结节红斑:较为少见。

(3)雷诺现象:多不严重,不引起指端溃疡或相应组织萎缩。

2.骨骼肌肉

关节痛较为常见。仅小部分患者表现有关节肿胀,但多不严重,且呈一过性。关节结构的破坏非本病的特点。约5%的患者伴有肌炎。

3.肾

主要累及远端肾小管,表现为因Ⅰ型肾小管酸中毒而引起的低血钾性肌肉麻痹,严重者出现肾钙化、肾结石及软骨病。

4.肺

大部分患者无呼吸道症状。轻度受累者出现干咳,重者出现气短。肺部的主要病理为间质性病变,部分出现弥漫性肺间质纤维化,少数人可因此出现呼吸功能衰竭而死亡。

5.消化系统

因黏膜层外分泌腺体病变,胃肠道可出现萎缩性胃炎、胃酸减少、消化不良等非特异性症状。约20%的患者有肝脏损害,临床谱从黄疸至无临床症状而有肝功能损害不等。

6.神经

以周围神经受累为多见,不论是中枢还是周围神经损害均与血管炎有关。

7.血液系统

本病可出现白细胞减少或(和)血小板减少,血小板低下严重者可出现出血现象。

四、辅助检查

(一)眼部检查

施墨(Schirmer)试验(+);角膜染色(+);泪膜破碎时间(+)。

(二)口腔检查

唾液流率(+);腮腺造影(+);唾液腺核素检查(+);唇腺活检组织学检查(+)。

(三)尿液检查

多次尿 pH 大于 6 时有必要进一步检查肾小管酸中毒相关指标。

(四)周围血检测

周围血检测可以发现血小板低下,或偶有的溶血性贫血。

(五)血清免疫学检查

(1)抗 SSA 抗体是本病中最常见的自身抗体,见于 70% 的患者。

(2)抗 SSB 抗体有称是本病的标记抗体,见于 45% 的患者。

(3)高免疫球蛋白血症,均为多克隆性,见于 90% 的患者。

(六)肺影像学检查

肺影像学检查可以发现有相应系统损害的患者。

五、治疗原则

本病目前尚无根治方法,主要是采取措施改善症状,控制和延缓因免疫反应而引起的组织器官损害的进展以及继发性感染。

(1)口干可适当饮水,或用人工唾液,减少对口腔的物理刺激。嘱患者保持口腔清洁,勤漱口,减少龋齿和口腔继发感染的可能。防止口腔细菌增殖,应早晚刷牙,选用软毛牙刷,继发口腔感染者可用复方硼砂溶液漱口,真菌感染者可用制霉菌素涂口腔,口干严重者可用麦冬、枸杞子、甘草等泡水喝。

(2)保护眼睛,干燥性角结膜炎可给以人工泪液滴眼以减轻眼干症状并预防角膜损伤。

(3)肌肉、关节痛者可用非甾体抗炎药以及羟氯喹。

(4)系统损害者应以受损器官及其严重度而进行相应治疗。给予肾上腺糖皮质激素,剂量与其他结缔组织病治疗用法相同。对于病情进展迅速者可合用免疫抑制剂,如环磷酰胺、硫唑嘌呤等。出现恶性淋巴瘤者宜积极、及时地进行联合化疗。

(5)合并肾小球肾炎,纠正低钾血症的麻痹发作可采用静脉补钾(氯化钾),待病情平稳后改口服钾盐液或片,有的患者需终身服用,以防低血钾再次发生。

(6)合并肺间质性病变、呼吸道黏膜干燥明显者,可给予雾化吸入。鼻黏膜干燥者可给予复薄油滴鼻。

六、护理问题

（一）皮肤黏膜改变

皮肤黏膜改变与唾液减少有关。

（二）潜在的感染

感染与服用激素及免疫抑制剂有关。

（三）电解质紊乱

电解质紊乱与肾小管酸中毒有关。

（四）舒适度的改变

不适与口干、眼干有关。

（五）部分自理能力受限

自理能力受限与电解质紊乱有关。

（六）有出血的危险

出血与血小板含量降低有关。

七、护理措施

（一）一般护理

（1）减轻口干较为困难，嘱患者应停止吸烟、饮酒及避免服用引起口干的药物，如阿托品等。保持口腔清洁，勤漱口，减少龋齿和口腔继发感染的可能，对生活不能自理的患者给予口腔护理。干燥性角结膜炎可给予人工泪液滴眼，以减轻眼干症状并预防角膜损伤，有些眼膏也可用于保护角膜。

（2）巡视患者，及时满足其生活需要。

（3）嘱患者床旁活动，必要时需绝对卧床，避免磕碰，用软毛牙刷刷牙，定期监测血常规。

（二）专科护理

（1）减少对口腔的物理刺激，防止口腔细菌增殖，应早晚刷牙，选用软毛牙刷，饭后漱口，戒烟酒。

（2）保护眼睛，睡前涂眼膏保护角膜，避光避风，外出时戴防护镜。

（3）皮肤油性水分减少的患者应预防皮肤干裂，给予润肤剂外涂。冬季嘱患者减少洗澡次数。

（4）注意观察激素及免疫抑制剂的不良反应，定期监测血常规、肝肾功，并告知患者用药注意事项。

（5）合并有神经系统受累者，大部分为周围神经病变，肢体麻木，感觉减退，护士应注意其安全防护。

（6）在低钾血症的患者的补钾过程中，应注意观察患者尿量的变化、尿 pH 值，准确记录出入量及分记日夜尿量。

（7）合并肺间质性病变、呼吸道黏膜干燥明显者，应注意补充水分，预防感冒及肺部感染，加强拍背咳痰。

（8）若合并肝脏损害、胰腺外分泌功能受影响会引起消化液减少，导致营养不良，故应为此类患者提供清淡易消化的食物。

(9)合并血细胞低下的患者应注意安全防护,避免磕碰,观察患者出血倾向。

（三）心理护理

多与患者交流,使患者了解本病的治疗原则,告知患者此病为慢性病,主要是采取措施改善症状,控制和延缓因免疫反应而引起的组织器官损害的进展以及继发性感染。本病预后良好,经恰当治疗后大多数可以控制病情,使症状得到缓解,因此要遵医嘱规律治疗。通过交流消除其焦虑心理,配合治疗。

（四）健康教育

(1)正确认识疾病,消除恐惧心理,保持舒畅心情及乐观情绪,对疾病治疗树立信心。

(2)注意口腔卫生,每天早晚至少刷牙两次,选用软毛牙刷,饭后漱口,并用牙签将食物的碎屑从牙缝中清除。忌烟酒,忌刺激性食物,这可预防继发口腔感染和减少龋齿,可用朵贝尔漱口液、2％碳酸氢钠($NaHCO_3$)漱口液。有龋齿要及时修补。

(3)保护眼睛。眼泪的减少可引起角膜干涩、损伤,易引发细菌感染。日间可用人工泪液4～5次,睡前可抹眼膏。多风天气外出时可戴防风眼镜。

(4)保护皮肤、减少沐浴次数,使用中性沐浴品。沐浴后可适当用中性护肤液涂抹全身皮肤,以防止瘙痒。

(5)干燥综合征可引起肾小管损害,出现低血钾(腹胀、乏力、肠蠕动减慢、诱发肠麻痹、心动过速等症状)。故需定期监测血钾,并服用含钾高的食物,如橘子、香蕉、肉、蛋、谷类。有时药物补钾需终身服用,以防发生低血钾。饮食中注意多食含水量多、易消化、高蛋白、高维生素的食物。

(6)观察日夜尿量并记录,观察排尿时有无尿频、尿急、尿痛。应每日清洗会阴部,防止泌尿系统感染。

(7)病变累及鼻、气管、肺等,可引起咽干、慢性咳嗽、肺纤维化,可用雾化吸入,加强扩胸运动,学会正确咳痰方法,预防肺部感染。

(8)预防感冒,流行期应尽量少到公共场所,避免感冒。室内应定时开窗通风,时间 15～30 分钟,保证房间的湿度适宜。

(9)了解激素及免疫抑制剂的不良反应。遵医嘱服药,不可擅自停药、减量、加量,明白规律用药的意义。

(10)应定期复查,随时了解自己疾病的情况,学会自我认识疾病活动的征象,配合治疗,遵从医嘱,定期随诊,懂得长期随访的必要性。

（赵春芳）

第十节　大动脉炎

一、概述

大动脉炎(TA)是指主动脉及其主要分支的慢性进行性、非特异性闭塞性动脉炎。病变多见于主动脉弓及其分支,其次为降主动脉、腹主动脉和肾动脉。主动脉的二级分支,如肺动脉、冠状动脉也可受累。受累的血管可为全层动脉炎。由于血管内膜增厚,导致管腔狭窄或闭塞,少数患者因炎症破坏动脉壁中层,弹力纤维及平滑肌纤维坏死,而致动脉扩张、假性动脉瘤或夹层动脉瘤。导致临床表现各异。

二、病因与发病机制

病因迄今尚不明确,一般认为可能由感染引起的免疫损伤所致。本病多发于年轻女性,30 岁以前发病者约占 90%,40 岁以后较少发病;可急性发作,也可隐匿起病。

三、临床表现

(一)全身症状

在局部症状或体征出现前数周,少数患者可有全身不适、易疲劳、发热、食欲缺乏、恶心、出汗、体重下降、肌痛、关节炎和结节红斑等症状,当局部症状或体征出现后,全身症状可逐渐减轻或消失,部分患者则无上述症状。

(二)局部症状体征

按受累血管不同,有不同器官缺血的症状与体征,如头痛、头晕、晕厥、卒中、视力减退、四肢间歇性活动疲劳,肱动脉或股动脉搏动减弱或消失,颈部、锁骨上下区、上腹部、肾区出现血管杂音,两上肢收缩压差大于 10 mmHg。

(三)临床分型

根据病变部位可分为头臂动脉型(主动脉弓综合征)、胸腹主动脉型、广泛型和肺动脉型四种类型。

四、辅助检查

(一)实验室检查

无特异性血化验项目,主要包括以下几个方面。

1.红细胞沉降率

红细胞沉降率是反映本病病变活动的一项重要指标。疾病活动时血沉增快,病情稳定时血沉恢复正常。

2.C-反应蛋白

其临床意义与血沉相同,为本病病变活动的指标之一。

3.抗链球菌溶血素"O"抗体

抗链球菌溶血素"O"抗体的增加仅说明患者近期曾有溶血性链球菌感染,本病仅少数患者出现阳性反应。

4.抗结核菌素试验

我国现有的资料提示,约 40% 的患者有活动性结核,如发现活动性结核灶应行抗结核治疗。

5.其他

少数患者在疾病活动期白细胞增高或血小板增高,慢性轻度贫血。

(二)影像学检查

1.彩色多普勒超声检查

彩色多普勒超声检查可探查主动脉及其主要分支(颈动脉、锁骨下动脉、肾动脉等)狭窄或闭塞,但对其远端分支探查较困难。

2.血管造影检查

(1)数字减影血管造影(DSA):对头颅部动脉、颈动脉、胸腹主动脉、肾动脉、四肢动脉、肺动脉及心腔等均可进行此项检查。

(2)动脉造影:可直接显示受累血管管腔变化、管径的大小、管壁是否光滑、受累血管的范围和长度。

3.电子计算机断层扫描(CT)与磁共振成像(MRI)

增强 CT 可显示部分受累血管的病变,特别是磁共振成像能显示出受累血管壁的水肿情况,以助判断疾病是否活动。

五、治疗原则

(一)糖皮质激素

激素仍是本病的主要治疗药物,及时用药可有效改善症状,缓解病情。

(二)免疫抑制剂

免疫抑制剂与糖皮质激素合用,能增强疗效。最常用的免疫抑制剂为环磷酰胺、硫唑嘌呤和甲氨蝶呤等。

(三)扩血管抗凝改善血循环

使用扩血管、抗凝药物治疗,能改善部分因血管狭窄较明显所致的一些临床症状,如地巴唑、妥拉唑林、阿司匹林、双嘧达莫(潘生丁)。

(四)经皮腔内血管成形术

经皮腔内血管成形术为大动脉炎的治疗开辟了一条新的途径,目前已被应用于治疗肾动脉狭窄及腹主动脉、锁骨下动脉狭窄等,获得了较好的疗效。

(五)外科手术治疗

手术目的主要是解决肾血管性高血压及脑缺血。

六、护理问题

(一)发热

发热与原发病有关。

(二)受伤的危险

受伤与脑缺血有关。

(三)高血压

高血压与血管狭窄和闭塞有关。

(四)意识障碍

意识障碍与脑缺血有关。

(五)自理能力缺陷

自理能力缺陷与脑缺血有关。

(六)猝死

猝死与动脉瘤破裂有关。

七、护理措施

（一）一般护理

保持病室内温湿度适宜,环境舒适安静,提供合理饮食,保证患者休息与睡眠,减少活动,避免直立性低血压。嘱患者保持大便通畅。监测其各项生命体征,特别是血压变化,倾听患者主诉,及时给予对症处理。注意患者的安全防护。

（二）专科护理

(1)密切监测血压,做到四定,即定时、定部位、定体位、定血压计。应积极控制高血压患者的血压。

(2)视力明显障碍者注意安全防护,嘱家属陪伴,远离危险物品,满足其基本生活需要。

(3)嘱患者注意体位突然变化,预防直立性低血压。

(4)间歇性跛行患者注意安全防护,嘱家属陪伴,远离危险物品,满足其基本生活需要。

(5)密切观察生命体征变化,特别是神志变化,如晕厥、抽搐或昏迷。及时采取抢救措施。

(6)做好造影术前后护理。

（三）心理护理

本病约 20% 是自限性的,在发现时疾病已稳定,对这类患者,如无并发症可随访观察。若发病早期有上呼吸道、肺部或其他脏器感染因素存在,应有效地控制感染,告知患者对防止病情的发展可能有一定的意义。高度怀疑有结核菌感染者,应同时行抗结核治疗。在使用积极合理的药物治疗患者的同时,还应注重患者的心理护理,使患者树立信心,积极配合治疗。

（四）健康教育

(1)本病为慢性进行性血管病变,由于受累后的动脉侧支循环形成丰富,大多数患者预后好,可参加轻工作。预后主要取决于高血压的程度及脑供血情况,糖皮质激素联合免疫抑制剂积极治疗可改善预后。

(2)其并发症有脑出血、脑血栓、心力衰竭、肾衰竭、心肌梗死、主动脉瓣关闭不全、失明等。死因主要为脑出血、肾衰竭。使患者了解发生并发症的症状,及时就诊。嘱患者定期复查。

(3)了解药物的作用和不良反应,长期服用激素应注意补钙,在使用免疫抑制剂的过程中应注意复查血象及肝功能。

（赵春芳）

第十一节　原发性痛风

一、概述

痛风是由于嘌呤代谢紊乱及(或)尿酸排泄减少致血尿酸增高引起的一组疾病。临床特点为高尿酸血症,尿酸盐结晶沉积所致的特征性急性关节炎、反复发作发展至慢性痛风性关节炎及痛风石,常累及肾脏,严重者可出现关节致残、肾功能不全。痛风常与肥胖、高脂血症、糖尿病、高血压以及心脑血管病伴发。本节主要介绍原发性痛风患者的护理。

二、病因与发病机制

原发性痛风多有遗传性,其原因主要是嘌呤代谢酶缺陷。原发性肾脏尿酸排泄减少约占原发性高尿酸血症的 90%,具体发病机制不清,可能为多基因遗传性疾病。继发性痛风指继发于其他疾病过程中的一种临床表现,也可因某些药物导致。骨髓增生性疾病、肾脏疾病、药物作用等均可引起高尿酸血症。另外,肾移植患者长期服用免疫抑制剂也可发生高尿酸血症,可能与免疫抑制剂抑制肾小管排泄尿酸有关。

三、临床表现

(一)急性痛风性关节炎

典型发作:常于深夜因关节痛而惊醒,疼痛进行性加剧,受累关节及周围组织红、肿、热、痛和功能受限,在 12 小时左右达高峰,多于数天或 2 周内自行缓解,常侵犯第一跖趾关节,部分患者可有发热、寒颤、头痛、心悸和恶心等全身症状。

(二)间歇发作期

痛风发作持续数天至数周后可自行缓解,一般无明显后遗症,或遗留局部皮肤色素沉着、脱屑及刺痒等,以后进入无症状的间歇期,多数患者 1 年内复发,受累关节逐渐增多,症状持续时间逐渐延长。受累关节一般从下肢向上肢、从远端小关节向大关节发展,出现指、腕和肘等关节受累,少数患者可影响到肩、髋、骶髂、胸锁或脊柱关节,也可累及关节周围滑囊、肌腱和腱鞘等部位。

(三)慢性痛风石病变期

皮下痛风石发生的典型部位是耳郭。外观为皮下隆起的大小不一的黄白色赘生物,皮肤表面薄,破溃后排出白色粉状或糊状物。关节内大量沉积的痛风石可造成关节骨质破坏、关节周围组织纤维化和继发退行性改变等。临床表现为持续关节肿痛、压痛、畸形及功能障碍。

(四)肾脏病变

临床表现为蛋白尿、血尿、泌尿系统结石、肾衰竭等。

四、辅助检查

(一)血尿酸测定

血尿酸浓度大于等于 416 μmol/L 为高尿酸血症。

(二)尿尿酸测定

低嘌呤饮食 5 天后,24 小时尿尿酸排泄量大于 3.6 mmol 为尿酸生成过多型(约占 10%);小于 3.6 mmol 为尿酸排泄减少型(约占 90%)。

(三)关节腔穿刺尿酸盐检查

显微镜下表现为负性双折光的针状或杆状的单钠尿酸盐晶体。

(四)影像学检查

急性发作期仅见受累关节周围非对称性软组织肿胀;慢性痛风石病变期可见单钠尿酸盐晶体沉积,造成关节软骨下骨质破坏,出现虫噬样、穿凿样缺损。

(五)超声检查

受累关节的超声检查可发现关节积液、滑膜增生、关节软骨及骨质破坏、关节内或周围软组织的痛风石及钙质沉积等。超声下出现肾髓质特别是锥体乳头部散在强回声光点,则提示有尿酸盐肾病,也可发现 X 线下不显影的尿酸性尿路结石。

五、治疗原则

痛风治疗原则:迅速控制急性发作;预防复发;纠正高尿酸血症,预防尿酸盐沉积造成的关节破坏及肾脏损害;手术剔除痛风石,对毁损关节进行矫形手术,提高生活质量。

(一)饮食

低嘌呤、低热量饮食,保持合理体重,戒酒,多饮水,每日饮水 2000 mL 以上。避免暴食、酗酒、受凉受潮、过度疲劳和精神紧张,穿舒适鞋,防止关节损伤。

(二)药物治疗

(1)非甾体抗炎药(NSAIDs)可有效缓解急性痛风症状,为一线用药。

(2)秋水仙碱为治疗急性发作的传统药物。

(3)糖皮质激素治疗急性痛风有明显疗效,通常用于不能耐受非甾体抗炎药和秋水仙碱或肾功能不全者。

(4)抑制尿酸生成药,如别嘌醇,广泛用于原发性及继发性高尿酸血症,尤其是尿酸产生过多型或不宜使用促尿酸排泄药者。

(5)促尿酸排泄药,如苯溴马隆,主要通过抑制肾小管对尿酸的重吸收来降低血尿酸。

(6)新型降尿酸药,如非布司他。

(三)尿路结石的治疗

对于尿酸性尿路结石,体积大且固定者可行体外冲击碎石、内镜取石或开放手术取石。

(四)手术治疗

手术剔除痛风石,对毁损关节进行矫形手术,以提高生活质量。

六、护理问题

(一)疼痛

疼痛与痛风性关节炎有关。

(二)自理能力受限

自理能力受限与疾病导致关节疼痛有关。

(三)知识缺乏

不了解疾病相关知识。

(四)焦虑

焦虑与疾病影响生活和工作有关。

七、护理措施

(一)一般护理

行低嘌呤、低热量饮食,保持合理体重,戒酒,多饮水,每日饮水 2000 mL 以上。避免暴食、酗酒、受凉受潮、过度疲劳和精神紧张,穿舒适鞋,防止关节损伤。保证患者休息与睡眠,关节炎急性期减少活动。监测各项生命体征,倾听患者主诉,及时给予对症处理。

（二）专科护理

1.疼痛的护理

发作时卧床休息，避免关节负重，抬高患肢，可局部冷敷。遵医嘱服用药物，减轻关节炎症状。疼痛缓解后开始恢复活动。护士应认真听取患者的主诉，评估疼痛的性质、程度，配合医师完善各项相关检查。

2.饮食护理

（1）在急性发作时，应选用无嘌呤或低嘌呤的精细食物，如脱脂奶、鸡蛋、植物油、面包、饼干、米饭、蔬菜、水果等，限制脂肪及动物蛋白的摄入，以食用植物蛋白为主。

（2）慢性期或缓解期应选用低嘌呤饮食，每周应有 2 日无嘌呤饮食，注意补充维生素及铁质，多食水果、绿叶蔬菜及偏碱性食物。禁食高嘌呤食物，如动物内脏、酒类、海鲜类。忌暴饮、暴食及酗酒，每日饮水量大于 2000 mL，并服用碱性药物，以利于尿酸溶解与排泄。

（3）根据病情为患者进行饮食宣教，共同制订饮食计划，与患者达成共识，并嘱患者严格遵守，因饮食控制对于疾病的缓解是非常必要的。

（4）控制体重，避免过胖。

3.药物注意

患者需了解药物的作用和不良反应，密切观察有无胃肠道反应，定期复查肝肾功能，避免不良反应。

4.关节腔穿刺护理

穿刺前向患者做好宣教，备齐用物，协助医师做好穿刺术中配合，严格无菌操作，以防感染。术后定时观察穿刺处情况，警惕局部出血。

（三）心理护理

痛风的预防和治疗有效，因此预后相对良好。如果及早诊断并进行规范治疗，大多数痛风患者可正常工作生活。慢性期病变经过治疗有一定的可逆性，皮下痛风石可缩小或消失，关节症状和功能可改善，相关的肾脏病变也可减轻、好转。多给予关心及支持，增加患者配合治疗的信心。指导患者养成良好的生活习惯，劳逸结合，控制饮食。指导患者正确服药，宣教药物的注意事项，并观察药物的不良反应。

（四）健康教育

（1）急性发作期应卧床休息，抬高患肢，避免关节负重，可局部冷敷。疼痛缓解后方可恢复活动，可行理疗，注意保暖。

（2）慢性期患者经过治疗，痛风石可能缩小或溶解，关节功能可以改善，肾功能障碍也可以改善。

（3）低嘌呤饮食，多食偏碱性的食物，禁食高嘌呤食物，如动物内脏、酒类及海鲜类，忌暴饮暴食，应控制体重。

（4）发生尿酸性或混合性尿路结石者易并发尿路梗阻和感染，会出现下腹部绞痛、排尿不畅、尿频、尿急、尿疼等症状，应及时就诊。

（5）保持情绪的稳定，避免寒冷、饥饿、感染、创伤、情绪紧张等因素诱导疾病复发。

（6）向患者讲解药物的作用和不良反应，嘱其密切观察有无胃肠道反应，定期复查血尿酸、肝肾功能，避免不良反应。

（赵春芳）

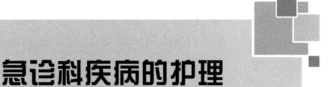

第八章　急诊科疾病的护理

第一节　强酸、强碱中毒

一、疾病概论

（一）病因及发病机制

强酸、强碱为腐蚀性化学物。强酸主要指硫酸、硝酸及盐酸等，强酸急性中毒多为经口误服或意外吸入，皮肤接触或被溅洒，引起局部腐蚀性烧伤、组织蛋白凝固和全身症状。强碱是指氢氧化钠、氢氧化钾、氧化钠和氧化钾等，强碱急性中毒多为误服或意外接触，引起局部组织碱烧伤，与组织蛋白结合形成碱性蛋白盐，使脂肪组织皂化出现全身症状。

（二）临床表现

口服中毒者发生口咽、喉头、食管及胃黏膜烧伤，从而出现剧烈灼痛，呕吐血性内容物，并可出现喉头水肿、痉挛、吞咽困难，严重者出现胃穿孔。幸存患者可遗留食管及胃部瘢痕收缩引起的狭窄等。吸入中毒者出现呛咳、咳痰、喉及支气管痉挛、呼吸困难、肺炎及肺水肿等。

（三）救治原则

（1）强酸口服中毒者应立即服用氢氧化铝凝胶或 7.5％氢氧化镁混悬液，并可服用生蛋清或牛奶，同时加服植物油，严禁洗胃、催吐。强碱口服中毒者应立即服用食醋，3％～5％醋酸或 5％稀盐酸，大量橘汁或柠檬汁等中和，同时禁用催吐与洗胃。

（2）对强酸吸入中毒者，用 2％碳酸氢钠溶液雾化吸入，大量肾上腺皮质激素预防肺水肿，抗生素预防感染。

（3）皮肤接触强酸或强碱者应首先脱掉污染衣物，用大量清水冲洗。对皮肤接触强酸者可用 2％碳酸氢钠溶液反复冲洗，对皮肤接触强碱者用 2％醋酸溶液湿敷。皮肤损伤时，按烧伤处理。

二、护理评估

（一）病史

有强酸、强碱类毒物接触史或误服史。

（二）症状及体征

皮肤接触强酸、强碱类毒物后即发生灼伤、腐蚀、坏死和溃疡。严重碱灼伤可引起体液丢失而发生休克。眼部接触强酸强碱类烟雾或蒸气后,可发生眼睑水肿、结膜炎症和水肿、角膜混浊甚至穿孔,严重时可发生全眼炎以致失明。口服强酸、强碱后,患者口、咽、喉头、食管、胃均有剧烈灼痛,腐蚀性炎症严重者可发生穿孔。吸入强酸、强碱烟雾后,患者发生呛咳、胸闷、呼吸加快。如短时间内吸入高浓度烟雾,可引起肺水肿和喉头痉挛,可迅速因呼吸困难和窒息而死亡。

（三）心理社会评估

尤其对于自杀者,应评估其自杀原因。

三、护理诊断

（一）有窒息的危险

窒息与吸入中毒引起的肺水肿和喉头痉挛有关。

（二）有休克的危险

休克与患者碱灼伤引起的体液大量丢失有关。

（三）绝望

绝望与导致患者自杀的诱因有关。

（四）有感染的危险

感染与患者皮肤灼伤后屏障破坏有关。

（五）有再次自杀的危险

再次自杀与导致患者自杀的诱因未解除有关。

四、护理目标

(1)患者未发生窒息或发生窒息后能被及时发现并得到妥善处理。

(2)患者发生休克的临床指标得到重点监测,液体补充及时有效。

(3)患者愿意表达内心的感受,再次自杀的危险性减小。

(4)患者未发生感染。

五、护理措施

(1)对强酸、强碱类毒物中毒的患者,清洗毒物时以清水为宜,并要求冲洗时间稍长,然后选用合适的中和剂继续冲洗。强酸中毒可用2%～5%碳酸氢钠、1%氨水、肥皂水、石灰水等中和;强碱中毒用1%醋酸、3%硼酸、5%氯化钠、10%枸橼酸钠等中和。

(2)口服强酸、强碱的患者禁止洗胃,可将胃黏膜保护剂缓慢注入胃内,注意用力不要过大,速度不要过快,防止造成穿孔。

(3)严密观察生命体征的变化,准确记录出入液量,谨防休克的发生。

(4)保持呼吸道畅通,防止窒息的发生。

(5)耐心听取患者的诉说,在患者需要时陪伴患者,充分利用患者的社会及家庭支持系统。

六、护理评价

(1)患者是否发生窒息或发生窒息后能否被及时发现并得到妥善处理。

(2)患者发生休克的临床指标是否得到重点监测,液体补充是否及时有效。

(3)患者是否愿意表达内心的感受,再次自杀的危险性是否减小。

(4)患者是否发生感染。

(王治云)

第二节 镇静、安眠类药物中毒

一、疾病概论

(一)病因及发病机制

镇静、安眠类药物一般分为巴比妥类和非巴比妥类,但无论哪种药物,都对中枢神经系统有抑制作用,大剂量使用时可抑制呼吸中枢,引起呼吸衰竭,抑制血管运动中枢,导致循环衰竭。

(二)临床表现

镇静、安眠类药物中毒的临床表现与药物的种类、剂量、治疗的早晚有关。一般表现为神志模糊、言语不清、判断力下降、嗜睡、深睡、昏迷、各种反射消失、脉搏快而弱、血压下降,严重时可出现呼吸困难、发绀、呼吸衰竭。

(三)救治原则

(1)纠正致死性症状。致死的主要原因是呼吸和循环衰竭,重点在于维持有效的气体交换及血容量。

(2)防止毒物进一步吸收,加速已吸收毒物的清除,包括洗胃、导泻、利尿、透析等。

(3)中枢兴奋剂的应用。

二、护理评估

(一)病史

有可靠的应用中毒量镇静、安眠药史,应询问药名、剂量及服用的时间和是否经常服用该药。

(二)症状及体征

1.轻度中毒

嗜睡或深睡,反应迟钝,言语不清,判断力及定向力障碍。

2.中度中毒

昏睡或昏迷,强烈刺激虽能唤醒,但不能言语,旋即又入睡,呼吸略慢,但无呼吸、循环障碍。

3.重度中毒

深昏迷,出现呼吸、循环衰竭。严重者出现休克、少尿、皮肤水疱,后期全身弛缓、各种反射消失、瞳孔缩小、对光反射消失。

(三)心理状况评估

尤其对于自杀患者,应了解患者自杀的原因及患者的心理状态。

(四)辅助检查

可留取患者的胃内容物、血、尿,做药物定性及定量检查。

三、护理诊断

（一）急性意识障碍

急性意识障碍与药物对中枢神经系统的抑制有关。

（二）有误吸的危险

误吸与患者意识障碍、呕吐物、呼吸道分泌物清除困难有关。

（三）绝望

绝望与导致患者自杀的诱因有关。

（四）有皮肤破损的危险

皮肤破损与患者意识障碍不能自行改变体位有关。

（五）有再次自杀的危险

再次自杀与导致患者自杀的诱因未解除有关。

四、护理目标

（1）患者意识趋于好转，未发生误吸。

（2）患者愿意表达内心的感受，再次自杀的危险性减小。

（3）患者未发生皮肤破损。

五、护理措施

（1）给予吸氧，保持呼吸道畅通，有呼吸衰竭者给予辅助呼吸。

（2）密切观察病情，注意呼吸、血压、体温、脉搏的变化，准确记录病情变化。

（3）准确记录出入液量，防止酸、碱、水、电解质失衡。

（4）患者低温时要注意保温。

（5）躁动患者要防止坠床和外伤。

（6）耐心听取患者的诉说，在患者需要时陪伴患者，充分利用患者的社会及家庭支持系统。

六、护理评价

（1）患者意识是否好转，是否发生误吸。

（2）患者是否愿意表达内心的感受，再次自杀的危险性有无减小。

（3）患者是否发生皮肤破损。

（王治云）

第三节　急性脑血管病

脑血管病是由各种血管源性病因引起的脑部疾病的总称，可分为急性和慢性两种类型。急性脑血管病是一组突然起病的脑血液循环障碍性疾病，表现为局灶性神经功能缺失，甚至伴发意识障碍，称为脑血管意外或卒中，主要病理过程为脑缺血和脑出血两类。慢性脑血管病是指脑部因慢性的血供不足,导致脑代谢障碍和功能衰退。其症状隐袭,进展缓慢,如脑动脉粥样硬化、血管性痴呆等。

一、概述

(一)血液供应

脑的血液由颈动脉和椎基底动脉系统供应。

1.颈动脉系统

通过颈内动脉、大脑前动脉和大脑中动脉供应大脑半球前 3/5 部分的血液。

2.椎基底动脉系统

通过两侧椎动脉、基底动脉、小脑上动脉、小脑前下动脉及小脑后下动脉和大脑后动脉供应大脑半球后 2/5 部分(枕叶和颞叶底部)以及丘脑后半部、脑干和小脑的血液。

(二)分类

1.缺血性脑血管病

缺血性脑血管病多由于脑动脉硬化等原因,使脑动脉管腔狭窄,血流减少或完全阻塞,脑部血液循环障碍,脑组织受损而发生一系列症状。这类患者临床较多见,占全部脑血管患者的70%～80%。

2.出血性脑血管病

出血性脑血管病多为长期高血压、先天性脑血管畸形等因素所致。由于血管破裂,血液溢出,压迫脑组织,血液循环受阻,常表现为颅内压增高、神志不清等症状,这类患者占脑血管病的20%～30%。

(三)危险因素

1.高血压

(1)高血压是最重要的危险因素。

(2)血压短期内急骤升高,造成血管破裂而导致出血性脑卒中。

(3)正常血压下的脑出血比较少见。

(4)血压长期持续高于正常,发生脑卒中的危险性高,血压越高,脑卒中的危险性越大。

2.吸烟

吸烟者脑卒中的发病率比不吸烟者高 2～3 倍,停止吸烟,危险随之消失。

3.糖尿病

糖尿病患者脑卒中的发生率明显高于正常人群。

4.高脂血症

高脂血症也可引发脑血管疾病。

5.嗜酒和滥用药物

嗜酒可引起高血压、心肌损害。有些药的滥用也会引起脑卒中,尤其是可卡因和其他毒品。可卡因能引起血压升高,诱发脑出血。

6.肥胖

控制体重不仅有利于预防脑卒中,而且对高血压、糖尿病、高血脂都会带来有益的影响。

7.久坐不动的生活习惯

患者久坐不动,活动量少,容易肥胖,容易患高血压,也容易引起体内动脉血栓形成。

8.血液黏稠

血液黏稠容易形成血栓,堵塞脑血管,发生脑卒中。

9.心房颤动

慢性心房颤动容易在心脏内形成血栓,栓子脱落后随血流到达脑血管内,导致脑栓塞。

二、临床特征

(一)短暂性脑缺血发作

(1)突然发病,几分钟至几小时的局灶性神经功能缺失,多在24小时以内完全恢复,而且在CT等影像学上无表现,但可有反复的发作。

(2)颈动脉系统的缺血发作以对侧肢体发作性轻度瘫痪最为常见。

(3)椎基底动脉系统的缺血发作有时仅表现为眩晕、眼球震颤、共济失调。

(4)未经治疗的短暂性脑缺血发作者,约 1/3 可发展为脑梗死,1/3 继续反复发作,还有 1/3 可自行缓解。

(二)脑血栓形成

(1)脑血栓形成是脑血管疾病中较常见的一种。供应脑部的动脉血管壁发生病理改变,使血管腔变狭窄,最终完全闭塞,导致某一血管供应范围的脑梗死。脑梗死分为白色梗死和红色梗死。

(2)脑血栓形成的发病年龄较高,常有血管壁病变基础,如高脂血症、动脉粥样硬化、糖尿病等,可能有短暂性脑缺血发作史,多在安静、血压下降时发病,起病较缓。

(3)脑血栓形成的临床表现与血液供应障碍的部位有关。①颈内动脉,大脑前、中、后动脉,椎-基底动脉等形成血栓可出现相应动脉支配区的神经功能障碍。②脑动脉深支管腔阻塞,造成大脑深部或脑干的小软化灶,称为腔隙性梗死。

(4)其较常见且有特点的临床表现有:①纯运动性脑卒中、构音障碍、手笨拙综合征、纯感觉性脑卒中、共济失调性轻度偏瘫。②也有一部分患者不出现临床表现,仅在影像学检查时被发现。

(三)脑栓塞

(1)脑栓塞是指来自身体各部位的栓子经颈动脉或椎动脉进入颅内,阻塞脑部血管引起的脑功能障碍。

(2)栓子来源以心源性最为常见,栓塞多见于颈内动脉系统,特别是大脑中动脉。

(3)由于栓子突然堵塞动脉,故起病急骤,且可多发。

(4)体检多见肢体偏瘫,常伴有风湿性心脏病和(或)心房颤动等体征。

(5)红色梗死较为常见,诊治时应予警惕。

(四)脑出血

(1)出血部位原发于脑实质时,以高血压动脉硬化出血最为常见。

(2)80%位于大脑半球,主要在基底节附近;其次为各脑叶的皮质下白质;余者见于脑干、小脑、脑室,多在动态下发病。

(3)根据破裂血管的出血部位不同,临床表现各异。起病时血压明显增高,常见头痛、呕吐、伴脑局部病变的表现。①基底节区出血:常见对侧肢偏瘫、偏身感觉障碍及偏盲的三偏征。②脑叶出血:颅内高压和脑膜刺激征,对侧肢体有不同程度的瘫痪和感觉障碍,发病即昏迷。③脑桥中央区出血:深昏迷、针尖样瞳孔、四肢瘫痪、高热。④小脑出血:眩晕明显、频繁呕吐、枕部疼痛、共济失调、眼球震颤,严重者可出现脑干症状、颈项强直、昏迷。⑤脑室出血:可有一过性昏迷和脑膜刺激征,出血量多者昏迷、呕吐、去脑强直或四肢松弛性瘫痪。

(五)蛛网膜下腔出血

(1)常指原发性蛛网膜下腔出血,即脑部非外伤性动脉破裂,血液流入蛛网膜下腔。

(2)常见的病因是先天性动脉瘤和脑血管畸形。前者多位于颅底动脉环的分支处,常累及脑神经,多见动眼神经功能障碍。脑血管畸形常位于大脑前动脉和大脑中动脉供血区脑的表面,部分患者可有癫痫发作史。

(3)临床表现以突发剧烈头痛、呕吐、脑膜刺激征为主,少数有抽搐发作、精神症状及脑神经受累,多见动眼神经麻痹。年迈者的临床表现常不典型,多表现为精神症状或意识障碍。

(4)延迟性血管痉挛影响蛛网膜下腔出血病死率的因素除再次复发出血外,由于蛛网膜下腔中血细胞直接刺激血管,或血细胞破坏后产生多种血管收缩物质所致的延迟性血管痉挛也是因素之一。临床上,一般在蛛网膜下腔出血后的2周内出现渐进性意识障碍和局灶性神经功能障碍,如肢体瘫痪等,而头颅CT检查无再出血征象。如早期识别,积极处理,预后可有改善。

三、治疗原则

急性脑血管病处理的基本原则是在抢救患者生命的同时,力求及早明确病变类型和可能的病因。

(一)急救措施

(1)无法区别是出血性还是缺血性脑血管病时,应该首先做如下处理。①保持安静,患者平卧。②保持呼吸道通畅,给氧。③严密观察意识(意识的变化可提示病情进展)、眼球位置(供病变定位参考)、瞳孔(判断脑神经受累及有否脑疝)、血压、心率、心律、呼吸、体温(可反映颅内压和病情程度)。④调控血压,最好能维持在患者的平时水平或150/90 mmHg左右,不宜降得过低。⑤加强护理,定时翻身、吸痰,保持大小便通畅,用脱水剂者应注意膀胱情况。⑥保持营养和水电解质平衡,如有头痛、呕吐等颅内高压症状时,应予降颅内压处理。

(2)一旦缺血性或出血性脑血管病诊断明确后,应分类处理。

(二)短暂性脑缺血发作

(1)其治疗主要是防治高血压和动脉硬化,如有心脏病、糖尿病、高脂血症等,应积极治疗,也可采用脑血栓形成的治疗方法,是否行外科手术尚需根据患者的具体情况作出选择。

(2)短暂性脑缺血发作是一个多病因的疾病,应排除脑血管病以外的病因,如脑肿瘤等。

(3)治疗原则是防止血栓进展及减少脑梗死范围。

(三)脑血栓形成

(1)有高血压者应服用降压药,降压不宜过速过低,以免影响脑血流量。有意识障碍、颅内压增高、脑水肿者用脱水剂。

(2)扩充血容量用于无明显脑水肿及心脏严重功能不全者。

(3)溶栓药物溶栓治疗是脑血栓形成的理想治疗方法,用于起病后极早期及缓慢进展型卒中。溶栓治疗过程中,应注意出血并发症。

(4)抗凝治疗过去被主张用于进展性非出血性梗死,但抗凝治疗可能发生出血并发症,要求有较完善的实验室条件,随时监测,不断调节剂量。

（5）可适当应用脑代谢活化剂，促进脑功能恢复。

（6）对于急性小脑梗死导致的脑肿胀及脑内积水，可做脑室引流术或去除坏死组织，以挽救生命。

（四）脑栓塞

（1）除治疗脑部病变外，要同时治疗脑栓塞的原发疾病。

（2）脑部病变的治疗与脑血栓形成的治疗基本相同。

（3）脑栓塞常为红色梗死，溶栓治疗应予慎重。

（五）脑出血

（1）保持安静，防止继续出血。

（2）积极防治脑水肿，降低颅内压。

（3）调控血压，改善血液循环。

（4）加强护理，防治并发症。

（5）若基底节附近出血，经内科治疗症状继续恶化，小脑出血血肿体积大于 15 mL 或脑叶血肿大于 45 mL，但体质较好者，条件许可时采取手术清除血肿。对于通过颅骨钻孔清除血肿的手术方法，其适应证和禁忌证尚未形成完全一致的认识。

（6）注意事项：①应用高渗性利尿剂等脱水时要注意水、电解质平衡和肾功能；②若无颅内压增高，血压应调控在发病前原有的水平或 150/90 mmHg；③止血剂和凝血剂的应用尚有争议，但如伴有消化道出血或凝血障碍，应予使用；④应用调控胃酸药以避免应激性溃疡；⑤有感染、尿潴留、烦躁或抽搐等症状时应对症处理。

（六）蛛网膜下腔出血

治疗原则是制止出血，防治继发性脑血管痉挛，去除出血的原因和防止复发。

四、脑水肿与甘露醇

（一）脑水肿的发生

急性脑血管疾病伴发的脑水肿主要与脑能量代谢和微循环障碍有关，近年的研究认为，自由基的毒性作用和细胞内钙超载是导致脑水肿的分子生物学机制。这些因素之间有密切的内在联系，它们对脑组织的损害及最终结果共同产生影响。

1.急性脑梗死

（1）脑损害的主要原因是缺血、缺氧。在急性脑梗死早期，先出现细胞性脑水肿。若缺血、缺氧迅速改善，细胞性脑水肿可减轻或消失。若缺血、缺氧时间超过数小时至数日，导致血管内皮细胞和血脑屏障损害，又可发生血管源性脑水肿。

（2）脑水肿进一步妨碍脑血流，使局部脑缺血、缺氧进一步恶化。局部脑血流量减少，又促使梗死灶扩大及脑水肿加重，甚至引起颅内压增高。

（3）颅内压增高是促使临床症状进一步恶化的主要原因。

2.脑出血

（1）颅内压增高的机制中，血肿的占位效应是首要因素。颅腔内组织有一定的调节作用，可使约 50 mL 体积的血肿得到缓冲，使颅内压得到代偿。临床及实验发现，在血肿清除后，颅内压可获一过性降低，之后又有继发性升高。

（2）延迟性血肿清除时可见血肿周围脑组织已有明显水肿。这提示除血肿本身因素外，血肿周围脑水肿对颅内压增高可能起关键作用。实验还证实,离血肿越近,脑水肿越重,且远离血肿的对侧半球脑含水量亦增加。

(3)临床及实验研究均发现脑出血后产生广泛性脑血流量降低,故目前认为缺血性因素参与了脑出血后脑水肿的形成。

(4)血管源性脑水肿产生于脑出血后的 12 小时内,而细胞性脑水肿在出血后 24 小时达高峰,并持续 2～3 天。

(5)由于血肿溶解而逸出的大分子物质进入细胞外间隙,引起局部渗透压梯度改变,大量水分进入组织间隙,而产生高渗性水肿。

(二)甘露醇的作用机制

(1)甘露醇通过渗透性脱水作用减少脑组织含水量。用药后,血浆渗透压升高,细胞间隙中的水分迅速移入血管内,使组织脱水。

(2)由于形成了血与脑脊液的渗透压差,水分从脑组织及脑脊液中移向血循环,由肾脏排出,使细胞内外液量减少,从而达到减轻脑水肿、降低颅内压的目的。

(3)甘露醇也可以减少脑脊液分泌和增加其再吸收,最终使脑脊液容量减少而降低颅内压。

(4)甘露醇还是一种较强的自由基清除剂,能较快清除自由基连锁反应中毒性强、作用广泛的中介基团羟自由基,减轻迟发性脑损伤,故近年已将甘露醇作为神经保护剂应用于临床。

(5)甘露醇可以降低血黏度,改善微循环,提高红细胞变形性,从而促进组织水平的氧转运,有益于改善脑梗死和脑出血周围的脑水肿。

(三)甘露醇的临床应用

(1)甘露醇仍为急性脑血管疾病发病早期的主要脱水药物。虽然甘露醇在急性脑血管疾病中的应用仍存在争议,但在临床实践中缺少确切的因用甘露醇引起脑部病情恶化的实例。

(2)急性脑血管疾病发病后,不论轻重都存在不同程度的脑水肿,原则上应使用抗脑水肿药物。

(3)由于甘露醇疗效发生快,作用持续时间长,每 8 g 甘露醇可带出水分 100 mL,脱水降颅压作用可靠确实。

(4)对已有颅内压升高,甚至出现脑疝者,甘露醇应列为首选。

(5)脑血管疾病伴心功能不全者应慎重应用甘露醇,以免因输入过快或血容量增加而诱发心力衰竭。脑血管疾病伴血容量不足时,宜在补充血容量后酌情使用甘露醇。脑血管疾病伴低蛋白血症时,宜先用 25% 清蛋白或浓缩血浆调整血浆蛋白浓度后,再酌情使用甘露醇。

(6)应用甘露醇后,先发生短暂性高血容量而使血压升高。故对同时伴高血压者,在用甘露醇前,可先用呋塞米(速尿)调整血容量后,再用甘露醇,以避免产生不良反应。

(7)当患者血浆渗透压大于 330 mOsm/L 时,应停止使用。因此时任何剂量甘露醇都不能起到脱水作用。

(四)使用方法

1.使用时间

一般 7～10 天为宜。

2.使用剂量

根据病灶体积、脑水肿程度和颅内压情况而定。病灶直径在 3 cm 以上者,每日应给予一定量甘露醇。病灶大、脑水肿严重或伴颅高压者,予每次 1～2 g/kg,每 4～6 小时可重复使用。对

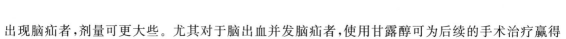

出现脑疝者,剂量可更大些。尤其对于脑出血并发脑疝者,使用甘露醇可为后续的手术治疗赢得时间。

3.用药速度

一般主张 250 mL 液量宜在 20 分钟内滴入。用药后 20 分钟,颅内压开始下降,2～3 小时达低峰,其作用持续 6 小时左右,颅内压可降低 46%～55%。有报道称,快速注入小剂量 0.25～0.5 g/kg 的甘露醇,可能获得与应用大剂量类似的效果。

(五)注意事项

1.预防内环境紊乱

甘露醇在降颅内压的同时也带走了水分和电解质,若不注意易导致水、电解质紊乱和酸碱失衡,更加重脑损害。故在用药期间,应定期观察有关项目,及时发现和调整。切勿将严重内环境紊乱导致的脑功能恶化,误认为是脱水不足而继续使用甘露醇,造成严重的医源性后果。

2.预防肾功能损害

甘露醇肾病表现为用药期间出现血尿、少尿、无尿、蛋白尿、尿素氮升高等。部分患者发病后不是死于脑血管疾病,而是死于肾衰竭,其中部分与甘露醇有关。故对原有肾功能损害者应慎用。非必要时用量切勿过大,使用时间勿过长。用药期间密切监测有关指标,发现问题及时减量或停用。一旦出现急性肾衰竭,应首选血液透析,部分患者经一次透析即可恢复。

3.注意反跳现象

一般认为甘露醇不能或很少进入脑细胞内,因此无反跳现象。但对于不同患者,因血管通透性改变程度不同而有差异。对通透性极度增高者,甘露醇可能会渗入脑组织而发生反跳现象。为防止反跳现象,在 2 次甘露醇用药期间,可静脉注射 1 次高渗葡萄糖或地塞米松,以维持甘露醇的降颅压作用。

4.警惕变态反应

甘露醇变态反应少见,偶有致哮喘、皮疹甚至致死。

5.其他不良反应

(1)当给药速度过快时,部分患者出现头痛、眩晕、心律失常、畏寒、视物模糊和急性肺水肿等不良反应。若剂量过大,偶可发生惊厥。

(2)可影响某些检查结果,可使血胆红素、肌酐、尿酸、磷酸盐增加,分析检验结果时需充分认识。

(3)心功能不全及脱水致少尿的患者慎用,有活动性颅内出血者禁用(开颅手术时除外),因甘露醇能透过胎盘屏障,引起胎儿组织水肿,故孕妇禁用。

(六)护理措施

1.静脉炎

近来,随着静脉留置针和中心静脉穿刺的应用,大大减轻了血管穿刺性损伤,同时所选血管较粗,血流速度较快,降低了静脉炎的发生率。一旦出现注射静脉疼痛、发红等静脉炎症状,应及时采取乙醇湿敷、50%硫酸镁热敷、甘露醇加温输入等方法,可控制静脉炎症状,必要时更换部位进行静脉穿刺。

2.渗漏

输注甘露醇时,一旦发生渗漏,需及时处理,可采取 50%硫酸镁局部湿敷、0.01%酚妥拉明溶液浸湿纱布湿敷、烫伤膏外敷等措施,改善微循环,消除水肿,防止组织坏死。如外渗伴有局部瘀血,可局部封闭注射,可降低局部血管的脆性,从而减轻或阻止液体的外渗及疼痛反应,缓解血管痉挛,改善缺血缺氧状态,有利于渗出物的吸收,减轻局部损伤。如处理不及时,超过 24 小时不能恢复,已发生局部缺血时,严禁使用热敷,因热敷可使局部组织温度升高,代谢加快,氧耗增加,加重组织坏死。

五、护理措施

(一)体位

1.急救体位

(1)急性期应严格卧床,尽量少搬动患者,特别是对于出血性脑血管病急性期的重症患者,原则上应就地抢救。

(2)患者头部可放一轻枕,抬高 15°~30°,以促进静脉回流,减轻脑水肿,降低颅内压。

(3)对于缺血性脑血管病,为防止脑血流量减少,患者可取平卧位。

(4)头偏向一侧,可防止误吸,以保持呼吸道通畅。

2.康复体位

脑血管病的治疗实际上是分两个重要阶段进行的,一是急性期的治疗,二是恢复期的治疗与康复锻炼。两个治疗阶段有着密切的因果关系,但是具有同等的重要性。从急性期的治疗开始,不论患者意识清楚与否,护理人员都应注意肢体正确姿势的摆放,防止出现畸形或肢体挛缩,使脑血管病患者康复后能恢复正常的姿势。

(1)仰卧位。头部枕于枕头上,躯干平展,在患侧臀部至大腿下外侧垫放一个长枕,防止患侧髋关节外旋。患侧肩胛下方放一枕头,使肩上抬,并使肘部伸直、腕关节背伸、手指伸开,手中不握东西。患侧下肢伸展,可在膝下放一枕头,形成膝关节屈曲,足底不接触物品,可用床架支撑被褥。

(2)健侧卧位。健侧肢体处于下方的侧卧位,头枕于枕头上,躯干正面与床面保持直角。患侧上肢用枕头垫起,肩关节屈曲约 100°,上肢尽可能伸直,手指伸展开。患侧下肢用枕头垫起,保持屈髋、屈膝位,足部亦垫在枕头上,不能悬于枕头边缘。健侧肢体在床上取舒适的姿势,可轻度伸髋屈膝。健侧卧位有利于患侧的血液循环,可减轻患侧肢体的痉挛,预防患肢水肿。

(3)患侧卧位。患侧肢体处于下方,这样有助于刺激、牵拉患侧,减轻痉挛。患侧头稍前屈,躯干后倾,用枕头稳固支撑后背,患侧肩前伸、肘伸直、前臂旋后、手腕背伸、手心向上、手指伸展开。患侧下肢髋关节伸展、微屈膝。注意一定要保持患侧肩处于前伸位。

(4)上述三种卧床姿势,可经常交替变换,还可采取以下措施,保持正确体位。①腋下放置一枕头,防上肢内收挛缩。②患侧下肢足部放一稍软物体,以防足下垂。③大腿外侧置沙袋,以防外旋。④进行关节被动运动,每天至少 2 次。

(二)急救护理

1.镇静

(1)许多患者有情绪激动的表现,这会对患者、看护者和家庭带来痛苦,并可能导致自伤。躁动的常见原因为发热、容量不足,去除病因后再考虑使用镇静剂及抗精神病药。

(2)推荐小心使用由弱至强的地西泮。迅速起效的苯二氮䓬类最好,但剂量不宜过大,以免影响意识程度的观察。必要时加用其他药,如止痛药和神经地西泮药联合应用处理严重的头痛。剂量和服药时间应根据临床需要选择。

（3）慎用鸦片类药物及其他呼吸抑制剂。尤其是当伴有颅内压增高时，更应注意，以免导致呼吸骤停。

（4）卒中后癫痫的治疗，首选抗惊厥药为苯二氮䓬类，静脉给予地西泮（5 mg，＞2 分钟，最大量10 mg），可反复应用，随后应改用长效抗惊厥药。

2.血压

（1）缺血或出血性卒中发生后血压升高，一般不需要紧急治疗。在发病 3 天内一般不用抗高血压药，除非有下述其他疾患。①心肌梗死；②出现梗死后出血；③合并高血压脑病；④合并主动脉夹层；⑤合并肾衰竭；⑥合并心脏衰竭。

（2）缺血性卒中需立即降压治疗的适应证是收缩压大于 220 mmHg，舒张压大于 120 mmHg 或平均动脉压（MAP）大于 130 mmHg。需溶栓治疗者，应将血压严格控制在收缩压小于 185 mmHg，或舒张压小于110 mmHg。

（3）对出血性卒中，一般建议行比脑梗死患者更积极的控制血压的方式。有高血压病史的患者，应控制平均动脉压在 130 mmHg 以下。刚进行手术后的患者应避免平均动脉压大于110 mmHg。如果收缩压 180 mmHg，舒张压 105 mmHg，暂不降压。如果收缩压低于 90 mmHg，应给予升压药。

（4）平均动脉压＝舒张压＋1/3（收缩压－舒张压），或平均动脉压＝（收缩压＋2 倍舒张压）/3。

3.高颅压

（1）头位抬高 20°～30°。

（2）保持患者良好体位，以避免颈静脉压迫。

（3）对于大多数患者，给予生理盐水或乳酸林格氏液（Ringer's solution）静脉注射维持正常的容量，速度50 mL/h。除非患者有低血压，否则应避免快速点滴，因为有增加脑水肿的危险。避免给予含糖溶液（怀疑低血糖者除外），此类溶液低渗，有增加脑水肿的危险。

（4）维持正常体温。

（5）渗透压治疗，如果有指征，用甘油果糖、甘露醇或地西泮。

（6）保持正常通气（PCO_2 35～40 mmHg 或略低水平）。

（7）对于轻、中度脑血管病者，如无缺氧情况，不常规给氧；如血氧饱和度（SO_2）低于 90％，给氧 2～4 L/min，禁忌高浓度吸氧。

（8）如果无病理性呼吸，血气分析提示中度缺氧，则给予氧吸入即可。对于有病理性呼吸、严重低氧血症或高碳酸血症，有较高误吸危险的昏迷患者，建议早期行气管插管。

（三）心理护理

卒中患者因病程长，发病迅速，致残率高以至于引起患者忧郁、紧张、焦虑、烦躁甚至轻生，这些不良的情绪刺激不但使患者在思想上产生消极对抗，使卒中患者失去锻炼的信心，而且对人体各系统产生影响，如使呼吸频率加快，神经功能失调，内分泌功能紊乱等。

护士应积极主动地给予患者心理疏导，安慰患者，消除不良情绪刺激。实践证明，不良的情绪可引起大脑皮层兴奋，促使去甲肾上腺、肾上腺素及儿茶酚胺分泌增加，以至全身小动脉出现收缩，心跳加快，血压升高，易导致再卒中。而处于兴奋状态和良好情绪时，神经抑制解除，这时神经肌肉调节达到最佳状态，有利于肢体功能恢复。

（四）健康教育

1.脑血管病后肢体运动恢复

脑血管病的运动恢复,布鲁恩斯特朗(Brunnstrom)将它分为 6 个过程。

(1)第一期:松弛性瘫痪,无活动。

(2)第二期:在共同形式下的活动,出现痉挛。

(3)第三期:主动运动的出现仅见于肢体共同运动形式时,痉挛增强。

(4)第四期:在共同形式活动外,出现随意运动,痉挛减轻。

(5)第五期:能出现对个别或单独活动的控制。

(6)第六期:恢复至接近正常活动控制。

大多数患者可按以上分期恢复,但部分患者可因不同原因,使康复在某一时期不再延续好转。一般第一期持续时间 7～10 天,不超过两周;第二期、第三期时间可持续两周。

2.卒中的危险和饮酒

近来关于饮酒和卒中危险的临床观察性试验显示,两者之间是一种"J"形曲线关系,适当程度的饮酒可使缺血性卒中风险降低 30％,而大量饮酒至少增加了 60％的危险性。

结果显示,每天饮用少于 2 个酒精饮料(1 个酒精饮料相当于 11～14 g 酒精含量)或者 24 g 以下酒精,能降低缺血性卒中的危险,而饮用 5 个酒精饮料或 60 g 以上的酒精,将显著增加任何类型卒中的危险,包括出血性和缺血性卒中。

研究还发现,饮酒和缺血性卒中危险性之间存在"J"形曲线关系,而和出血性卒中之间存在线性关系。和不饮酒者相比,每天饮酒超过 60 g 者出血性卒中危险性增加超过 2 倍,而且在较低量饮酒者中也没有发现乙醇的保护作用。

因此,由于大多数卒中类型是缺血性卒中,适当饮酒导致的卒中总数的减少在很大程度上是由于降低缺血性卒中引起的。

(王治云)

第四节 急性肝功能衰竭

一、定义

急性肝功能衰竭是原来无肝病者肝脏受损后短时间内发生的严重临床综合征,病死率高,最常见的病因是病毒性肝炎。

二、病因及发病机制

(一)病因

在中国引起肝衰竭的主要病因是肝炎病毒(主要是乙型肝炎病毒),其次是药物及肝毒性物质(如乙醇、化学制剂等)。在欧美国家,药物是引起急性、亚急性肝衰竭的主要原因。

(二)发病机制

1.内毒素与肝损伤

内毒素使肝脏能量代谢发生障碍。还可诱导中性粒细胞向肝内聚集,并激活中性粒细胞,参与导致大块肝细胞坏死的炎症过程。内毒素作用于肝窦内皮细胞及微血管,引起肝微循环障碍,导致缺血、缺氧性损伤。

2.细胞因子与肝损伤

细胞因子不仅是肝坏死过程的主要因素,还与肝衰竭时肝细胞再生抑制状态有关。

3.细胞凋亡

肝细胞凋亡在肝衰竭病理形成过程中也起着重要的作用。

4.多器官功能衰竭与肝衰竭

肝衰竭是多器官功能衰竭的主要起因,而多器官功能衰竭又可加重肝衰竭。

三、临床表现

(一)神经、精神症状

早期以性格和行为改变为主,如情绪激动、精神错乱、行为荒诞等,少数患者可被误诊为精神病。晚期出现肝昏迷、肝臭、各种反射迟钝或消失、肌张力改变、踝阵挛阳性。

(二)黄疸

典型病例先是尿色加深,2～3天以后皮肤巩膜出现黄疸,迅速加深,少数患者的黄疸可出现在神经、精神症状前,但较轻微,以后随病情恶化而加深。

(三)出血

因肝脏内凝血因子合成障碍,导致弥散性血管内凝血、血小板减少。

(四)肝脏缩小

多数急性肝功能衰竭肝脏呈进行性缩小,此为诊断本病的重要体征。

(五)腹水

多数患者迅速出现腹水,大多属于漏出液,少数为渗出液或血性。

(六)脑水肿、脑疝综合征

发生率为24％～82％,单纯脑水肿表现为呕吐、头痛、烦躁、血压轻度上升。合并脑疝则出现去大脑强直、抽搐、瞳孔对光反应减弱或消失、呼吸节律不齐、呼吸骤停等。

(七)肝肾综合征

表现为少尿或无尿、氮质血症、稀释性低血钠、低尿钠,尿中可无蛋白质及管型。

四、实验室及其他检查

肝炎病毒学检查:肝功能检查示转氨酶升高或发生胆酶分离现象;血生化检查示凝血酶原时间延长。

五、紧急救护

(一)去除诱因

针对引起急性肝功能衰竭的不同诱因,给予治疗和护理。

(二)保肝治疗

(1)应用细胞活性药物,如ATP、辅酶A、肌苷、1,6-二磷酸果糖等。

(2)胰岛素-胰高血糖素疗法。

(3)促肝细胞生长素促使肝细胞再生。

(4)前列腺素E可扩张血管,改善肝微循环,稳定肝细胞膜,防止肝细胞坏死。

(5)适量补充新鲜血、新鲜血浆及清蛋白,有利于提高胶体渗透压,促进肝细胞的再生和补充凝血因子。

(三)对症处理

1.肝性脑病

避免使用麻醉、镇痛、催眠等中枢抑制药物,及时控制感染和上消化道出血,注意纠正水、电解质和酸碱平衡紊乱,降低血氨。

(1)禁止经口摄入蛋白质,尤其动物蛋白,以减少氨的形成。

(2)抑制肠道产氨细菌生长,可口服或鼻饲新霉素 1～2 g/d,甲硝唑 0.2 g,每日 4 次。

(3)清除肠道积食、积血或其他含氮物质,应用乳果糖或拉克替醇,口服或高位灌肠,可酸化肠道,促进氨的排出,减少肠源性毒素吸收。

(4)视患者的电解质和酸碱平衡情况,酌情选择谷氨酸钠、谷氨酸钾、精氨酸等降氨药。

(5)使用支链氨基酸或支链氨基酸与精氨酸混合制剂,以纠正氨基酸失衡。

2.出血

(1)预防胃应激性溃疡出血,可用 H_2 受体拮抗药或质子泵抑制药。

(2)凝血功能障碍者注射维生素 K,可促进凝血因子的合成。血小板减少或功能异常者可输注血小板悬液。

(3)胃肠道出血者可用冰盐水加血管收缩药物局部灌注止血。

(4)活动性出血或需接受损伤性操作者,应补充凝血因子,以输新鲜血浆为宜。

(5)一旦出现弥漫性血管内凝血(DIC)、颅内出血,须积极配合抢救。

(四)急性并发症的处理

1.肝肾综合征

(1)及时去除诱因,如避免强烈利尿及大量放腹水,不使用损害肾功能的药物。

(2)在改善肝功能的前提下,适当输注右旋糖酐 40、清蛋白等胶体溶液,以提高循环血容量。

(3)补充血容量的同时给予利尿药,常用 20% 甘露醇,无效时可用呋塞米,可消除组织水肿、腹水,减轻心脏负荷,清除有害代谢产物。

(4)应用血管活性药,可选用多巴胺、酚妥拉明等药物,以扩张肾血管,增加肾血流量。

(5)经上述治疗无效时,宜尽早进行血液透析,清除血内有害物质,减轻氮质血症,纠正高钾血症和酸中毒。

2.感染

一旦出现感染,可单用或联合应用抗生素,但不应使用有肝、肾毒性的药物。

3.脑水肿

给予颅内压增高者高渗性脱水药。

(五)血液净化疗法

可清除因肝功能严重障碍而产生的各种有害物质,使血液得以净化,帮助患者度过危险期。血浆置换是较为成熟的血液净化方法,可以去除与血浆蛋白结合的毒物,补充血浆蛋白、凝血因子等人体所需物质,从而减轻急性肝衰竭患者的症状。

(六)肝替代治疗

(1)人工肝支持治疗:人工肝是指通过体外的机械、物理化学或生物装置,清除各种有害物质,补充必需物质,改善内环境,暂时替代衰竭肝的部分功能的治疗方法,能为肝细胞再生及肝功能恢复创造条件或等待机会进行肝移植。

（2）肝移植。

六、观察要点

（1）判断神志是否清醒，性格和行为有无异常，以便及时发现肝性脑病的先兆。

（2）密切观察生命体征变化，注意每天测量腹围、体重。

（3）黄疸：了解黄疸的程度，有无逐渐加重。

（4）出血：注意皮肤、黏膜及消化道等部位有无出血，抽血及穿刺后要长时间压迫穿刺点，防止渗血。

（5）监测中心静脉压、血气分析变化。

（6）监测肝功能、凝血功能变化。

（7）对接受胰高血糖素、胰岛素疗法的患者，用药期间随时监测血糖水平，以便随时调整药物的用量。

（8）应用谷氨酸钾时须监测钾、钠、氯含量，保持电解质平衡。

七、护理

（一）充分休息与心理护理

患者应绝对卧床休息，腹水患者采取半卧位。鼓励患者保持乐观情绪，以最佳心理状态配合治疗。

（二）饮食护理

给予低脂、低盐、高热量、清淡、易消化的食物。戒烟酒，忌辛辣刺激性食物，少量多餐，可进食流质或半流质，以保证营养充分吸收，促进肝细胞再生和修复。有腹水者应控制钠盐摄入，肝性脑病者忌食蛋白。

（三）口腔护理

饭前饭后可用5%碳酸氢钠漱口。

（四）皮肤护理

保持皮肤清洁干燥，黄疸较深、瘙痒严重者可给予抗组胺药物。

（五）并发症的护理

（1）肝肾综合征：严格控制液体入量，避免使用损害肝、肾功能的药物，注意观察尿量的变化及尿的颜色和性质，准确记录每日出入液量。

（2）感染：加强支持疗法，调整免疫功能。

（3）大量腹水：①安置半卧位，限制钠盐和每日入水量；②遵医嘱应用利尿药，避免快速和大量利尿，用药后注意监测血电解质；③每日称体重，测腹围，记录尿量，密切观察腹水增长及消退情况；④腹腔穿刺放腹水一次量不能超过3 000 mL，防止水、电解质紊乱和酸碱失衡。

（4）脑水肿：密切观察患者有无头痛、呕吐、眼底视神经盘水肿及意识障碍等表现，一旦发生，应协助患者取平卧位，抬高床头15°～30°，以利颅内静脉回流，减轻脑水肿，使用脱水药、利尿药后易出现电解质紊乱，应定时监测。

（六）安全防护

对于昏迷患者，应加护床挡，烦躁患者慎用镇静药，必要时可用水合氯醛灌肠。

（七）肠道护理

灌肠可清除肠内积血,使肠内保持酸性环境,减少氨的产生和吸收,协助患者采取左侧卧位,用37～38 ℃温水 100 mL 加食醋 50 mL 灌肠 1～2 次/天,或乳果糖 500 mL 加温水 500 mL 保留灌肠,使血氨降低。肝性脑病者禁用肥皂水灌肠。

（王治云）

第五节　急性呼吸衰竭

呼吸衰竭是指由于各种原因引起的肺通气和(或)换气功能严重障碍,以致不能进行有效的气体交换,导致缺氧和(或)二氧化碳潴留,从而引起一系列生理功能和代谢功能紊乱的临床综合征。一般认为在海平面、标准大气压、休息状态、呼吸空气条件下吸氧分数[(FiO$_2$)＝21%],动脉血氧分压(PaO$_2$)小于 60 mmHg 和(或)二氧化碳分压(PaCO$_2$)大于 50 mmHg 时,作为呼吸衰竭的血气诊断标准。根据血气变化,将呼吸衰竭分为两型:Ⅰ型(换气性)系指 PaO$_2$ 下降而 PaCO$_2$ 正常或降低,多为急性呼吸衰竭的表现;Ⅱ型(通气性)系指 PaO$_2$ 下降伴有 PaCO$_2$ 升高,多为慢性呼吸衰竭或兼有急性发作的表现。急性呼吸衰竭是指由于某些突发的致病因素,使肺通气和(或)换气功能迅速出现严重障碍,在短时间内引起呼吸衰竭。因机体不能很快代偿,若不及时抢救,会危及患者生命。

一、病因与发病机制

（一）病因

1.呼吸道及肺疾患

严重支气管哮喘、原发性或继发性肺炎、急性肺损伤(ALI)、急性呼吸窘迫综合征(ARDS)、肺水肿、上呼吸道异物堵塞、喉头水肿、慢性支气管炎急性发作及肺气肿等。

2.中枢神经及传导系统疾患

急性脑炎、颅脑外伤、脑出血、脑梗死、脑肿瘤、安眠药中毒及吸入有害气体等。

3.周围神经传导系统及呼吸肌疾患

脊髓灰质炎、重症肌无力、颈椎外伤、有机磷农药中毒等。

4.胸部病变

胸廓狭窄、胸外伤、自发性气胸、手术损伤、急剧增加的胸腔积液等。

5.肺血管性疾患

急性肺栓塞、肺血管炎、多发性肺微血管栓塞等。

（二）发病机制

急性呼吸衰竭的发生主要有肺泡通气不足、通气/血流比例(V/Q)失调、气体弥散障碍、肺内分流四种机制。

1.肺泡通气不足

肺泡通气不足引起低氧和高碳酸血症。机制主要有以下几点。

(1)呼吸驱动不足。如中枢神经系统病变或中枢神经抑制药过量抑制呼吸中枢,使呼吸驱动力减弱,导致肺容量减少和肺泡通气不足。

(2)呼吸负荷过重。胸廓或横膈机械性运动能力下降,致肺泡通气下降及气道阻力增加,胸肺顺应性下降。

(3)呼吸泵功能障碍。由于呼吸肌本身的病变导致呼吸运动受限,如呼吸肌疾患、有机磷农药中毒等。

2.通气/血流比例(V/Q)失调

正常人肺泡通气量(V)约为 4 L/min,流经肺泡的血流(Q)约为 5 L/min,V/Q 约为 0.8。有效的气体交换主要取决于 V/Q 保持在 0.8 水平。当 V/Q 低于 0.8 时,肺泡通气不足、血流过剩,肺动脉内混合静脉血未经充分氧合即进入肺静脉,引起低氧血症。当 V/Q 大于 0.8 时,肺泡过度通气,肺泡内气体不能与血液进行充分的气体交换而成为无效通气,结果也导致低氧血症。严重的通气/血流比例失调亦可导致二氧化碳潴留。

3.气体弥散障碍

氧和二氧化碳可自由通过肺泡毛细血管膜进行气体交换,氧的弥散能力约为二氧化碳的 1/20。当肺不张、肺水肿、肺气肿、肺纤维化导致气体弥散面积减少、弥散距离加大时,往往影响氧的弥散,引起低氧血症。

4.肺内分流

肺动脉内的静脉血未经氧合直接流入肺静脉,引起低氧血症,是通气/血流比例失调的特例。常见于肺动脉-静脉瘘。

二、病情评估

(一)临床表现

急性呼吸衰竭患者除原发病表现外,还表现为低氧血症、高碳酸血症或两者兼有,可使机体各组织器官发生不同程度的功能改变。

1.呼吸系统改变

呼吸困难是临床最早出现的症状,表现为呼吸频率加快、呼吸费力、辅助呼吸肌活动增强、胸闷、发绀等。严重时表现为呼吸节律改变,如潮式呼吸(陈-施呼吸)、叹息样呼吸。呼吸系统病变所致者,肺部有喘鸣音、湿性啰音或呼吸音降低等原发病体征。

2.循环系统改变

早期心率加快,血压正常或轻度升高,严重时心率减慢,心律失常,血压下降。晚期由于严重缺氧和二氧化碳潴留可引起心肌损害,发生心力衰竭、休克、心脏骤停。

3.神经系统改变

大脑皮质对缺氧最敏感。轻度缺氧时出现头晕、注意力下降。明显缺氧时出现焦虑不安、躁动、定向力障碍和精神错乱。明显高碳酸血症时出现中枢神经系统抑制症状,如嗜睡、昏睡,严重缺氧和高碳酸血症均可导致昏迷。

4.其他系统改变

急性缺氧可造成凝血功能障碍、造血功能衰竭、弥散性血管内凝血。急性缺氧和二氧化碳潴留可致胃肠黏膜充血、水肿、糜烂,引起胃肠道出血。也可引起肾血管收缩、肾血流量减少、肾小球滤过率下降而致肾功能不全。

（二）辅助检查

1.实验室检查

尽早抽动脉血进行血气分析，PaO_2、$PaCO_2$ 和 pH 值是最重要的血气参数。定时检查有助于判断呼吸衰竭的程度、类型、代偿情况以及酸碱平衡紊乱程度和类型。

2.胸部 X 线检查

胸部 X 线检查有助于明确病因、病变范围和程度。根据 X 线检查结果，能了解心脏及血管的状态，分析气胸和血胸的存在及有无肺栓塞、肺炎、肺水肿等。

3.心电图检查

急性呼吸衰竭者可出现心动过速和其他各种心律失常。急性大块肺栓塞者，心电图可表现为心动过速，并有电轴右偏、完全性右束支传导阻滞和肺性 P 波。

三、急救护理

（一）紧急处理

1.保持气道通畅

患者缺氧与二氧化碳潴留，主要是由于通气功能障碍所致，而通气功能障碍的主要原因是气道阻塞。因此，应及时清除气道分泌物，保持气道通畅，维持气道完整性，这是纠正缺氧与二氧化碳潴留的前提。护理措施包括胸部物理治疗、气道吸引，必要时建立人工气道。

（1）胸部物理治疗：包括指导患者有效咳嗽、协助翻身、体位引流、背部叩击和振动，以促进痰液排出，有助于改善通气和血流灌注，促进某些肺段的痰液引流。

（2）气道吸引：吸引导管可经鼻或经口通过咽部到达呼吸道进行分泌物和痰液抽吸。吸痰时会造成短暂的缺氧，应注意心率、心律、血氧饱和度的变化。

（3）建立人工气道：对昏迷舌根后坠的患者采用口咽通气管或鼻咽通气管支撑舌体，使其离开咽后壁，从而在短期内保持气道通畅。对需机械通气的患者，采用经鼻或经口气管内插管。经鼻气管插管易于固定，清醒患者易于耐受，用于需气管内插管时间较长者；经口气管插管操作简便，常用于紧急情况，但不易固定，易引起牙齿脱落与口腔黏膜破损。对需长期机械通气者，应行气管造口。气管造口包括气管切开术与经皮扩张气管导管留置术，均需严格无菌操作。

2.氧疗

缺氧是引起呼吸衰竭的直接原因，氧疗是急性呼吸衰竭的重要治疗措施。氧疗要根据缺氧原因和程度调整氧流量与氧浓度，严格掌握适应证，防止不良反应发生。Ⅰ型呼吸衰竭，原则上是按需给氧，根据血气分析结果及时调整氧浓度，一般为 $50\%\sim60\%$。Ⅱ型呼吸衰竭，应采用控制性氧疗，持续性低流量吸氧。一般 $1\sim3$ L/min，浓度为 $25\%\sim30\%$。氧疗途径采用鼻塞法、面罩法等，危重患者常规氧疗无效时，及早考虑机械通气给氧。

3.机械通气

机械通气是治疗急性呼吸衰竭的重要而有效的措施。但因引起急性呼吸衰竭的病因各异，所造成的病理生理改变不同，故应根据具体病情特点来选择不同的通气模式。机械通气护理：保持呼吸机正常运行；保持各连接口紧密；了解通气量是否合适；及时解除报警原因；积极防治机械通气并发症；防止感染与交叉感染。

4.病因治疗

原发病治疗至关重要。有些病例在去除病因后可逆转呼吸衰竭，如急性上呼吸道阻塞时，治

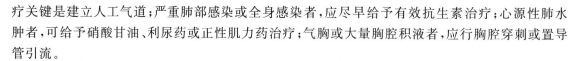

疗关键是建立人工气道;严重肺部感染或全身感染者,应尽早给予有效抗生素治疗;心源性肺水肿者,可给予硝酸甘油、利尿药或正性肌力药治疗;气胸或大量胸腔积液者,应行胸腔穿刺或置导管引流。

(二)用药观察

1.呼吸兴奋药

(1)尼可刹米:用于各种原因引起的中枢性呼吸抑制,特别是肺性脑病时常用。能兴奋脑干呼吸中枢或刺激颈动脉体的化学感受器,反射性兴奋呼吸中枢,提高呼吸中枢对二氧化碳的敏感性。静脉注射给药,每次 0.375 g,必要时每 1～2 小时重复一次,也可用 1.875～3.75 g 静脉微量注射泵维持。

(2)纳洛酮:主要用于解除外源性阿片(吗啡和美沙酮等)对中枢神经系统的抑制,对麻醉、镇静催眠药过量和酒精中毒也有效。能与脑干特异性阿片受体竞争性结合,阻断内源性和外源性阿片的呼吸抑制作用。推荐剂量为 0.4～0.8 mg,静脉注射,作用维持时间短。对长效呼吸抑制药如美沙酮过量者,首次静脉注射后,继续以 0.4～2.0 mg/h 的速度静脉滴注,持续 12～24 小时。

应用呼吸兴奋药时注意:①保持气道通畅;②有心功能不全或 ARDS 时不宜使用;③观察不良反应,如尼可刹米可致心动过速、血压升高、肌肉震颤或僵直、咳嗽、呕吐、出汗等症状。

2.糖皮质激素

严重支气管哮喘患者应用支气管扩张药无效时,给予糖皮质激素治疗。氢化可的松 2 mg/kg,静脉注射,继而 0.5 mg/(kg·h),静脉滴注;或甲泼尼龙 40～125 mg 静脉注射,每 6 小时1 次。吸入性糖皮质激素对严重支气管哮喘无效。ARDS 患者发病后 7～10 天应用糖皮质激素可减少肺纤维化。

应用糖皮质激素时注意:①用糖皮质激素期间应经常检测血糖,以便及时发现类固醇性糖尿病;②防止各种感染的发生,特别是防止多重感染的发生;③为减少对胃肠道的刺激,加用胃黏膜保护药物。

3.镇静药

预防呼吸衰竭患者的氧输送与氧消耗比例失常。

(1)得普利麻(异丙酚)。用于维持镇静,为短效静脉全身麻醉药,起效迅速,无明显蓄积,停药后苏醒快而完全。根据患者病情及所需镇静深度,可在静脉注射 0.2～0.7 mg/kg 负荷量后,以 0.3～4.0 mg/(kg·h)持续静脉微量注射泵输入,保持患者镇静,可使患者耐受机械通气。小儿禁用异丙酚镇静。

(2)咪达唑仑(咪唑安定)。咪达唑仑为最新的苯二氮草类药物,起效和消除迅速。咪达唑仑 1～2 mg 静脉注射,根据病情需要也可持续静脉微量注射泵输入。

应用镇静药时注意。①应用镇静药时必须建立人工气道和机械通气;②定时评估患者精神状态,防止镇静过深;③得普利麻可致血压下降,需动态观察血压变化。

4.肌松药

肌松药应用于人机对抗时,可消除自主呼吸,减少心肺功能不全者的氧消耗。常选用非去极化性肌松药。常用药物有潘库溴铵、阿曲库铵和维库溴铵。应用肌松药时注意:①必须在机械通气下使用;②必须先镇静后再使用肌松药。

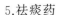

5.祛痰药

呼吸系统感染常产生黏稠痰液。祛痰药能降低气道分泌物的黏滞性,有利于气道分泌物的清除。常用药物为氨溴索(沐舒坦),可静脉注射也可雾化吸入。应用祛痰药时应注意与胸部物理治疗相结合。

(三)病情观察

1.观察生命体征

(1)呼吸。观察呼吸节律、频率、幅度。正常人呼吸频率为 16～20 次/分,新生儿为 30～40 次/分,呼吸幅度均匀,节律规则。成人自主呼吸频率超过 20 次/分,提示呼吸功能不全;超过 30 次/分,常需要机械辅助通气。呼吸节律改变提示脑干呼吸中枢病变或脑水肿。听诊两肺呼吸音是否对称,听诊顺序:肺尖、前胸、侧胸、背部,左右对比,有无痰鸣音、哮鸣音、湿性啰音,是否伴咳嗽、咳痰,注意观察患者对治疗的反应。

(2)心率。观察心率、心律变化。缺氧早期心脏发生代偿作用,导致心率增快。严重缺氧可出现各种类型的心律失常,如窦性心动过缓、期前收缩、心室纤颤等。如进一步加重,可发展为周围循环衰竭甚至心搏停止。气道吸引时可引起短暂缺氧,会诱发各种心律失常,需及时发现和纠正。

(3)体温。建立人工气道及应用机械通气期间,患者鼻咽喉自然防御屏障功能丧失,咳嗽、咳痰能力减弱或丧失,气道吸引以及全身抵抗力下降等,会增加感染的风险,体温波动较大。观察体温变化,有助于判断感染控制情况。当体温升高超过 38.5 ℃时,应积极做好降温处理,遵医嘱留取细菌培养标本。

(4)意识。意识反映脑血流灌注和脑组织氧供情况。氧供正常时,患者意识清楚,定向力、计算力良好,能配合治疗;轻度缺氧时,患者兴奋、焦虑和烦躁不安;严重缺氧时出现意识模糊、嗜睡甚至昏迷。当患者出现意识异常时,应注意安全防护,适当约束肢体,防止坠床与意外拔管。

2.血氧饱和度

原理:通过红外光传感器来测量毛细血管内氧合血红蛋白的含量。通过氧饱和度估计氧分压,氧饱和度小于 95%,氧分压小于 80 mmHg,提示轻度缺氧;氧饱和度小于 90%,氧分压小于 60 mmHg,提示中度缺氧;氧饱和度小于 75%,氧分压小于 40 mmHg,提示重度缺氧。影响脉搏血氧饱和度测定结果有末梢循环不良,如低血压、血管收缩药、低温、动脉压迫等;指甲条件,如灰指甲、涂抹指甲油等。对水肿或末梢循环较差的患者,应经常检查并经常更换检测部位。应注意,氧饱和度高低不能真正反映组织供氧情况,只能作为参考。

3.血气指标

动态测定血气指标有助于判断血液氧合及酸碱平衡状态,可作为诊断呼吸衰竭、指导机械通气参数调节、纠正酸碱失衡的重要依据。氧分压反映机体氧合情况,对诊断缺氧和判断缺氧程度有重要价值,二氧化碳分压是判断肺通气功能的重要参数。机械通气开始前及治疗后30分钟常规测定血气指标,以了解治疗效果,根据血气数据调整呼吸机参数。

(王治云)

第六节 急性呼吸窘迫综合征

急性呼吸窘迫综合征(acute respiratory distress syndrome,ARDS)是指严重感染、创伤、休克等非心源性疾病过程中,肺毛细血管内皮细胞和肺泡上皮细胞损伤造成弥漫性肺间质及肺泡水肿,导致的急性低氧性呼吸功能不全或衰竭,属于急性肺损伤(acute lung injury,ALI)的严重阶段。该病以肺容积减少、肺顺应性降低、严重的通气/血流比例失调为病理生理特征。临床上表现为进行性低氧血症和呼吸窘迫,肺部影像学表现为非均一性的渗出性病变。本病起病急、进展快、病死率高。

ALI 和 ARDS 是同一疾病过程中的两个不同阶段,ALI 代表早期和病情相对较轻的阶段,而 ARDS 代表后期病情较为严重的阶段。发生 ARDS 时,患者必然经历过 ALI,但并非所有的 ALI 都会发展为 ARDS。引起 ALI 和 ARDS 的原因和危险因素很多,根据肺部直接和间接损伤对危险因素进行分类,可分为肺内因素和肺外因素。肺内因素是指致病因素对肺的直接损伤,包括:①化学性因素,如吸入毒气、烟尘、胃内容物及氧中毒等;②物理性因素,如肺挫伤、放射性损伤等;③生物性因素,如重症肺炎。肺外因素是指致病因素通过神经体液因素间接引起肺损伤,包括严重休克、感染中毒症、严重非胸部创伤、大面积烧伤、大量输血、急性胰腺炎、药物或麻醉品中毒等。ALI 和 ARDS 的发生机制非常复杂,目前尚不完全清楚。多数研究者认为,ALI 和 ARDS 是由多种炎性细胞、细胞因子和炎性介质共同参与引起的广泛肺毛细血管急性炎症性损伤。

一、临床特点

ARDS 的临床表现可以有很大差别,取决于潜在疾病和受累器官的数目和类型。

(一)症状体征

(1)发病迅速:ARDS 多发病迅速,通常在发病因素(如严重创伤、休克、败血症、误吸)攻击后12~48 小时发病,偶尔有长达 5 天者。

(2)呼吸窘迫:是 ARDS 最常见的症状,主要表现为气急和呼吸频率增快,呼吸频率大多在25~50 次/分,其严重程度与基础呼吸频率和肺损伤的严重程度有关。

(3)咳嗽、咳痰、烦躁和神志变化:ARDS 可有不同程度的咳嗽、咳痰,可咳出典型的血水样痰,可出现烦躁、神志恍惚。

(4)发绀:是未经治疗的 ARDS 的常见体征。

(5)ARDS 患者也常出现呼吸类型的改变,主要为呼吸浅快或潮气量的变化。病变越严重,这一改变越明显,甚至伴有吸气时鼻翼翕动及三凹征。在早期自主呼吸能力强时,常表现为深快呼吸,当呼吸肌疲劳后,则表现为浅快呼吸。

(6)早期可无异常体征,或仅有少许湿啰音;后期多有水泡音,亦可出现管状呼吸音。

(二)影像学表现

1.X 线胸片

早期病变以间质性为主,胸部 X 线片常无明显异常或仅见血管纹理增多,边缘模糊,双肺散在分布的小斑片状阴影。随着病情进展,上述的斑片状阴影进一步扩展,融合成大片状,或两肺均匀一致增加的毛玻璃样改变,伴有支气管充气征,心脏边缘不清或消失,称为"白肺"。

2.胸部 CT

与 X 线胸片相比,胸部 CT 尤其是高分辨 CT(HRCT)可更为清晰地显示出肺部病变分布、范围和形态,为早期诊断提供帮助。由于肺毛细血管膜通透性一致性增高,引起血管内液体渗出,两肺斑片状阴影呈现重力依赖性现象,还可出现变换体位后的重力依赖性变化,在 CT 上表现为病变分布不均匀:①非重力依赖区(仰卧时主要在前胸部)正常或接近正常;②前部和中间区域呈毛玻璃样阴影;③重力依赖区呈实变影。这些提示肺实质的实变出现在受重力影响最明显的区域。无肺泡毛细血管膜损伤时,两肺斑片状阴影均匀分布,既不出现重力依赖现象,也无变换体位后的重力依赖性变化。这一特点有助于与感染性疾病鉴别。

(三)实验室检查

1.动脉血气分析

PaO_2 小于 60 mmHg,有进行性下降趋势,早期,$PaCO_2$ 多不升高,甚至可因过度通气而低于正常,早期多为单纯呼吸性碱中毒,随病情进展可合并代谢性酸中毒,晚期可出现呼吸性酸中毒。氧合指数较动脉氧分压更能反映吸氧时呼吸功能的障碍,而且与肺内分流量有良好的相关性,计算简便。氧合指数参照范围为 $400 \sim 500$ mmHg,在 ALI 时小于等于 300 mmHg,ARDS 时小于等于 200 mmHg。

2.血流动力学监测

通过漂浮导管,可同时测定并计算肺动脉压(PAP)、肺动脉楔压(PAWP)等,不仅对诊断、鉴别有价值,而且还是机械通气治疗的重要监测指标。肺动脉楔压一般低于 12 mmHg,若高于 18 mmHg,则可作出左侧心力衰竭的诊断。

3.肺功能检查

ARDS 发生后,呼吸力学发生明显改变,包括肺顺应性降低和气道阻力增高,肺无效腔气量/潮气量是不断增加的,肺无效腔气量/潮气量增加是早期 ARDS 的一种特征。

二、诊断及鉴别诊断

1999 年,中华医学会呼吸病学分会制定的诊断标准如下。

(1)有 ALI 和(或)ARDS 的高危因素。

(2)急性起病、呼吸频数和(或)呼吸窘迫。

(3)低氧血症:ALI 时氧合指数小于等于 300 mmHg;ARDS 时氧合指数小于等于 200 mmHg。

(4)胸部 X 线检查显示两肺浸润阴影。

(5)肺动脉楔压小于等于 18 mmHg 或临床上能排除心源性肺水肿。

符合以上 5 项条件者,可以诊断为 ALI 或 ARDS。必须指出,ARDS 的诊断标准并不具有特异性,诊断时必须排除大片肺不张、自发性气胸、重症肺炎、急性肺栓塞和心源性肺水肿(见表 8-1)。

表 8-1　ARDS 与心源性肺水肿的鉴别

类别	ARDS	心源性肺水肿
特点	高渗透性	高静水压
病史	创伤、感染等	心脏疾病

续表

类别	ARDS	心源性肺水肿
双肺浸润阴影	+	+
重力依赖性分布现象	+	+
发热	+	可能
白细胞增多	+	可能
胸腔积液	—	+
吸纯氧后分流	较高	可较高
肺动脉楔压	正常	高
肺泡液体蛋白	高	低

三、急诊处理

ARDS 是呼吸系统的一种急症,必须在严密监护下进行合理治疗。治疗目标是改善肺的氧合功能,纠正缺氧,维护脏器功能和防治并发症。治疗措施如下。

（一）氧疗

应采取一切有效措施尽快提高 PaO_2,纠正缺氧。可给高浓度吸氧,使 PaO_2 大于等于 60 mmHg 或 SaO_2 大于等于 90%。轻症患者可使用面罩给氧,但多数患者需采用机械通气。

（二）去除病因

病因治疗在 ARDS 的防治中占有重要地位,主要是针对涉及的基础疾病。感染是发生 ALI 和 ARDS 的常见原因,也是首位高危因素,而 ALI 和 ARDS 又易并发感染。如果 ARDS 的基础疾病是脓毒症,除了清除感染灶外,还应选择敏感抗生素,同时收集痰液或血液标本分离培养病原菌和进行药敏试验,指导下一步抗生素的选择。一旦建立人工气道并进行机械通气,即应给予广谱抗生素,以预防呼吸道感染。

（三）机械通气

机械通气是最重要的支持手段。如果没有机械通气,许多 ARDS 患者会因呼吸衰竭在数小时至数天内死亡。机械通气的指征目前尚无统一标准,多数研究者认为一旦诊断为 ARDS,就应进行机械通气。在 ALI 阶段可试用无创正压通气,使用无创机械通气治疗时应严密监测患者的生命体征及治疗反应。神志不清、休克、气道自洁能力障碍的 ALI 和 ARDS 患者不宜应用无创机械通气。如无创机械通气治疗无效或病情继续加重,应尽快建立人工气道,行有创机械通气。

为了防止肺泡萎陷,保持肺泡开放,改善氧合功能,避免机械通气所致的肺损伤,目前常采用肺保护性通气策略,主要措施包括以下两方面。

1.呼气末正压

适当加用呼气末正压可使呼气末肺泡内压增大,肺泡保持开放状态,从而达到防止肺泡萎陷、减轻肺泡水肿、改善氧合功能和提高肺顺应性的目的。应用呼气末正压应首先保证有效循环血容量足够,以免因胸内正压增加而降低心排血量,而减少实际的组织氧运输。呼气末正压先从低水平（3～5 cmH_2O）开始,逐渐增加,直到达到 PaO_2 大于 60 mmHg、SaO_2 大于 90% 时的呼气末正压水平,一般呼气末正压水平为 5～18 cmH_2O。

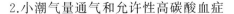

2.小潮气量通气和允许性高碳酸血症

ARDS 患者采用小潮气量(6～8 mL/kg)通气,使吸气平台压控制在30～35 cmH$_2$O,可有效防止因肺泡过度充气而引起的肺损伤。为保证小潮气量通气的进行,可允许一定程度的 CO$_2$ 潴留(PaCO$_2$ 一般不宜高于100 mmHg)和呼吸性酸中毒(pH 值 7.25～7.30)。

(四)控制液体入量

在维持血压稳定的前提下,适当限制液体入量,配合利尿药,使出入量保持轻度负平衡(每天500 mL 左右),使肺脏处于相对"干燥"状态,有利于肺水肿的消除。液体管理的目标是在最低的肺动脉楔压(5～8 mmHg)下维持足够的心排血量及氧运输量。在早期可给予高渗晶体液,一般不推荐使用胶体液。存在低蛋白血症的 ARDS 患者,可通过补充清蛋白等胶体溶液和应用利尿药来实现液体负平衡,并改善氧合。若限液后血压偏低,可使用多巴胺和多巴酚丁胺等血管活性药物。

(五)加强营养支持

营养支持的目的不但在于纠正现有的患者的营养不良,还在于预防患者营养不良的恶化。营养支持可经胃肠道或胃肠外途径实施。如有可能应尽早经胃肠补充部分营养,这样不但可以减少补液量,而且可获得经胃肠营养的有益效果。

(六)加强护理,防治并发症

有条件时,应在 ICU 中动态监测患者的呼吸、心律、血压、尿量及动脉血气等,及时纠正酸碱失衡和电解质紊乱。注意预防呼吸机相关性肺炎的发生,尽量缩短病程和机械通气时间,加强物理治疗,包括体位、翻身、拍背、排痰和气道湿化等。积极防治应激性溃疡和多器官功能障碍综合征。

(七)其他治疗

糖皮质激素、肺泡表面活性物质替代治疗、吸入一氧化氮在 ALI 和 ARDS 的治疗中可能有一定价值,但疗效尚不肯定。不推荐常规应用糖皮质激素预防和治疗 ARDS,糖皮质激素既不能预防 ARDS 的发生,对早期 ARDS 也没有治疗作用。ARDS 发病14 天以上时应用糖皮质激素会明显增加病死率。感染性休克并发 ARDS 的患者,如合并肾上腺皮质功能不全,可考虑应用替代剂量的糖皮质激素。肺表面活性物质有助于改善氧合,但是还不能将其作为 ARDS 的常规治疗手段。

四、急救护理

在救治 ARDS 的过程中,精心护理是抢救成功的重要环节。护士应做到及早发现病情,迅速协助医师采取有力的抢救措施。密切观察患者生命体征,做好各项记录,准确完成各种治疗,备齐抢救器械和药品,防止机械通气和气管切开的并发症。

(一)护理目标

(1)及早发现 ARDS 的迹象,及早有效地协助抢救。维持生命体征稳定,挽救患者生命。

(2)做好人工气道的管理,维持患者最佳气体交换,改善低氧血症,减少机械通气并发症。

(3)采取俯卧位通气护理,缓解肺部压迫,改善心脏的灌注。

(4)积极预防感染等各种并发症,提高救治成功率。

(5)加强基础护理,增加患者舒适感。

(6)减轻患者心理不适,使其合作、平静。

（二）护理措施

（1）及早发现病情变化。ARDS 通常在疾病或严重损伤发生 24～48 小时之后发生。首先出现呼吸困难,通常呼吸浅快。吸气时可存在肋间隙和胸骨上窝凹陷。皮肤可出现发绀和斑纹,吸氧不能使之改善。护士发现上述情况要高度警惕,及时报告医师,进行动脉血气和胸部 X 线等相关检查。一旦诊断为 ARDS,立即积极治疗。若没有机械通气的相应措施,应尽早转至有条件的医院。患者转运过程中应有专职医师和护士陪同,并准备必要的抢救设备,氧气必不可少。若有指征,行机械通气治疗,可以先行气管插管后转运。

（2）迅速连接监测仪,密切监护心率、心律、血压等生命体征,尤其是呼吸的频率、节律、深度及血氧饱和度等。观察患者意识、发绀情况、末梢温度等。注意有无呕血、黑便等消化道出血的表现。

（3）氧疗和机械通气的护理:治疗 ARDS 最紧迫的问题在于纠正顽固性低氧,改善呼吸困难,为治疗基础疾病赢得时间。需要对患者实施氧疗甚至机械通气。

1）严密监测患者呼吸情况及缺氧症状。若单纯面罩吸氧不能维持满意的血氧饱和度,应予辅助通气。首先可尝试经面罩持续气道正压吸氧等无创通气方法,但大多需要机械通气吸入氧气。遵医嘱给予高浓度氧气吸入或使用呼气末正压呼吸（positive end expiratory pressure,PEEP）并根据动脉血气分析值的变化调节氧浓度。

2）使用 PEEP 时应严密观察,防止患者出现气压伤。PEEP 是在呼气终末时给予气道一恒定正压,使之不能回复到大气压的水平。可以增加肺泡内压和功能残气量改善氧合,防止呼气使肺泡萎陷,增加气体分布和交换,减少肺内分流,从而提高 PaO_2。PEEP 使胸腔内压升高,静脉回流受阻,致心搏减少,血压下降,严重时可引起循环衰竭。另外,正压过高,肺泡过度膨胀、破裂有导致气胸的危险。所以在监护过程中,应观察有无心率增快、突然胸痛、呼吸困难加重等相关症状,发现异常应立即调节 PEEP 压力并报告医师处理。

3）帮助患者采取有利于呼吸的体位,如端坐位或高枕卧位。

（4）人工气道的管理有以下几方面。

1）妥善固定气管插管,观察气道是否通畅,定时听诊双肺呼吸音。经口插管者要固定好牙垫,防止阻塞气道。每班检查并记录导管刻度,观察有无脱出或误入一侧主支气管。套管固定松紧适宜,以能放入一指为准。

2）气囊充气适量。充气过少易产生漏气,充气过多可压迫气管黏膜导致气管食管瘘,可以采用最小漏气技术,用来减少并发症发生。方法:用 10 mL 注射器将气体缓慢注入,直至在喉及气管部位听不到漏气声;每次向外抽出气体 0.25～0.5 mL,直至吸气压力到达峰值并出现少量漏气;再注入 0.25～0.5 mL 气体,此时气囊容积为最小封闭容积,气囊压力为最小封闭压力,记录注气量。观察呼吸机上气道峰压是否下降,患者能否发音说话,长期机械通气患者要观察气囊有无破损、漏气现象。

3）保持气道通畅。严格无菌操作,按需适时吸痰。过多反复抽吸会刺激黏膜,使分泌物增加。先吸气道再吸口、鼻腔,吸痰前给予充分气道湿化、翻身叩背、吸纯氧 3 分钟,吸痰管最大外径不超过气管导管内径的 1/2,迅速插吸痰管至气管插管,感到阻力后撤回吸痰管 1～2 cm,打开负压,边后退边旋转吸痰管,吸痰时间不应超过 15 秒。吸痰后密切观察痰液的颜色、性状、量,以及患者心率、心律、血压和血氧饱和度的变化,一旦出现心律失常和呼吸窘迫,立即停止吸痰,给予吸氧。

4）用加温湿化器对吸入气体进行湿化，根据病情需要加入盐酸氨溴索、异丙阿托品等，每日3次雾化吸入。湿化满意标准为痰液稀薄、无泡沫、不附壁、能顺利吸出。

5）呼吸机使用过程中注意电源插头要牢固，不要与其他仪器共用一个插座；机器外部要保持清洁，上端不可放置液体；开机使用期间定时倒掉管道及集水瓶内的积水，安装集水瓶要牢固；定时检查管道是否漏气，有无打折，压缩机工作是否正常。

（5）维持有效循环和出入液量轻度负平衡。循环支持治疗的目的是恢复和提供充分的全身灌注，保证组织的灌流和氧供，促进受损组织的恢复。在能保持酸碱平衡和肾功能前提下达到最低水平的血管内容量。①护士应迅速帮助完成该治疗目标。选择大血管，建立2个以上的静脉通道，正确补液，改善循环血容量不足。②严格记录出入量、每小时尿量。出入量管理的目标是，在保证血容量、血压稳定前提下，24小时出量大于入量500～1000 mL，利于肺内水肿液的消退。充分补充血容量后，护士遵医嘱给予利尿剂，消除肺水肿。观察患者对治疗的反应。

（6）俯卧位通气护理。由仰卧位改变为俯卧位，可使75%ARDS患者的氧合改善。这可能与血流重新分布，改善背侧肺泡的通气，使部分萎陷肺泡再膨胀，达到"开放肺"的效果有关。随着通气/血流比例的改善进而改善了氧合。但若存在血流动力学不稳定、颅内压增高、脊柱外伤、急性出血、骨科手术、近期腹部手术、妊娠等，禁止实施俯卧位。①患者发病24～36小时后取俯卧位，翻身前给予纯氧吸入3分钟。预留足够的管路长度，注意防止气管插管过度牵拉致脱出。②为减少特殊体位给患者带来的不适，用软枕垫高头部15°～30°，嘱患者双手放在枕上，并在髋、膝、踝部放软枕，每1～2小时更换一次软枕的位置，每4小时更换一次体位，同时应考虑患者的耐受程度。③注意血压变化，因俯卧位时支撑物放置不当，可使腹压增加，下腔静脉回流受阻而引起低血压，必要时在翻身前提高吸氧浓度。④注意安全，防坠床。

（7）预防感染的护理：①注意严格无菌操作，每日更换气管插管切口敷料，保持局部清洁干燥，预防或消除继发感染。②加强口腔及皮肤护理，以防护理不当而加重呼吸道感染及发生褥疮。③密切观察体温变化，注意呼吸道分泌物的情况。

（8）心理护理。减轻患者恐惧，增加其心理舒适度。①评估患者的焦虑程度，指导患者学会自我调整心理状态，调控不良情绪。主动向患者介绍环境，解释治疗原则，解释机械通气、监测及呼吸机的报警系统，尽量消除患者的紧张感。②耐心向患者解释病情，对患者提出的问题要给予明确、有效和积极的信息，消除其心理紧张和顾虑。③护理患者时保持冷静和耐心，表现出自信和镇静。④如果患者由于呼吸困难或人工通气不能讲话，可提供纸笔或以手势与患者交流。⑤加强巡视，了解患者的需要，帮助患者解决问题。⑥帮助并指导患者及家属应用松弛疗法、按摩等。

（9）营养护理。ARDS患者处于高代谢状态，应及时补充高热量、高蛋白、高脂肪的营养物质。既应满足代谢的需要，又应避免糖类的过多摄取，蛋白摄取量一般为每天1.2～1.5 g/kg。

尽早采用肠内营养，协助患者取半卧位，充盈气囊，证实胃管在胃内后，用加温器和输液泵匀速泵入营养液。若有肠鸣音消失或胃潴留，暂停鼻饲，给予胃肠减压。一般留置5～7天后拔除，更换到对侧鼻孔，以减少鼻窦炎的发生。

（三）健康指导

在疾病的不同阶段，根据患者的文化程度做好有关知识的宣传和教育，让患者了解病情的变化过程。

（1）提供舒适安静的环境以利于患者休息，指导患者正确卧位休息，讲解由仰卧位变为俯卧位的意义,尽可能减少特殊体位给患者带来的不适。

(2)向患者解释咳嗽、咳痰的重要性,指导患者掌握有效咳痰的方法,鼓励并协助患者咳嗽、排痰。

(3)指导患者自己观察病情变化,如有不适及时通知医护人员。

(4)嘱患者严格按医嘱用药,按时服药,不要随意增减药物剂量及种类。服药过程中,需密切观察患者用药后的反应,以指导用药剂量。

(5)出院指导。患者出院后仍以休息为主,活动量要循序渐进,注意劳逸结合。此外,患者病后生活方式的改变需要家人的积极配合和支持,应指导患者家属给患者创造一个良好的身心休养环境。出院后1个月内来院复查1~2次,出现情况随时来院复查。

（王治云）

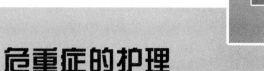

第九章　危重症的护理

第一节　肝功能监测

一、反映肝实质细胞损伤的酶学监测

（一）转氨酶

临床上常用的为丙氨酸氨基转移酶,简称谷丙转氨酶(GPT/ALT),以及天冬氨酸氨基转移酶,简称谷草转氨酶(GOT/AST)。人体许多组织细胞中都含有这两种酶,但含量不同,ALT 含量顺序为肝、肾、心、肌肉,AST 顺序为心、肝、肌肉、肾;ALT 分布在细胞质中,AST 分布在细胞质及线粒体中。由于肝内 ALT 活性较其他组织都高,所以在肝细胞损伤的检测中,ALT 较AST 更具特异性。正常血清中 ALT 小于 30 IU/L,AST 小于 40 IU/L。

测定血清转氨酶活性可以动态反映肝脏情况,以便及时调整治疗,或及早发现致病原因。重症肝坏死是由于肝细胞合成转氨酶能力受损,血清转氨酶下降,出现"胆酶分离"现象,为肝功能极度恶化的表现。

AST 在细胞内分布与 CPT 不同,一部分分布在胞质基质内,称为 S 型(ASTs);一部分分布在线粒体内,称为 M 型(ASTm)。当肝细胞病变较轻,仅通透性改变时,ASTm 不能透过细胞膜进入血液,此时AST/ALT比值低;而当肝细胞发生坏死时,ASTm 将与 ASTs 同时进入血液,血液中 AST 总量增加,AST/ALT 比值较高。正常血清中 AST/ALT 比值为 1.15。

（二）腺苷脱氨酶(ADA)及其同工酶

ADA 是一种核酸分解酶,不仅在核酸分解代谢中起重要作用,还与免疫功能密切相关。它在全身多种组织中以同工酶的形式广泛存在,而以淋巴细胞中活性最高。ADA 分子较 ALT小,分布于胞质中,更容易透过细胞膜,在肝细胞轻微损伤时即能从血液中测出,故较转氨酶有更高的敏感性,出现早,消失晚,但特异性不够。如测定它的同工酶 ADA2,则可提高特异性。正常值为 3～30 U/L。

（三）乳酸脱氢酶(LDH)及其同工酶

LDH 是一种糖酵解酶,广泛存在于人体组织内,心肌、肾、肝、横纹肌、脑组织中的含量较多,红细胞内含量也较高,故抽血检查时不能溶血。在反映肝细胞病变上,LDH 的灵敏度及特异性均不高。LDH 分子由 4 条肽链组成,肽链有 A、B 两种,根据排列组合可组成 LDH1～5,共 5 种类型。AAAA 型即 LDH5,主要存在于横纹肌及肝脏,故又称为横纹肌型(M 型);BBBB 型即 LDH1,主要存在于心肌,故称心肌型(H 型)。肝脏病变时 LDH5 明显升高。LDH 同工酶的测定有助于判断病变的部位,排除肝外情况。

(四)谷胱甘肽 S-转移酶(GST)

GST 是一组与肝脏解毒功能有关的同工酶,主要存在于肝细胞胞质中,微量存在于肾、小肠、睾丸、卵巢等组织中,诊断意义与 ALT 相近,在反映肝细胞损伤程度上更优于 ALT,发生重症肝炎,ALT 下降时,GST 仍能持续升高。同时,GST 比 ALT 更敏感,常先于 ALT 升高。

(五)谷氨酸脱氢酶(GDH)

GDH 主要参与谷氨酸的分解代谢。GDH 仅存在于线粒体内,且肝脏内浓度远远高于心肌、骨骼肌等其他组织,是反映肝实质损害、坏死的一种敏感指标。

(六)胆碱酯酶(CHE)

人体有两类 CHE,一类为真性胆碱酯酶,存在于神经节、运动终板等处,可以分解乙酸胆碱;另一类为假性胆碱酯酶,由肝细胞和腺细胞产生。血清假性胆碱酯酶主要由肝脏合成,当肝脏发生实质性损害时,血清 CHE 活性常呈下降趋势,下降程度与肝细胞损害程度相平行。但该酶特异性较差,有机磷中毒、营养不良、恶性肿瘤等疾病发生时,CHE 活性均下降,而糖尿病、肾病综合征、甲状腺功能亢进、重症肌无力、脂肪肝、支气管哮喘等疾病可引起该酶活性升高。判断结果时需注意有无上述伴随疾病。

(七)卵磷脂胆固醇脂酰转移酶(LCAT)

LCAT 由肝合成和分泌,与胆固醇代谢有关,肝损害时该酶合成减少。与 CHE 类似,该酶的血清活性能够反映肝脏的储备功能,但较 CHE 更具特异性。在反映慢性肝损害的敏感性方面,LCAT 优于 ALT 和 ADA。

二、反映胆汁淤积的诊断与监测指标

胆红素是血红素的代谢产物,80％来自分解的血红蛋白,20％来自肌红蛋白、过氧化物酶、过氧化氢酶、细胞色素等的分解。衰老的红细胞被肝、脾及骨髓的网状内皮细胞破坏,释出血红蛋白,分解为血红素和珠蛋白,血红素经一系列的氧化还原反应转化为胆红素,成为未结合胆红素。由于其分子内特殊的氢键结构,使胆红素显示出亲脂疏水性质。游离胆红素进入血液后即被清蛋白结合,然后被肝细胞摄取,形成葡萄糖醛酸胆红素,此为结合胆红素。结合胆红素经肝细胞膜主动运送,进入毛细胆管,经胆管系统排入肠腔。在回肠末端及结肠,胆红素在肠道细菌作用下,水解还原成胆素原,大部分随粪便排出,少部分被吸收入门静脉,再次被肝摄取排入肠腔,一部分被小肠上段重吸收,即肝肠循环。

(一)血清胆红素测定

血清胆红素试验包括血清总胆红素测定和 1 分钟胆红素测定。血清总胆红素正常值为 $5.1～17.1\ \mu mol/L$,如为 $17.1～34.2\ \mu mol/L$,则为隐性黄疸;在 $34.2～171\ \mu mol/L$ 为轻度黄疸;在 $171～342\ \mu mol/L$ 为中度黄疸;在 $342\ \mu mol/L$ 以上为重度黄疸。1 分钟胆红素是指通过直接偶氮反应,血清中 1 分钟内发生变色反应的胆红素的量。未结合胆红素不发生变色反应,而结合胆红素在 1 分钟内基本都发生了反应。因结合胆红素被肝细胞直接排入胆管,故正常人血中含量甚微,此时测出的 1 分钟胆红素基本都是干扰因素,如尿素、胆汁酸盐、枸橼酸等,正常值为 0～

3.4 μmol/L,超过此值,即可认为血清结合胆红素升高。由于 1 分钟胆红素的测定简便易行,虽然存在干扰因素,但对结果判断影响不大,故目前应用广泛。

总胆红素及 1 分钟胆红素的测定对鉴别黄疸的类型很有帮助。①溶血性黄疸:以非结合性胆红素升高为主,总胆红素轻度升高(<85.5 μmol/L),1 分钟胆红素/总胆红素比值小于 20%。②阻塞性黄疸:1 分钟胆红素明显增高,1 分钟胆红素/总胆红素可高于 50%。③肝细胞性黄疸:结合性和非结合性胆红素均升高,1 分钟胆红素/总胆红素大于 35%。

（二）尿胆红素的测定

由于非结合胆红素不溶于水,不能进入尿液,结合胆红素虽能溶于水,但正常情况下血中结合胆红素含量很低,因此正常尿液中不含胆红素。如出现,则表明血液中结合胆红素含量升高。尿胆红素正常值为小于0.51 μmol/L。

临床上一般为定性试验,阳性的灵敏度一般在 0.86～1.7 μmol/L 范围内。通常情况下,血、尿中结合胆红素浓度变化相平行,但有时即使血中结合胆红素含量很高,尿中也可能为阴性。

（三）尿内尿胆原测定

尿胆原为胆红素排入肠道后在结肠经细菌分解后产生,部分再吸收入肝,由肝再排泄入小肠,形成肝肠循环,故尿内尿胆原量与多种因素有关,如胆红素产生过多,肝脏对重吸收的尿胆原摄取功能受损,胆管感染,使胆汁中的胆红素转变为了尿胆原,肠道排空延迟,吸收增多等。

（四）碱性磷酸酶（ALP/AKP）

ALP 是一种膜结合酶,广泛存在于身体各组织中,肝、骨骼、肠上皮、胎盘、肾脏、成骨细胞和白细胞中含量丰富。它是一组同工酶,成人血清中的 ALP 主要来自肝,儿童血清中的 ALP 主要来自骨骼。脂肪餐后,小肠内的 ALP 可逆入血液,引起 ALP 明显升高,持续可达 6 小时。由于 ALP 与膜结合紧密,且肝细胞内浓度仅比血液浓度高 5～10 倍,故肝病时血清 ALP 升高不明显。而胆汁酸凭其表面活化作用,可将 ALP 从膜上溶析下来,故任何干扰肝内外胆流的因素都会引起 ALP 的明显变化。

ALP 目前主要用于诊断胆汁淤积。发生肝内炎症及恶性肿瘤时,由于 ALP 被过度制造,血清 ALP 也会明显升高,具有参考价值,对诊断肝细胞损害价值不大。

ALP 正常值为 3～13 U。电泳法可将 ALP 分为 6 种同工酶,可鉴别其来源,肝脏来源的为ALP1 和 ALP2。

（五）γ-谷氨酰转肽酶（GGT）

GGT 是一种膜结合酶,广泛存在于人体,尤以肾、胰、肝、肠为丰富。血清内的 GGT 主要来自肝脏,肝内 GGT 主要分布于肝细胞质和肝内胆管上皮。其临床意义与 ALP 基本一致,而肝外胆管梗阻较肝内胆汁淤积升高更为明显。

GGT 的正常值为小于 40 U,长期饮酒者可能稍高,但不大于 50 U。GGT 也有同工酶,但其蛋白质结构相同,因其所带电荷不同,在电泳带上出现不同分带。其中 GGT Ⅰ、GGT Ⅱ、GGT Ⅲ对原发性肝癌的诊断有意义。

三、蛋白质代谢试验

（一）血清总蛋白（TP）、清蛋白（ALB）、球蛋白（GLU）

血清总蛋白主要包括清蛋白和球蛋白。正常生理状态下,血清总蛋白为 60～80 g/L,其中清蛋白占 70%,球蛋白占 30%。人血清蛋白的半衰期为 17～21 天,球蛋白为 3～5 天,所以在肝脏疾病的早期,清蛋白不会很快下降。清蛋白正常值为 35～55 g/L,球蛋白为 25～30 g/L。清蛋白减少没有很高的特异性,营养不良、肝功能受损、蛋白丢失过多、高分解代谢状态、蛋白异常分布等都可引起人血清蛋白减少。球蛋白减少较少见,仅见于严重营养不良、长期应用类固醇激素以及一些先天性疾病。球蛋白合成增加,常见于发生肝脏及全身炎症时,球蛋白明显增高时应考虑多发性骨髓瘤的存在,可加做蛋白电泳。

（二）前清蛋白（PA）

PA 是电泳时位于清蛋白前方的一条蛋白区带,由肝脏合成。其合成及分解代谢几乎与清蛋白同步,但由于其半衰期较清蛋白明显短,仅 1.9 天,故可非常敏感地反映肝脏蛋白合成功能及分解代谢情况。在肝合成功能减弱的早期即可降低,同样,在肝合成功能恢复的早期,PA 即可恢复正常或高于正常。肾病时 PA 会升高,机制不详。

PA 正常值为 0.23～0.29 g/L。

（三）血氨

蛋白质分解最终可产生氨,氨可逆入脑脊液,消耗 α-酮戊二酸,影响脑脊液的柠檬酸循环,并改变神经介质功能。当血氨浓度超过 2.0 mg/L 时,常可出现不同程度意识障碍,即继发性肝性脑病,而急性重症肝损害引起的原发性肝性脑病,血氨常不高,可能与内环境紊乱有关。血氨主要依靠肝脏清除,慢性肝功能衰竭时血氨常升高,急性肝功能衰竭时血氨较少升高。

四、脂质和脂蛋白代谢试验

（一）血清总胆固醇（TC）

体内胆固醇大多由各组织合成,少数来自肠道吸收。血清中的胆固醇几乎完全来自肝脏。血清总胆固醇,包括游离胆固醇与胆固醇酯。急性肝损害引起肝合成功能下降时该值降低,胆管阻塞时升高,尤以慢性胆管阻塞时升高明显。高胆固醇饮食、糖尿病、动脉粥样硬化、脂肪肝等也可升高 TC。

正常值为 3.3～5.9 mmol/L,随年龄增长可稍增高。

（二）血清磷脂（SPL）

肝脏一方面合成磷脂,进入血液;一方面又不断从血液摄取磷脂,分解后排入胆管。发生急性肝功能损害时,该值无明显变化,慢性肝硬化晚期该值才有所下降。胆管梗阻时该值上升幅度明显。

（三）甘油三酯（TC）

血清 TC 存在于脂蛋白中,通过循环在组织中运送,其浓度受组织中脂肪代谢以及脂蛋白合成降解的影响。肝脏是内源性 TC 的主要来源。血清 TC 浓度受许多生理病理因素影响,特异性不高,对判断肝功能状态意义不大。

正常值为 0.22～1.21 mmol/L。

（四）载脂蛋白（apo）

血浆中的脂质通过与载脂蛋白结合而被运输,载脂蛋白除作为脂质载体外,还起着调节脂酶活性、调节脂蛋白合成、分解、代谢等重要作用。

目前认为,载脂蛋白测定比其他血脂检查更能正确反映肝脏功能不良时脂质代谢的实际状态。载脂蛋白分为 apoA、apoB、apoC 三类,每一类又有数种,其中最常用来测定的有 apoA I 和 apoB。apoA I 在 apoA 中含量最多,主要由肝及小肠黏膜合成,是高密度脂蛋白的主要结构蛋白,其主要功能为促进血浆胆固醇酯化和高密度脂蛋白成熟,并能协助周围组织中的自由胆固醇,是预测冠心病的一项重要指标。肝功能受损时合成减少,血清中 apoAⅠ浓度降低。动态观察有助于判断肝脏预后。apoB 是低密度脂蛋白和极低密度脂蛋白的主要结构蛋白,主要功能是运载脂类,识别受体,在调节周围组织中的胆固醇及低密度脂蛋白的代谢中具有重要作用,是预测动脉粥样硬化、冠心病的有价值指标之一。肝功能受损时随之下降,下降程度与肝脏受损严重度一致。

五、影像学监测

目前临床上常用于肝脏诊断的影像学技术有 B 型超声波、CT、MRI 及核素扫描等。大多数形态学的变化及某些功能变化都可通过这些检查发现。但由于危重患者的特殊性,如不宜搬动,不能较长时间独处,有时还需呼吸机维持呼吸,使检查受到很大的局限性。目前,危重患者的肝脏影像学检查还是以 B 超及 CT 为主。

(一)B 超

B 超灵活、方便,可在床边进行,并可导引介入进行穿刺抽液、活检、药物注入,分辨率也较高,对肝内占位、胆管系统的诊断具有很大的价值,是目前临床上唯一可用于院前影像学检查的工具。

(二)多普勒彩超

多普勒彩超有助于肝血管系统的观察,对肝移植后肝血供的判断很有价值。由于其分辨率及超声波穿透性的限制,易受气体干扰,对肝内微小占位、腹膜后淋巴结的观察不佳。

(三)CT

CT 是 B 超最好的补充。由于需搬动患者、有射线损伤且检查费用较高,CT 的检查受到一定限制。但 CT 具有分辨率高,能发现肝内小占位,对腹膜后、肝脏周围组织器官显示清楚,解剖结构直观,增强检查可发现血运变化等优点,在许多情况下 CT 检查不可替代。

(四)MRI、核素扫描

MRI 和核素扫描虽有较多优点,但由于检查繁琐,占用时间较长,在危重患者抢救中较少使用。

(范 萌)

第二节 肾功能监测

肾是人体重要的生命器官,其主要功能是生成尿液,排泄人体代谢的终末产物(尿素、肌酐、尿酸等)、过剩盐类、有毒物质和药物,同时能够调节水电解质及酸碱平衡,维持人体内环境的相对稳定。然而,肾也是最易受损的器官之一,因此,在急危重症患者的诊疗过程中,肾功能监测与心肺功能监测同样重要。

一、一般观察

(一)尿量与次数

尿量是反映肾功能的重要指标之一。临床上通常记录每小时尿量或 24 小时尿量,成人白天排

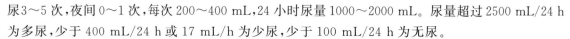

尿3～5次,夜间0～1次,每次200～400 mL,24小时尿量1000～2000 mL。尿量超过2500 mL/24 h为多尿,少于400 mL/24 h或17 mL/h为少尿,少于100 mL/24 h为无尿。

（二）颜色与气味

正常新鲜尿液呈淡黄色或深黄色,是由于尿胆原和尿色素所致。而气味则来自尿内的挥发性酸,静置后因尿素分解,故有氨臭味。

（三）酸碱度和比重

正常人尿液呈弱酸性,pH值为4.5～7.5,比重为1.015～1.025,尿比重与尿量一般成反比。

二、肾小球功能监测

肾小球的主要功能是滤过功能,测定肾小球滤过功能的重要指标是肾小球滤过率。单位时间内由肾小球滤过的血浆量,称为肾小球滤过率。临床上常用内生肌酐清除率、血浆肌酐、血尿素氮浓度来反映肾小球滤过功能,其中以内生肌酐清除率较为可靠。计算公式如下所示。

内生肌酐清除率＝（尿肌酐/血肌酐）×单位时间尿量

因肾对某物质的清除量与肾体表面积有关,而后者又与体表面积有关,故内生肌酐清除率必须按体表面积校正。校正清除率与实际体表面积的计算方式如下所示。

校正清除率＝1.73 m² ×肌酐清除率/实际体表面积

实际体表面积＝0.006×身高(cm)＋0.128×体重(kg)－0.152

三、肾小管功能监测

（一）尿浓缩稀释试验

浓缩试验又称禁水试验,具体做法是,试验前1天进晚餐,18:00后禁食、禁水,睡前排空尿液,试验日6:00、7:00、8:00各留尿1次,3次尿中至少有1次尿比重在1.026（老年人可为1.020）以上,尿比重小于1.020则表示肾浓缩功能差。而稀释试验中,由于单位时间内进水量过多,有致水中毒的危险,且易受肾外因素的影响,故临床上基本上不采用。

（二）尿/血渗透压的测定

正常人的血浆渗透压为280～310 mmol/L,而尿/血渗透压为(3～4.5)∶1。禁饮水12小时后,尿渗透压应大于800 mmol/L,低于此值时,表明存在肾浓缩功能障碍。

四、肾影像学检查

肾功能的监测往往还需要一种或多种的肾影像学检查,如腹部平片、腹部CT、肾超声检查、肾盂造影、放射性核素扫描等。

（范　萌）

第三节　循环功能监测

循环功能监测的目的在于能及时、准确地发现各种循环功能异常,如容量负荷过重或不足、心律失常、循环阻力增高等,对于及时、合理地指导治疗,防止发生严重并发症及提高患者的救治成功率有重要的意义。

传统的循环功能监测项目包括观察意识表情、皮肤色泽、皮肤温度、触摸周围动脉搏动的频率和节律、测量动脉血压等,这些都是评估心功能和循环功能的极有价值的指标。随着现代急危重症医学的发展,完整而系统的循环功能监测不仅要有以上的一般监测方法,还需要持续心电监护、直接或间接动脉血压监测、无创伤性和创伤性血流动力学监测等方法来共同实现。目前临床上常用的循环功能监测方法如下。

一、一般监测

(一)意识状态

循环系统的功能状态变化可直接引起中枢神经系统的血流灌注量改变,从而影响脑功能的表达,因此,意识状态是循环功能的直接观察指标。患者若出现意识障碍,如嗜睡、意识模糊、谵妄、昏迷,或出现表情异常,如烦躁、焦虑或淡漠、迟钝,甚至意识丧失,在排除了神经系统疾病之后,主要反映循环功能障碍的加重。

(二)心率

正常成人心率为60～100次/分,监测心率可反映心血管功能状态的变化。心率增快,可能是循环血量丢失的早期征象,这种反应可先于血压及中心静脉压的变化或与两者同时出现。合并感染的患者,机体代谢率增高,需有足够的心排血量才能满足机体代谢的需要。根据心排血量(CO)=心搏量(SV)×心率(HR),适当提高心率有利于提高心排血量。当心率大于150次/分时,心动周期缩短,舒张期充盈不足,CO明显减少,且增加耗氧量。监测心率可以及时发现心动过速、心动过缓、期前收缩和心脏骤停等心律失常。

(三)呼吸状态

呼吸状态的改变可以间接反映循环功能的改变。例如,急性左心衰竭表现为阵发性呼吸困难,休克、创伤或重症感染的患者早期呼吸多浅快,呈现呼吸性碱中毒,随着病情发展可出现酸中毒,严重时可出现呼吸窘迫。

(四)尿量

心排血量减少,循环功能不良必将导致肾脏血流灌注减少。临床上患者出现少尿或者无尿,尿比重升高时,需观察每小时尿量、尿比重,当每小时尿量小于30 mL,尿比重增加时,如果排除了肾性和肾后性因素,则提示出现了组织灌注不足或循环衰竭。

(五)颜面、口唇和肢端色泽

当发生周围小血管收缩及微血管血流减少,如急性失血、创伤或剧痛时,临床上可出现面颊、口唇及皮肤色泽由红润转为苍白,甚至发绀。急性心功能不全发作时表现为面色青灰、口唇发绀,重症感染发展至微循环障碍时可表现为发绀。

(六)毛细血管充盈时间和肢端温度

毛细血管充盈时间延长是微循环灌注不良及血液淤滞的表现,是反映周围循环状态的指标。如果在保暖的状态下,仍然出现四肢末端温度下降导致四肢冰凉,可以证实周围血管收缩,皮肤血流减少,是反映周围循环血容量不足的重要指标。

二、心电监护

心电监护是急诊室和重症监护病房最基本的床旁监测项目,临床心电监护的直接目的是及

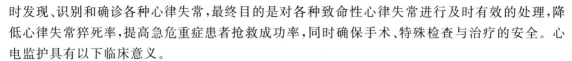

时发现、识别和确诊各种心律失常,最终目的是对各种致命性心律失常进行及时有效的处理,降低心律失常猝死率,提高急危重症患者抢救成功率,同时确保手术、特殊检查与治疗的安全。心电监护具有以下临床意义。

(一)及时发现和诊断致命性心律失常及其先兆

这是心电监护的主要目的,通过动态观察心律失常的发展趋势和规律,可预示致命性心律失常的发生。如某些急性器质性心脏病患者出现进行性增加的高危险性室性期前收缩,应警惕和预防随后可能出现的致命性心律失常。

(二)指导抗心律失常治疗

通过心电监护不仅可及时发现心律失常,初步确定心律失常的类型和程度,还能有效评价各种治疗措施的疗效及不良反应。

(三)监测电解质紊乱

电解质紊乱可影响心脏电生理活动,出现心电图的改变,诱发各种心律失常。通过心电监护可及时发现并对已经处理的患者进行治疗效果评价。

(四)手术监护

在各种手术,特别是心血管手术的术前、术中、术后及各种特殊检查和治疗过程中实行心电监护,以及时发现可能出现的并发症并迅速采取救治措施。

(五)指导其他可能影响心电活动的治疗

当非抗心律失常治疗措施有可能影响到患者的心电活动时,也可进行心电监护以指导治疗。

三、血流动力学监测方法

血流动力学监测是通过监测患者循环系统各部位的压力,同时监测心排血量(CO)、外周血管阻力(SVR)、肺血管阻力(PVR),结合氧动力学计算氧输送量(DO_2)、氧消耗量(VO_2)等参数,对患者循环功能异常作出判断,同时进行有针对性和恰当的治疗。

(一)动脉压监测

动脉压监测分为无创血压监测和创伤性动脉压监测。

无创动脉压监测可采用人工袖套测压法或电子自动测压法,需注意袖带绑缚的位置(肘上2 cm)及松紧度(可伸入一到两指)。电子自动测压时需注意避免频繁测压、测压时间过长或测压间隔太短,有可能发生疼痛、上肢水肿、血栓性静脉炎等。

创伤性动脉压(ABP)监测:通过在周围动脉置入动脉导管,并经由换能器将机械性压力波转变为电子信号,由示波屏直接显示动脉压力波形和相关数值,并可连续监测、记录及分析,适用于各类危重患者、循环不稳定者。

1.置管途径

首选桡动脉,足背动脉及股动脉亦可酌情挑选,尽量避免行肱动脉穿刺置管,以防发生动脉血肿或阻塞引起前臂血供障碍。

2.测压装置

测压装置包括换能器、加压冲洗袋、冲洗液及连接管道等。

3.有创动脉压波形

创伤性动脉压监测不仅能连续、实时地获得患者血压的数值,其波形亦能带给我们很多信息。正常的动脉压波形分为收缩期和舒张期,主动脉瓣开放和快速射血入主动脉时,动脉压波迅速上升至峰顶,而血流从主动脉到周围动脉时波形下降至基线。下降支的重搏切迹是主动脉弹性回缩产生的。

（二）中心静脉压（CVP）监测

中心静脉压（CVP）监测是测定位于胸腔内的上、下腔静脉或右心房内的压力,衡量右心对排出回心血量能力的指标。操作简单方便,不需特殊设备,在临床上应用广泛。

1.建立静脉通路

需经颈内静脉或锁骨下静脉穿刺置入深静脉导管,导管头端的位置以位于上腔静脉内为宜。

2.影响 CVP 测定值的因素

（1）导管位置:头端应位于右心房或近右心房的上、下腔静脉内。

（2）标准零点:以右心房中部水平线为标准零点,在体表的投射位置相当于仰卧位时第四肋间腋中线水平。患者体位发生改变应时,相应调整零点位置。

（3）胸膜腔内压:行机械通气的患者胸膜腔内压增高,影响测得的 CVP 数值。

3.CVP 数值

正常 CVP 为 $5\sim12$ cmH_2O,通常认为 CVP 小于 2.5 cmH_2O 表示心腔充盈欠佳或血容量不足,大于15 cmH_2O 表示右心功能不全。但 CVP 的个体差异极大,临床上对其绝对数值的参考意义争论较大,动态观察其数值变化,更有利于对患者容量情况作出判断。

4.CVP 波形分析

正常波形有 a、c、v 三个正波和 x、y 两个负波,波形与心脏活动和心电图之间有恒定的关系。

（三）肺动脉漂浮导管

该方法又称肺动脉导管法（PAC）。1970 年,斯旺-甘兹（Swan-Ganz）气囊漂浮导管被应用于临床,为心功能障碍和其他危重患者的血流动力学监测提供了重要的手段,经过不断发展,目前 Swan-Ganz 导管不但能测量传统的参数,如 CVP、肺动脉压（PAP）、肺动脉嵌入压（PAWP）或称肺毛细血管嵌入压（PCWP）、连续心排血量（CCO）、每搏量（SV）等,新型的 Swan-Ganz 导管（见图 9-1）与仪器还可以连续测量右心室舒张末期容量（RVEDV）和右心室收缩末容量（RVESV）,因此将压力监测与容量监测融为一体。应用 Swan-Ganz 导管的方法监测心排血量被临床视为金标准。同时可以监测外周血管阻力（SVR）与肺血管阻力（PVR）,其计算方法与正常参考值见表 9-1,较多新型监护仪可以自动计算。

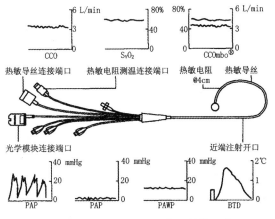

图 9-1 Swan-Ganz 漂浮导管的结构示意图

表 9-1　常用血流动力学监测参数与正常参考值

参数	缩写	单位	计算方法	正常参考值
平均动脉压	MAP	mmHg	直接测量	82～102
中心静脉压	CVP	mmHg	直接测量	6～12
肺动脉嵌入压	PAWP	mmHg	直接测量	6～12
平均肺动脉压	MPAP	mmHg	直接测量	11～16
心排血量	CO	L/min	直接测量	5～6
每搏输出量	SV	mL/beat	CO/HR	60～90
心脏指数	CI	L/min · m^2	CO/BSA*	2.8～3.6
外周血管阻力	SVR	dyne · s/cm^5	80 · (MAP-CVP)/CO	800～1200
肺血管阻力	PVR	dyne · s/cm^5	80 · (MPAP-PAWP)/CO	<250
氧输送指数	DO$_2$I	mL/min · m^2	CI · CaO$_2$ · 10	520～720
氧消耗指数	VO$_2$I	mL/min · m^2	CI · (CaO$_2$-CvO$_2$) · 10	100～180
氧摄取率	O$_2$ER	%	(CaO$_2$-CvO$_2$)/ CaO$_2$	22～30
动脉血乳酸	LA	mmol/L	直接测量	<2.2
混合静脉血氧饱和度	SvO$_2$	%	直接测量	60～80

注:BSA 为体表面积。

（四）脉搏指数连续心排血量（PiCCO）监测

一种较新的微创心排血量监测,是肺温度稀释技术和动脉搏动曲线分析技术相结合的方法,能对心脏前负荷以及血管外肺水进行监测。

1.所需导管

中心静脉置管及股动脉放置 PULSION 导管。

2.操作方法

做 3 次经肺温度稀释法测量,对脉搏曲线心排血量测量作校正,然后根据脉搏曲线变化连续监测。

3.优势

与漂浮导管相比,此法损伤较小,置管可能发生的并发症亦少,同时,PiCCO 可以监测胸腔内血容量（ITBV）及血管外肺水（EVLW）,能够更准确、及时地反映体内液体情况。

（五）每搏输出量变异度（SVV）

根据弗一斯二氏（Frank-Starling）曲线,当回心血量超过一定程度后,心排血量不再随着心脏前负荷的增加而加大,呼吸对回心血量的影响也不会很大;反之,如果存在循环容量不足,随着呼吸而发生回心血量的周期性变化,导致心脏每搏输出量随之发生变化,即在基线的水平上产生一个变异度,即 SVV。正常值应小于 13%,如果超过 13%,则提示继续扩容对提高心排血量仍有帮助。

（六）混合静脉血氧饱和度（SvO$_2$）及乳酸监测

对危重病和重大手术患者围术期血流动力学及组织氧供需平衡的评估有重要意义。

1.SvO_2

SvO_2指肺动脉血的血氧饱和度,即经过全身机体摄氧、代谢后的静脉血在右心混合后所残留的氧含量,反映了全身供氧和耗氧之间的平衡,正常值为$60\%\sim80\%$,当发生贫血、心排血量降低(低血容量、心源性休克等)时,氧供减少,则SvO_2值降低。临床上通常以上腔静脉血氧饱和度($ScvO_2$)来代替较难获取的SvO_2,$ScvO_2$或SvO_2降低提示全身低灌注状态。《2008 国际严重脓毒症和脓毒性休克治疗指南》着重强调了早期目标治疗(early goal directed therapy,EGDT),推荐意见指出,应在最初的6小时之内,通过液体复苏与循环支持,使$ScvO_2$达到70%,或SvO_2达到65%。

2.乳酸

当机体处于应激状态时,组织氧利用度提高,若存在循环容量不足,氧供难以满足机体需要,则出现无氧代谢,乳酸值升高,并大于 4 mmol/L。近年来,许多临床循证依据证明,对于严重脓毒症与脓毒性休克的患者,血乳酸是可以反应预后的重要临床依据。同时,乳酸也是严重脓毒症与脓毒性休克患者疗效评价的重要监测指标。

四、血流动力学参数的临床意义

CVP 是临床十分常用的评估容量状态的参数,但是很多因素会影响 CVP,如正压机械通气与呼气末正压(PEEP)等,CVP 反映容量状态也较迟缓。临床应用中,对同一患者的连续监测对评估与治疗均有意义,同时可以在脓毒性休克救治中参考早期目标治疗(EGDT)。

LA 在救治复杂休克患者时十分重要,因为动脉压正常并不等于解除了全身或局部器官组织的低灌注。应用时可参考《2008 国际严重脓毒症和脓毒性休克治疗》。临床研究也证实了 LA升高是重症患者预后的独立相关因素。LA 升高提示全身低灌注状态。

如果是经导管抽取混合静脉血做血气分析,就需要看该血气分析仪是否是直接测定氧饱和度,而不是换算得到的,否则结果不可靠。SvO_2是经 Swan-Ganz 导管监测的,而经上腔静脉导管监测的为 $ScvO_2$,根据患者原发疾病的不同应具体分析。

MAP 是临床救治休克的最常用目标参数,按 EGDT 的早期治疗目标,应在尽量早的时间内(6 小时)提高至 65 mmHg 以上。但是抗休克的根本目标并不是提高 MAP,而应该是纠正组织器官的低灌注,所以,LA 和尿排出量[>0.5 mL/(kg·h)]是可以补充的参考指标。

PAWP 升高提示左心功能不全,在鉴别诊断 ARDS 与心源性肺水肿时是重要的指标。如果PAWP 大于 18 mmHg,提示心源性肺水肿,即左心衰竭。但是,在腹腔高压与腹腔间室综合征(ACS)的特殊条件下,应当根据患者的个体化特征具体分析。

五、循环支持

(一)容量治疗

1.胶体液

血浆、人血清蛋白、羟乙基淀粉、动物胶、右旋糖苷等,能有效维持血浆胶体渗透压,改善循环状况,血液制品的来源有限,使得临床应用无法保证。在应用人工胶体时应注意:羟乙基淀粉有不同的制剂品种,每个商品有不同的平均相对分子质量与中位相对分子质量,以及分子替换率和每日最大用量,临床应用时注意具体商品的性质指标,动物胶的平均相对分子质量较小,另外还可能具有抗原性,应用中应注意,右旋糖苷制剂有不同的相对分子质量,应用有最大量限制,同时

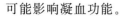

可能影响凝血功能。

2.晶体液

通常可选用林格液或生理盐水,但需注意生理盐水大量输注可能产生高氯性酸中毒。

(二)血管活性药物

血管活性药物可以分为强心药物、血管收缩剂、血管扩张剂等多重种型,根据患者血流动力学异常的特征应用。常用的药物包括多巴胺、去甲肾上腺素、血管升压素和多巴酚丁胺。

1.多巴胺(dopamine)

作为脓毒性休克治疗的胰腺血管活性药物,多巴胺兼具多巴胺能与肾上腺素能 α 和 β 受体的兴奋效应,在不同的剂量下表现出不同的受体效应。小剂量[$<5\ \mu g/(kg \cdot min)$]多巴胺主要作用于多巴胺受体(DA),具有轻度的血管扩张作用。中等剂量[$5\sim10\ \mu g/(kg \cdot min)$]多巴胺以 β_1 受体兴奋为主,可以增加心肌收缩力及心率,从而增加心肌的做功与氧耗。大剂量[$10\sim20\ \mu g/(kg \cdot min)$]多巴胺则以 α_1 受体兴奋为主,出现显著的血管收缩。

2.去甲肾上腺素(norepinephrine)

去甲肾上腺素具有兴奋 α 受体和 β 受体的双重效应。其兴奋 α 受体的作用较强,通过提升平均动脉压(MAP)而改善组织灌注,对 β 受体的兴奋作用为中度,可以升高心率和增加心脏做功,但由于其增加静脉回流充盈和对右心压力感受器的作用,可以部分抵消心率和心肌收缩力的增加,从而相对减少心肌氧耗,因此,亦被认为是治疗感染中毒性休克的一线血管活性药物。其常用剂量为 $0.03\sim1.50\ \mu g/(kg \cdot min)$,但当剂量大于 $1.00\ \mu g/(kg \cdot min)$时,可由于对 β 受体的兴奋加强而增加心肌做功与氧耗。

3.肾上腺素(epinephrine)

由于具有强烈的 α 受体和 β 受体的双重兴奋效应,特别是具有较强的 β 受体兴奋效应,其在增加心脏做功、增加氧输送的同时也显著增加着氧消耗,使得血乳酸水平升高。目前,不推荐肾上腺素作为感染中毒性休克的一线治疗药物,仅在其他治疗手段无效时才可考虑应用。

4.血管升压素(vasopressin)

血管升压素通过强力收缩扩张的血管,提高外周血管阻力而改善血流的分布,起到提升血压、增加尿量的作用,血管升压素还可以与儿茶酚胺类药物协同作用。由于大剂量血管升压素具有极强的收缩血管作用,使得包括冠状动脉在内的内脏血管强力收缩,甚至加重内脏器官缺血,故目前多主张在去甲肾上腺素等儿茶酚胺类药物无效时才考虑应用,且以小剂量($0.01\sim0.04\ U/min$)给予。

5.多巴酚丁胺(dobutamine)

多巴酚丁胺具有强烈的 β_1 受体、β_2 受体和中度的 α 受体兴奋作用,而 β_2 受体的作用可以降低肺动脉楔压,有利于改善右心射血,提高心排血量。总体而言,多巴酚丁胺既可以增加氧输送,也可以增加氧消耗,特别是心肌的氧消耗,因此在脓毒性休克治疗中一般用于经过充分液体复苏后心脏功能仍未见改善的患者。对于合并低血压者,宜联合应用血管收缩药物,其常用剂量为 $2\sim20\ \mu g/(kg \cdot min)$。

（范　萌）

第四节 呼吸功能监测

进行机械通气的患者都存在不同程度的原发性或者继发性呼吸功能损害,呼吸功能状态常常决定着这些患者病情的严重程度和治疗成败,因此治疗过程中需要密切监测呼吸功能。近年来,随着机械通气理论和实践的发展,危重病病理生理的深入研究与电子计算机技术和传感技术的不断融合,导致了呼吸机智能化程度不断增强。临床上,呼吸功能监测的指标可以通过数据、各种波形或者动态趋势图表示,包括呼吸力学监测、肺容积监测、呼吸功监测等。通过分析连续性的监测数据,有利于及时采取相应诊治措施,判断治疗效果和评估预后。

一、压力监测指标

压力监测一般指气道压力监测,气道压力在每一个呼吸周期内不断变化,常用的指标有峰压(P_{peak})、平台压(P_{plat})、呼气末气道正压(PEEP)等。P_{peak}指呼吸周期中压力感受器显示的最大压力,其数值过高会造成气压伤,原则上不能超过 45 cmH_2O;P_{plat}指吸气末屏气,压力感受器显示的气道压力,实际上反映吸气末最大的肺泡跨壁压,原则上 P_{plat}应该控制在 30 cmH_2O 以下;PEEP 指呼气末的气道压力,$PEEP_i$是指 PEEP 为 0 时的呼气末肺泡压力,PEEP 可以改善气体在肺内的分布,但如果时间过长或者设置过高,会对循环系统造成不利影响。P_{peak}与 P_{plat}主要反映气道阻力(包括人工气道和管路),二者差值越大,说明气道阻力越大。P_{plat}与 PEEP 之差主要反映肺组织弹性阻力,差值越大,阻力越大。P_{peak}下降至 P_{plat}的坡度和持续时间反映肺组织的黏性阻力,坡度越大,肺组织的黏性阻力越大。

二、流量监测指标

机械通气时吸气相流速的形态可由呼吸机设置,呼气相流速的形态是由系统顺应性和气道阻力决定的。临床上常用的吸气流速波形为减速波,气流为减速气流时平均气道压力高、峰压低,且接近呼吸生理,因此减速波得到了广泛应用。

流量-时间曲线可以判断压力支持呼吸模式(PSV)的呼气转换水平,压力控制呼吸模式(PCV)或辅助/控制呼吸模式(A/C)时的吸气时间是否足够,有无屏气时间,还可以判断气流阻塞导致的 $PEEP_i$的高低以及气道扩张药的疗效。若呼气末流速未降至 0(回到基线),说明存在$PEEP_i$,较高的呼气末流速对应较高的 $PEEP_i$。应用支气管扩张剂后呼气峰流速增加,回复基线的时间缩短,提示病情有改善。如果有管路中冷凝水积聚、气道内分泌物多以及气道痉挛等现象,流速曲线会出现锯齿样变化。

三、容量监测指标

(一)潮气量和分钟通气量

容量是流量对时间的积分,多数呼吸功能够监测潮气量(V_T),而分钟通气量则是潮气量与呼吸频率的乘积。正常人的 V_T 一般为 5~10 mL/kg,其中一部分进入肺泡内,能够有效地进行气体交换,即肺泡容量;另一部分则进入传导气道和完全没有血流的肺泡,即无效腔。一般无效

腔占 V_T 的 $1/4 \sim 1/3$，相当于 $2 \sim 3 \ mL/kg$。正常人的分钟通气量约为 $6 \ L/min$。机械通气时应该根据不同疾病和同一疾病的不同阶段选择合适的呼吸频率（RR）和 V_T，例如，严重支气管哮喘和 ARDS 患者均应选择小 V_T，但前者 RR 应较慢，后者 RR 应较快，如果发生人机对抗，适当应用镇静药抑制自主呼吸。对于肺外疾病导致的呼吸衰竭或者慢性阻塞性肺疾病（COPD）患者，病情相对稳定时可选择深慢呼吸，即大 V_T 慢 RR。一般情况下 V_T 的变化与 RR 有关，RR 增快，V_T 变小；反之，V_T 增大，RR 减慢。如果 V_T 增大伴 RR 增快，常常提示肺组织严重损伤或者水肿。

定压通气是通过调节吸气压力来改变潮气量的，因而朝气量相对不稳定，可随着患者气道阻力及顺应性的变化而发生变化。定容通气时，由于管路的顺应性，患者实际通气潮气量也略低于设定的潮气量。潮气量-时间曲线也可以用来判断回路中有无气体泄漏以及反映呼气阻力。如有漏气，呼气量少于吸气量，潮气量曲线呼气支不能回到基线而开始下一次吸气。如果潮气量曲线呼气支呈线性递减而非指数递减，而且恢复至基线的时间延长，提示呼气阻力增高。

（二）肺活量

肺活量正常为 $60 \sim 80 \ mL/kg$，是反映肺通气储备功能的基本指标。

（三）功能残气量

正常人功能残气量为 $40 \ mL/kg$，或者占肺总量的 $35\% \sim 40\%$。体位改变会影响功能残气量。

四、气流阻力指标

气流阻力指控制通气时，整个呼吸系统的黏性阻力，包括气道、肺和胸廓的黏性阻力。一般来说，气流阻力主要反映气道阻力的变化。吸气阻力与呼气阻力的计算公式如下所示。

吸气阻力$(R_i) = (P_{peak} - P_{plat})/(V_T/T_i)$

呼气阻力$(R_e) = (P_{plat} - PEEP)/V_{max}$

V_{max} 指呼气初期的流速。阻力增大，说明气道分泌物增加或气道痉挛，也可能是肺组织水肿、肺泡萎陷不张或者胸腔积液。

五、顺应性指标

机械通气时一般测定呼吸系统的总顺应性，分为静态顺应性(C_S)和动态顺应性(C_{dyn})。C_S 反映气流消失后单位压力变化时 V_T 的变化，其计算公式是 $C_S = V_T/(P_{plat} - PEEP)$，其正常值为 $60 \sim 100 \ mL/cmH_2O$，C_S 主要反映胸肺弹性阻力的变化；C_{dyn} 则为呼吸运动时，单位压力变化时 V_T 的变化，其计算公式是 $C_{dyn} = V_T/(P_{peak} - PEEP)$，其正常值为 $50 \sim 80 \ mL/cmH_2O$，C_{dyn} 不仅受胸肺弹性阻力的影响，也受气道阻力和黏性阻力等变化的影响。

六、呼吸中枢驱动能力和呼吸肌力量指标

开始吸气 0.1 秒时的口腔压力，称为口腔闭合压$(P_{0.1})$，正常人 $P_{0.1}$ 小于 $2 \ cmH_2O$。$P_{0.1}$ 可用来评价呼吸中枢的驱动水平。

测定最大吸气压(P_{Imax})的标准方法是在肺的功能残气量（FRC）位，用单向活瓣堵塞吸气口，并迅速进行最大努力吸气，用压力表直接或者传感器间接测定，可以反映患者的自主呼吸能力，是呼吸肌和腹肌等辅助呼吸肌力量的综合反映。其正常值为 $-100 \sim -50 \ cmH_2O$。P_{Imax} 大

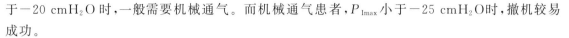

于$-20\ cmH_2O$时,一般需要机械通气。而机械通气患者,P_{Imax}小于$-25\ cmH_2O$时,撤机较易成功。

$P_{0.1}$和最大经膈压(P_{dimax})的监测一般需要留置食管气囊,以食管内压代替胸内压。

P_{dimax}是反映各肌收缩力的准确指标,用一条带气囊的双腔管道,分别测定吸气时胃内和食管内的压力,两者的差值即为经膈压。在FRC位做最大努力吸气所测得的经膈压为P_{dimax},正常P_{dimax}为$80\sim220\ cmH_2O$。

膈肌肌电图(EMG)常用食管法测定,根据EMG的功率频谱评价膈肌功能,一般应用中位频率(Fc)、高位频率(H,$150\sim250\ Hz$)与低位频率(L,$20\sim50\ Hz$)的比值(H/L)表示。正常值范围:Fc为$70\sim120\ Hz$,H/L为$0.3\sim1.9$。临床上需要动态观察,若较基础值下降20%以上,提示可能有膈肌疲劳。

七、呼吸功指标

克服整个通气阻力(主要是气道阻力和胸肺组织的弹性阻力)所做的功称为呼吸功,因为吸气主动、呼气被动,所以呼吸功一般指吸气功,一般用胸腔压力变化与容积变化的乘积或者压力-体积(P-V)曲线的面积来计算呼吸功。但是存在较高通气阻力,尤其是存在$PEEP_i$和较高气流阻力情况时,在吸气初期存在呼吸肌做功但无容量的变化,也就是说患者的触发功增加,因此上述计算方法有时低估了实际做功量。理论上流速触发可以减少触发功,更接近于生理。呼吸功包括呼吸肌和呼吸机做功两部分,原则上应该充分发挥自主呼吸做功,但在呼吸肌疲劳时应尽量减少自主呼吸做功。

八、呼吸形式的监测

呼吸频率(RR)是反映病情变化较敏感的指标,呼吸动力不足或者通气阻力加大均可增加RR。呼吸中枢兴奋性显著下降则RR明显减慢。若通气模式或者参数调节不当也会影响RR,因此该指标特异性较差。呼吸节律对诊断呼吸中枢的兴奋性有一定的价值,但是焦虑患者常常出现不规则呼吸,高碳酸血症患者可以出现陈-施呼吸。

正常情况下,胸腹式呼吸同步,以腹式呼吸为主。当呼吸肌疲劳或者胸廓结构变化时可以引起胸腹式呼吸幅度的变化,甚至胸腹矛盾运动。如果辅助呼吸肌,如胸锁乳突肌、斜角肌等参与呼吸运动、张口呼吸或者出现吸气"三凹征(吸气时胸骨上窝、锁骨上窝和肋间隙明显凹陷)",则提示呼吸阻力显著增加、通气量不能满足需求或者呼吸肌疲劳。

九、吸、呼气时间比(I/E)和吸气时间分数(T_i/T_{tot})

关于I/E的监测和调节,应该根据患者的基础疾病、耐受以及舒适程度进行针对性个体化的调节。气流阻塞性疾病的患者应采用深、慢呼吸,适当延长呼气时间;限制性通气障碍的患者宜选择浅快呼吸,适当延长吸气时间;急性肺组织疾病患者宜采用深快呼吸(以快为主)。

T_i/T_{tot}是吸气时间/呼吸周期时间,一般呼吸肌在吸气时起作用,呼气则由肺和胸廓的弹性回缩而驱动,正常人的T_i/T_{tot}值约为0.3,一般不超过0.35,如果延长至$0.4\sim0.5$,则提示呼吸肌无力。

(范 萌)

第五节　重症肺炎

肺炎是指终末气道、肺泡和肺间质的炎症,可由病原微生物、理化因素、免疫损伤、过敏及药物所致。细菌性肺炎是最常见的肺炎,也是最常见的感染性疾病之一。

目前肺炎按患病环境分成社区获得性肺炎(community-acquired pneumonia,CAP)和医院获得性肺炎(hospital-acquired pneumonia,HAP),CAP 是指在医院外罹患的感染性肺实质炎症,包括具有明确潜伏期的病原体感染入院后,在平均潜伏期内发病的肺炎。HAP 亦称医院内肺炎(nosocomial pneumonia,NP),是指患者入院时不存在,也不处于潜伏期,而于入院 48 小时后在医院(包括老年护理院、康复院等)内发生的肺炎。HAP 还包括呼吸机相关性肺炎(ventilator associated pneumonia,VAP)和卫生保健相关性肺炎(healthcare associated pneumonia,HCAP)。CAP 和 HAP 的年发病率分别为 12‰和 5‰~10‰,近年发病率有增加的趋势。肺炎病死率:门诊肺炎患者小于 1%,住院患者平均为 12%,入住重症监护病房(ICU)者约 40%。发病率和病死率高的原因与社会人口老龄化、吸烟、伴有基础疾病和免疫功能低下有关,如慢性阻塞性肺病、心力衰竭、肿瘤、糖尿病、尿毒症、神经疾病、药瘾、嗜酒、艾滋病、久病体衰、大型手术、应用免疫抑制剂和器官移植等。此外,亦与病原体变迁、耐药菌增加、HAP 发病率增加、病原学诊断困难、不合理使用抗生素和部分人群贫困化加剧等有关。

重症肺炎至今仍无普遍认同的定义,需入住 ICU 者可认为是患有重症肺炎。目前一般认为,如果肺炎患者的病情严重到需要通气支持(如急性呼吸衰竭、严重气体交换障碍伴高碳酸血症或持续低氧血症)、循环支持(如血流动力学障碍、外周低灌注)及加强监护治疗(如肺炎引起的脓毒症或基础疾病所致的其他器官功能障碍)时,可称为重症肺炎。

一、病因和发病机制

正常的呼吸道免疫防御机制(支气管内黏液-纤毛运载系统、肺泡巨噬细胞等细胞防御的完整性等)使气管隆凸以下的呼吸道为无菌状态。是否发生肺炎取决于两个因素:病原体和宿主因素。如果病原体数量多,毒力强,宿主呼吸道局部和全身免疫防御系统损害,即可发生肺炎。病原体可通过下列途径引起社区获得性肺炎:①空气吸入;②血行播散;③邻近感染部位蔓延;④上呼吸道定植菌的误吸。医院获得性肺炎还可通过误吸胃肠道的定植菌(胃食管反流)、通过人工气道吸入环境中的致病菌引起。病原体直接抵达下呼吸道后,滋生繁殖,引起肺泡毛细血管充血、水肿,肺泡内纤维蛋白渗出及细胞浸润。

二、诊断

(一)临床表现特点

1.社区获得性肺炎

(1)新近出现的咳嗽、咳痰或原有呼吸道疾病症状加重,并出现脓性痰,伴或不伴胸痛。

(2)发热。

(3)肺实变体征和(或)闻及湿性啰音。

(4)白细胞计数大于 $10 \times 10^9/L$ 或低于 $4 \times 10^9/L$,伴或不伴细胞核左移。

(5)胸部 X 线检查显示片状、斑片状浸润性阴影或间质性改变,伴或不伴胸腔积液。

出现以上 1～4 项中任何 1 项加第 5 项,在排除非感染性疾病后可作出诊断。CAP 常见病原体为肺炎链球菌、支原体、衣原体、流感嗜血杆菌和呼吸病毒(甲型流感病毒、乙型流感病毒、腺病毒、呼吸合胞病毒和副流感病毒)等。

2.医院获得性肺炎

住院患者 X 线检查出现新的或进展的肺部浸润影,并出现下列 3 个临床症候中的 2 个或以上,可以诊断为肺炎。

(1)发热超过 38 ℃。

(2)血白细胞增多或减少。

(3)脓性气道分泌物。

HAP 的临床表现、实验室和影像学检查特异性低,应注意与肺不张、心力衰竭、肺水肿、基础疾病肺侵犯、药物性肺损伤、肺栓塞和急性呼吸窘迫综合征等相鉴别。无感染高危因素患者的常见病原体依次为肺炎链球菌、流感嗜血杆菌、金黄色葡萄球菌、大肠杆菌、肺炎克雷白杆菌等;有感染高危因素患者的常见病原体为金黄色葡萄球菌、铜绿假单胞菌、肠杆菌属、肺炎克雷白杆菌等。

(二)重症肺炎的诊断标准

不同国家制定的重症肺炎的诊断标准有所不同,各有优缺点,但一般均注重对客观生命体征、肺部病变范围、器官灌注和氧合状态的评估,临床医师可根据具体情况选用。以下为目前常用的几项诊断标准。

1.中华医学会呼吸病学分会 2006 年颁布的重症肺炎诊断标准

(1)意识障碍。

(2)呼吸频率大于等于 30 次/分。

(3)PaO_2 小于 60 mmHg、氧合指数(PaO_2/FiO_2)小于 300 mmHg,需行机械通气治疗。

(4)动脉收缩压小于 90 mmHg。

(5)并发脓毒性休克。

(6)X 线胸片显示双侧或多肺叶受累,或入院 48 小时内病变扩大大于等于 50%。

(7)少尿:尿量少于 20 mL/h,或少于 80 mL/4 小时,或急性肾衰竭需要透析治疗。

符合 1 项或以上者可诊断为重症肺炎。

2.美国感染病学会(IDSA)和美国胸科学会(ATS)2007 年新修订的诊断标准

具有 1 项主要标准或 3 项或以上次要标准可认为是重症肺炎,需要入住 ICU。

(1)主要标准:①需要有创通气治疗;②脓毒性休克需要血管收缩剂。

(2)次要标准:①呼吸频率大于等于 30 次/分;②PaO_2/FiO_2 小于等于 250;③多叶肺浸润;④意识障碍/定向障碍;⑤尿毒症(BUN≥7.14 mmol/L);⑥白细胞减少(白细胞计数<$4 \times 10^9/L$);⑦血小板减少(血小板计数<$100 \times 10^{12}/L$);⑧低体温(<36 ℃);⑨低血压需要紧急的液体复苏。

说明:①其他指标也可认为是次要标准,包括低血糖(非糖尿病患者)、急性酒精中毒/酒精戒断、低钠血症、不能解释的代谢性酸中毒或乳酸升高、肝硬化或无脾;②需要无创通气也可等同于次要标准的"①"和"②";③白细胞减少仅系感染引起。

3.英国胸科学会(BTS)2001 年制定的 CURB 标准

标准一如下。

存在以下 4 项核心标准的 2 项或以上即可诊断为重症肺炎:①新出现的意识障碍;②尿素氮(BUN)高于 7 mmol/L;③呼吸频率大于等于 30 次/分;④收缩压小于 90 mmHg 或舒张压小于等于60 mmHg。

CURB 标准比较简单、实用,应用起来较为方便。

标准二如下。

(1)存在以上 4 项核心标准中的 1 项且存在以下 2 项附加标准时须考虑有重症倾向。附加标准包括:①PaO_2 小于 60 mmHg/SaO_2 小于 92%;②胸片提示双侧或多叶肺炎。

(2)不存在核心标准但存在 2 项附加标准并同时存在以下 2 项基础情况时也须考虑有重症倾向。基础情况包括:①年龄大于等于 50 岁;②存在慢性基础疾病。

如存在标准二中(1)(2)两种有重症倾向的情况时,需结合临床进行进一步评判。在(1)情况下需至少 12 小时后进行一次再评估。

CURB-65 即改良的 CURB 标准,在符合下列 5 项诊断标准中的 3 项或以上时即考虑为重症肺炎,需考虑收入 ICU 治疗:①新出现的意识障碍;②BUN 大于 7 mmol/L;③呼吸频率大于等于 30 次/分;④收缩压小于 90 mmHg 或舒张压小于等于 60 mmHg;⑤年龄大于等于 65 岁。

(三)严重度评价

评价肺炎病情的严重程度对于决定在门诊或入院治疗甚或 ICU 治疗至关重要。肺炎临床的严重性决定于三个主要因素:局部炎症程度、肺部炎症的播散和全身炎症反应。除此之外,患者如有下列其他危险因素会增加肺炎的严重度和死亡危险。

1.病史

年龄大于 65 岁;存在基础疾病或相关因素,如慢性阻塞性肺疾病(COPD)、糖尿病、充血性心力衰竭、慢性肾功能不全、慢性肝病、一年内住过院、疑有误吸、神志异常、脾切除术后状态、长期嗜酒或营养不良。

2.体征

呼吸频率大于 30 次/分;脉搏大于等于 120 次/分;血压小于 90/60 mmHg;体温大于等于 40 ℃ 或小于等于 35 ℃;意识障碍;存在肺外感染病灶,如败血症、脑膜炎。

3.实验室和影像学异常

白细胞计数大于 $20×10^9$/L 或小于 $4×10^9$/L,或中性粒细胞计数小于 $1×10^9$/L;呼吸空气时 PaO_2 小于60 mmHg、PaO_2/FiO_2 小于 300 mmHg,或 $PaCO_2$ 大于 50 mmHg;血肌酐大于 106 μmol/L 或 BUN 大于 7.1 mmol/L;血红蛋白小于 90 g/L 或血细胞比容小于 30%;血浆清蛋白小于 25 g/L;败血症或弥漫性血管内凝血(DIC)的证据,如血培养阳性、代谢性酸中毒、凝血酶原时间和部分凝血活酶时间延长、血小板减少;X 线胸片病变累及一个肺叶以上、出现空洞、病灶迅速扩散或出现胸腔积液。

为使临床医师更精确地做出入院或门诊治疗的决策,近几年用评分方法作为定量的方法在临床上得到了广泛的应用。肺炎患者预后研究小组(pneumonia outcomes research team,PORT)评分系统(见表 9-2)是目前常用的评价社区获得性肺炎(community acquired pneumonia,CAP)严重度以及判断患者是否必须住院的评价方法,其也可用于预测 CAP 患者的病死率。其预测死亡风险分级如下。1~2 级:小于等于 70 分,病死率 0.1%~0.6%;3 级:71~90 分,病死率 0.9%;4 级:91~130 分,病死率9.3%;5 级:大于 130 分,病死率27.0%。PORT 评分系统因可以避免过度评价肺炎的严重度而被推荐使用。

为避免对 CAP 肺炎患者的严重度评价不足,可使用改良的 BTS 重症肺炎标准。呼吸频率大于等于 30 次/分,舒张压小于等于 60 mmHg,BUN 大于 6.8 mmol/L,意识障碍;四个因素中存在两个可确定患者的死亡风险更高。此标准因简单易用,且能较准确地确定 CAP 的预后而被广泛应用。

表 9-2　PORT 评分系统

患者特征	分值	患者特征	分值	患者特征	分值
年龄		脑血管疾病	10	实验室和放射学检查	
男性	−10	肾脏疾病	10	pH<7.35	30
女性	+10	体格检查		BUN>11 mmol/L	20
		神志改变	20	Na^+<130 mmol/L	20
并存疾病		呼吸频率>30 次/分	20	葡萄糖>14 mmol/L	10
肿瘤性疾病	30	收缩血压<90 mmHg	20	血细胞比容<30%	10
肝脏疾病	20	体温<35 ℃或>40 ℃	15	PaO_2<60 mmHg	10
充血性心力衰竭	10	脉率>12 次/分	10	胸腔积液	10

临床肺部感染积分(clinical pulmonary infection score,CPIS)评分表(见表 9-3)则主要用于医院获得性肺炎(hospital acquired pneumonia,HAP),包括呼吸机相关性肺炎(ventilator-associated pneumonia,VAP)的诊断和严重度判断,也可用于监测治疗效果。此积分满分为12分,积分 6 分时一般认为有肺炎。

表 9-3　临床肺部感染积分评分表

参数	标准	分值
体温	≥36.5 ℃,≤38.4 ℃	0
	38.5~38.9 ℃	1
	≥39 ℃,或≤36 ℃	2
白细胞计数($\times 10^9$)	≥4.0,≤11.0	0
	<4.0,>11.0	1
	杆状核白细胞	2
气管分泌物	<14＋吸引	0
	≥14＋吸引	1
	脓性分泌物	2
氧合指数(PaO_2/FiO_2)	>240 或急性呼吸窘迫综合征	0
	≤240	2
胸部 X 线	无渗出	0
	弥漫性渗出	1
	局部渗出	2
半定量气管吸出物培养	病原菌≤1＋或无生长	0
(0,1＋,2＋,3＋)	病原菌≥1＋	1
	革兰氏染色发现与培养物相同的病原菌	2

三、治疗

(一)临床监测

1.体征监测

监测重症肺炎的体征是一项简单、易行、有效的方法,患者往往有呼吸频率和心率加快、发绀、肺部病变部位湿啰音等症状。目前多数指南都把呼吸频率加快(≥30次/分)作为重症肺炎诊断的主要或次要标准。意识状态也是监测的重点,神志模糊、意识不清或昏迷提示有重症肺炎可能性。

2.氧合状态和代谢监测

PaO_2、PaO_2/FiO_2、pH值、混合静脉血氧分压(PvO_2)、胃张力测定、血乳酸测定等都可对患者的氧合状态进行评估。单次的动脉血气分析一般仅反映患者瞬间的氧合情况,重症患者或有病情明显变化者应进行系列血气分析或持续动脉血气监测。

3.胸部影像学监测

重症肺炎患者应进行系列X线胸片监测,主要目的是及时了解患者的肺部病变是进展还是好转,是否合并有胸腔积液、气胸,是否发展为肺脓肿、急性呼吸窘迫综合征(acute respiratory distress syndrome,ARDS)等。检查的频率应根据患者的病情而定,如要了解短期内病变是否增大,一般每48小时进行一次检查评价;如患者临床情况突然恶化(呼吸窘迫、严重低氧血症等),在不能排除合并气胸或ARDS时,应短期内复查;而当患者病情明显好转及稳定时,一般可10~14天后复查。

4.血流动力学监测

重症肺炎患者常伴有脓毒症,可引起血流动力学的改变,故应密切监测患者的血压和尿量。这两项指标比较简单、易行,且非常可靠,应作为常规监测的指标。中心静脉压的监测可用于指导临床补液量和补液速度。部分重症肺炎患者可并发中毒性心肌炎或ARDS,当临床上难于区分时应考虑行漂浮导管检查。

5.器官功能监测

器官功能监测包括对脑功能、心功能、肾功能、胃肠功能、血液系统功能等进行相应的血液生化和功能检查。一旦发现异常,要积极处理,注意防止多器官功能障碍综合征(multiple organ dysfunction syndrome,MODS)的发生。

6.血液监测

血液监测包括外周血白细胞计数、C-反应蛋白、降钙素原、血培养等。

(二)抗生素治疗

经验性联合应用抗生素治疗重症肺炎的理论依据是,联合应用能够覆盖可能的微生物并预防耐药的发生。对于铜绿假单胞菌肺炎,联用β-内酰胺类和氨基糖苷类具有潜在的协同作用,优于单药治疗;然而氨基糖苷类抗生素的抗菌谱窄,毒性大,特别是对于老年患者,其肾损害的发生率比较高。临床应用氨基糖苷类时,要注意其为浓度依赖性抗生素,一般要用足够剂量、提高峰药浓度以提高疗效,同时也应避免与毒性相关的谷浓度的升高。在监测药物的峰浓度时,庆大霉素和7 μg/mL以上的妥布霉素,或28 μg/mL以上的阿米卡星的效果较好。还应注意,氨基糖苷类对支气管分泌物的渗透性较差,仅能达到血药浓度的40%。此外,肺炎患者的支气管分泌物pH值较低,在这种环境下许多抗生素活性都降低。因此,有时联合应用氨基糖苷类抗生素并不能增加疗效,反而增加了肾毒性。

目前对于重症肺炎,抗生素的单药治疗也已得到临床医师的重视。新的头孢菌素、碳青霉烯类、其他β-内酰胺类和氟喹诺酮类抗生素由于抗菌效力强、广谱,并且耐细菌β-内酰胺酶,故可用于单药治疗。即使对于重症HAP,只要不是耐多药的病原体,如铜绿假单胞菌、不动杆菌和耐甲氧西林金黄色葡萄球菌(MRSA)等,仍可考虑抗生素的单药治疗。对重症VAP,有效的抗生素一般包括亚胺培南、美罗培南、头孢吡肟和哌拉西林/他唑巴坦。对于重症肺炎患者来说,临床上的初始治疗常联用多种抗生素,在获得细菌培养结果后,如果没有高度耐药的病原体就可以考虑转为针对性的单药治疗。

临床上一般认为不适合单药治疗的情况如下。①可能感染革兰氏阳性、革兰氏阴性菌和非典型病原体的重症CAP;②怀疑为铜绿假单胞菌或肺炎克雷白杆菌导致的菌血症;③可能是金黄色葡萄球菌和铜绿假单胞菌感染的HAP。三代头孢菌素不应用于单药治疗,因其在治疗中易诱导肠杆菌属细菌产生β-内酰胺酶而导致耐药发生。

对于重症VAP患者,如果为高度耐药病原体所致的感染,则联合治疗是必要的。目前有三种联合用药方案。①β-内酰胺类联合氨基糖苷类:在抗铜绿假单胞菌上有协同作用,但也应注意前面提到的氨基糖苷类的毒性作用;②β-内酰胺类联合使用:因这种用法会诱导出对两种药同时耐药的细菌,故虽然有过成功治疗的报道,但仍不推荐使用。③β-内酰胺类联合氟喹诺酮类:虽然没有抗菌协同作用,但也没有潜在的拮抗作用;氟喹诺酮类对呼吸道分泌物穿透性很好,对其有潜在的正面影响。

对于铜绿假单胞菌所致的重症肺炎,联合治疗往往是必要的。抗假单胞菌的β-内酰胺类抗生素包括青霉素类的哌拉西林、阿洛西林、氨苄西林、替卡西林、阿莫西林;第三代头孢菌素类的头孢他啶、头孢哌酮;第四代头孢菌素类的头孢吡肟;碳青霉烯类的亚胺培南、美罗培南;单酰胺类的氨曲南(可用于青霉素类过敏的患者);β-内酰胺类/β-内酰胺酶抑制剂复合剂的替卡西林/克拉维酸钾、哌拉西林/他唑巴坦;其他的抗假单胞菌抗生素还有氟喹诺酮类和氨基糖苷类。

1.重症CAP的抗生素治疗

重症CAP患者的初始治疗应针对肺炎链球菌(包括耐药肺炎链球菌)、流感嗜血杆菌、军团菌和其他非典型病原体,某些有危险因素的患者还有可能为肠道革兰氏阴性菌属,如铜绿假单胞菌的感染。无铜绿假单胞菌感染危险因素的CAP患者可使用β-内酰胺类联合大环内酯类或氟喹诺酮类(如左氧氟沙星、加替沙星、莫西沙星等)。因目前还没有确立单药治疗重症CAP的方法,所以很难确定其安全性、有效性(特别是并发脑膜炎的肺炎)或用药剂量。可用于重症CAP,并且可以经验性覆盖耐药肺炎链球菌的β-内酰胺类抗生素有头孢曲松、头孢噻肟、亚胺培南、美罗培南、头孢吡肟、氨苄西林/舒巴坦或哌拉西林/他唑巴坦。目前高达40%的肺炎链球菌对青霉素或其他抗生素耐药,其机制不是β-内酰胺酶介导,而是青霉素结合蛋白的改变。虽然不少β-内酰胺类和氟喹诺酮类抗生素对这些病原体有效,但对耐药肺炎链球菌肺炎并发脑膜炎的患者应使用万古霉素治疗。如果患者有假单胞菌感染的危险因素(如支气管扩张、长期使用抗生素、长期使用糖皮质激素),应联合使用抗假单胞菌抗生素并应覆盖非典型病原体,如环丙沙星加抗假单胞菌β-内酰胺类,或抗假胞菌β-内酰胺类加氨基糖苷类加大环内酯类或氟喹诺酮类。

临床上,任何治疗方案都应根据当地抗生素耐药的情况、流行病学和细菌培养及实验室结果进行调整。关于抗生素的治疗疗程,目前可供参考的资料很少,应考虑感染的严重程度、菌血症、多器官功能衰竭、持续性全身炎症反应和损伤等。一般来说,根据疾病的严重程度和宿主免疫抑制的状态,肺炎链球菌肺炎疗程为 7～10 天,军团菌肺炎的疗程需要 14～21 天。ICU 的大多数治疗都是通过静脉途径的,但近期的研究表明,只要病情稳定、没有发热,即使是危重患者,3 天静脉给药后亦可转为口服治疗,即序贯或转换治疗。转换为口服治疗的药物可选择氟喹诺酮类,因其生物利用度高,口服治疗也可达到同静脉给药一样的血药浓度。

由于嗜肺军团菌在重症 CAP 的相对重要性,应特别注意其治疗方案。虽然目前有很多体外有抗军团菌活性的药物,但在治疗效果上仍缺少具有前瞻性、随机对照研究的资料。回顾性的资料和长期临床经验支持使用红霉素 4 g/d 治疗住院的军团菌肺炎患者。对于多肺叶病变、器官功能衰竭或严重免疫抑制的患者,在治疗的前 3～5 天应加用利福平。其他大环内酯类(克拉霉素和阿齐霉素)也有效。除上述之外,可供选择的药物还有氟喹诺酮类(环丙沙星、左氧氟沙星、加替沙星、莫西沙星)或多西环素。氟喹诺酮类在治疗军团菌肺炎的动物模型中特别有效。

2.重症 HAP 的抗生素治疗

应根据患者的情况和最可能的病原体而采取个体化治疗。对于早发的(住院 4 天内起病的)、而没有特殊病原体感染危险因素的重症肺炎患者,应针对常见病原体治疗。这些病原体包括肺炎链球菌、流感嗜血杆菌、甲氧西林敏感的金黄色葡萄球菌和非耐药的革兰氏阴性细菌。抗生素可选择第二代头孢菌素、第三代头孢菌素、第四代头孢菌素、β-内酰胺类/β-内酰胺酶抑制剂复合剂、氟喹诺酮类或联用克林霉素和氨曲南。

对于有特殊病原体感染危险因素的轻中症肺炎患者,有常见病原体和其他病原体感染危险因素者,应评估危险因素来指导治疗。如果近期有腹部手术或明确的误吸史,应注意厌氧菌,可在主要抗生素基础上加用克林霉素或单用 β-内酰胺类/β-内酰胺酶抑制剂复合剂;如果患者有昏迷或有头部创伤、肾衰竭或糖尿病史,应注意金黄色葡萄球菌感染,需针对性选择有效的抗生素;如果患者起病前使用过大剂量的糖皮质激素,或近期有抗生素使用史,或有长期 ICU 住院史,即使患者的 HAP 并不严重,也应经验性治疗耐药病原体。治疗方法是联用两种抗假单胞菌抗生素,如果气管抽吸物革兰氏染色见阳性球菌,还需加用万古霉素(或可使用利奈唑胺或奎奴普丁/达福普汀)。所有的患者,特别是气管插管的 ICU 患者,经验性用药必须持续到痰培养结果出来之后。如果无铜绿假单胞菌或其他耐药革兰氏阴性细菌感染,则可根据药敏情况使用单一药物治疗。非耐药病原体的重症 HAP 患者可用以下任何单一药物治疗:亚胺培南、美罗培南、哌拉西林/他唑巴坦或头孢吡肟。

ICU 中 HAP 的治疗方案也应根据当地抗生素敏感情况,以及当地经验和对某些抗生素的偏爱而调整。每个 ICU 都有它自己的微生物药敏情况,而且这种情况随时间变化而变化,因而有必要经常更新经验用药的策略。经验用药中另一个需要考虑的是抗生素轮换策略,它是指标准经验治疗过程中有意更改抗生素,使细菌暴露于不同的抗生素从而减少抗生素耐药的选择性压力,达到减少耐药病原体感染发生率的目的。抗生素轮换策略目前仍在研究之中,还有不少问题未能明确,包括每个用药循环应该持续多久,应用什么药物进行循环,这种方法在内科和外科患者的有效性分别有多高,循环药物是否应该在针对革兰氏阳性细菌的同时也针对革兰氏阴性细菌等。

对于某些患者,雾化吸入这种局部治疗可用以弥补全身用药的不足。氨基糖苷类雾化吸入可能有一定的益处,但只用于革兰氏阴性细菌肺炎全身治疗无效者;多黏菌素雾化吸入也可用于耐药铜绿假单胞菌的感染。

对于初始经验治疗失败的患者,应该考虑其他感染性或非感染性的诊断,包括肺曲霉感染;

对持续发热并有持续或进展性肺部浸润的患者可经验性使用两性霉素 B。虽然传统上应使用开放肺活检来确定其最终诊断,但临床上是否活检仍应个体化。临床上还应注意其他的非感染性肺部浸润的可能性。

（三）支持治疗

支持治疗主要包括液体补充、血流动力学、通气和营养支持,支持治疗起到稳定患者状态的作用,而更直接的治疗仍需要针对患者的基础病因。流行病学证据显示,营养不良影响肺炎的发病和危重患者的预后。同样,临床资料也支持肠内营养可以预防肺炎的发生,特别是对于创伤的患者。对于严重脓毒症和多器官功能衰竭的分解代谢旺盛的重症肺炎患者,在起病 48 小时后应开始经肠内途径的营养支持,一般把导管插入到空肠进行喂养以避免误吸;如果使用胃内喂养,最好是维持患者半卧体位以减少误吸的风险。

（四）胸部理疗

拍背、体位引流和振动促进黏痰排出的效果尚未被证实,胸部理疗广泛应用的局限如下。①其有效性未被证实,特别是不能减少患者的住院时间;②费用高,需要专人使用;③有时引起 PaO_2 的下降。目前的经验是胸部理疗对于脓痰过多（>30 mL/d）或严重呼吸肌疲劳不能有效咳嗽的患者是最为有用的,如囊性纤维化、COPD 和支气管扩张的患者。

使用自动化病床的侧翻疗法,有时加以振动叩击,是一种有效地预防外科创伤及内科患者肺炎的方法,但其临床地位仍不确切。

（五）促进痰液排出

雾化和湿化可降低痰的黏度,因而可改善不能有效咳嗽患者的排痰,然而雾化产生的大多水蒸气都沉积在上呼吸道并引起咳嗽,一般并不影响痰的流体特性。目前很少有数据支持湿化能特异性地促进细菌清除或肺炎吸收。乙酰半胱氨酸能破坏痰液的二硫键,有时也用于肺炎患者的治疗,但由于其具有刺激性,因而在临床应用上受到一定限制。痰中的 DNA 增加了痰液黏度,重组的 DNA 酶能裂解 DNA,已被证实有助于改善囊性纤维化患者的症状和肺功能,但对肺炎患者的价值尚未被证实。支气管舒张药也能促进黏液排出和纤毛运动,对 COPD 合并肺炎的患者有效。

四、急救护理

（一）护理目标

(1)维持生命体征稳定,降低病死率。

(2)维持呼吸道通畅,促进有效咳嗽、排痰。

(3)维持正常体温,减轻高热伴随症状,增加患者舒适感。

(4)供给足够营养和液体。

(5)预防传染和继发感染。

（二）护理措施

1.病情监护

重症肺炎患者病情危重、变化快,特别是高龄及合并严重基础疾病的患者,需要严密监护其病情变化,包括持续监护心电、血压、呼吸、血氧饱和度,监测意识、尿量、血气分析结果、肾功能、电解质、血糖变化。任何异常变化均应及时报告医师,早期处理。同时床边备好吸引装置、吸氧装置、气管插管和气管切开等抢救用品及抢救药物等。

2.维持呼吸功能的护理

(1)密切观察患者的呼吸情况,监护其呼吸频率、节律、呼吸音、血氧饱和度。出现呼吸急促,呼吸困难,口唇、指(趾)末梢发绀,低氧血症(血氧饱和度<80%),双肺呼吸音减弱时,必须及时给予鼻导管或面罩有效吸氧,根据病情变化调节氧浓度和流量。面罩呼吸机加压吸氧时,注意保持密闭,对于面颊部极度消瘦的患者,在颊部与面罩之间用脱脂棉垫衬托,避免漏气影响氧疗效果和皮肤压迫。对于意识清楚的患者,嘱其用鼻呼吸,脱面罩间歇时间不宜过长。鼓励患者多饮水,减少张口呼吸和说话。

(2)常规及无创呼吸机加压吸氧不能改善缺氧时,采取气管插管呼吸机辅助通气。机械通气需要患者较好地配合,应事先向患者简明讲解呼吸机原理、保持自主呼吸与呼吸机同步的配合方法、注意事项等。指导患者使用简单的身体语言表达需要,如用动腿、眨眼、动手指表示口渴、翻身、不适等,或写字表达。机械通气期间做好严格护理,每天更换呼吸管道,浸泡消毒后再用环氧乙烷灭菌;严格按无菌技术操作规程吸痰。护理操作,特别是给患者翻身时,注意呼吸机管道水平面保持一定倾斜度,使其低于患者呼吸道,集水瓶应在呼吸环路的最低位,并及时检查倾倒管道内、集水瓶内冷凝水,避免其反流入气道。根据症状、血气分析、血氧饱和度调整吸入氧浓度,力求在最低氧浓度下达到最佳的氧疗效果,争取尽快撤除呼吸机。

(3)保持呼吸道通畅,及时清除呼吸道分泌物。①遵医嘱每日给予两次雾化吸入,有效湿化呼吸道。正确使用雾化吸入,雾化液用生理盐水配制,温度在 35 ℃左右,使喷雾器保持竖直向上,并根据患者的姿势调整角度和位置。吸入过程护士必须在场严密观察病情,如出现呼吸困难、口唇发绀,应停止吸入,立即吸痰、吸氧,不能缓解时通知医师,症状缓解后继续吸入。每次雾化后,协助患者翻身、拍背。拍背时五指并拢成空心掌,由上而下,由外向内,有节律地轻拍背部。通过振动,使小气道分泌物松动易于进入较大气道,有利于排痰及改善肺通、换气功能。每次治疗结束后,雾化器内余液应全部倾倒,重新更换灭菌蒸馏水;雾化器连接管及面罩用 0.5% 三氯异氰尿酸(健之素)消毒液浸泡 30 分钟,用清水冲净后晾干备用。②指导患者定时有效咳嗽,病情允许时使患者取坐位,先深呼吸,轻咳数次将痰液集中后再用力咳出,也可促使肺膨胀。协助患者勤翻身,改变体位,每两小时拍背体疗一次。对呼吸无力、衰竭的患者,用手指压在胸骨切迹上方刺激气管,促使患者咳嗽排痰。③老年人、衰弱的患者以及咳嗽反射受抑制者,呼吸防御机制受损,不能有效地将呼吸道分泌物排出时,应按需要吸痰。用一次性吸痰管,检查导管通畅后,在无负压情况下将吸痰管轻轻插入 10～15 cm,退出 1～2 cm,以便游离导管尖端,然后打开负压,边旋转边退出,有黏液或分泌物处稍作停留,每次吸痰时间应不超过 15 秒。吸痰时,同一根吸痰管应先吸气道内分泌物,再吸鼻腔内分泌物,不能重复进入气道。

(4)研究表明,俯卧位发生吸入性肺炎的概率比左侧卧位和仰卧位低,应定时帮助患者取该体位。进食时抬高床头 30°～45°,减少胃液反流误吸的风险。

3.合并感染性休克的护理

发生休克时,患者取去枕平卧位,下肢抬高 20°～30°,增加回心血量和脑部血流量;保持静脉通道畅通,积极补充血容量,根据心功能、皮肤弹性、血压、脉搏、尿量及中心静脉压情况调节输液速度,防止肺水肿;加强抗感染,使用血管活性药物时,用药浓度、单位时间用量需严格遵医嘱,动态观察病情,及时反馈,为治疗方案的调整提供依据;对体温不升者给予棉被保暖,避免使用热水袋、电热毯等加温措施。

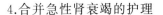

4.合并急性肾衰竭的护理

少尿期准确记录患者出入量,留置导尿,记录每小时尿量,严密观察肾功能及电解质变化,根据医嘱严格控制补液量及补液速度。高血钾是急性肾衰竭患者的常见死亡原因之一,此期应避免摄入含钾高的食物;多尿期应注意补充水分,保持水、电解质平衡。尿量小于 20 mL/h 或小于 80 mL/24 小时的急性肾衰竭者需要行血液透析治疗。

5.发热的护理

患者发生高热时帮助其降低体温,减轻高热伴随症状,增加患者舒适感。每两小时测量一次体温,密切观察发热规律、特点及伴随症状,及时报告医师对症处理;寒战时注意保暖,高热时给予物理降温,冷毛巾敷于前额,冰袋置于腋下、腹股沟等处,或行温水、酒精擦浴。物理降温效果差时,遵医嘱给予退热剂。降温期间要注意随时更换汗湿的衣被,防止受凉,鼓励患者多饮水,保证机体需要,防止肾血流灌注不足,诱发急性肾功能不全。加强口腔护理。

6.预防传染及继发感染

(1)采取呼吸道隔离措施,切断传播途径。单人单室,避免交叉感染。医护人员应严格遵守各种消毒、隔离制度及无菌技术操作规程,操作前后应洗手,特别是接触呼吸道分泌物和护理气管切开、插管患者前后要彻底用流水洗手,并采取戴口罩、手套等隔离手段。注意开窗通风,保持病房空气流通,每日定时紫外线空气消毒 30~60 分钟,加强对病房内物品的消毒,包括所有医疗器械和物品,特别是呼吸治疗器械。控制陪护及探视人员流动,实行无陪人管理。对特殊感染、耐药菌株感染及易感人群应严格隔离,及时通报。

(2)加强呼吸道管理。气管切开患者更换内套管前,必须充分吸取气囊周围分泌物,以免含菌的渗出液漏入呼吸道诱发肺炎;患者取半坐位以减少误吸危险;尽可能缩短人工气道留置和机械通气时间。

(3)将患者分泌物、痰液存放于黄色医疗垃圾袋中焚烧处理,定期将呼吸机集水瓶内液体倒入装有0.5%健之素消毒液的容器中集中消毒处理。

7.营养支持治疗的护理

营养支持是重要的辅助治疗。重症肺炎患者防御功能减退,体温升高,代谢率增加,机体需要增加免疫球蛋白、补体、内脏蛋白的合成,以支持巨噬细胞、淋巴细胞活力及酶活性。向重症肺炎患者提供高蛋白、高热量、富含维生素、易消化的流质或半流质饮食,尽量符合患者口味,少食多餐。有时需要应用鼻饲营养液,必要时于胃肠外应用免疫调节剂,如免疫球蛋白、血浆、清蛋白和氨基酸等营养物质以提高抵抗力,增强抗感染效果。

8.舒适护理

为保证患者舒适,应重视基础护理。重症肺炎急性期患者要卧床休息,医护人员应安排好其治疗、护理时间,尽量减少打扰,保证患者休息,帮助患者维持舒服的治疗体位。医护人员应保持病室清洁、安静,空气新鲜,室温保持在22~24 ℃,使用空气湿化器将空气相对湿度保持在60%~70%,保持床铺干燥、平整,保持患者口腔清洁。

9.采集痰标本的护理干预

痰标本是最常用的下呼吸道病原学标本,其检验结果是抗生素治疗选择的确切依据,正确采集痰标本非常重要。准确的采样是经气管采集法,但患者有一定痛苦,不易被接受。临床一般采用自然咳痰法,采集痰标本时应注意必须在抗生素治疗前采集新鲜、深咳后的痰,迅速送检,避免标本受到口咽处正常细菌群的污染,以保证细菌培养结果准确性。具体方法是嘱患者先将唾液吐出、漱口,并指导或辅助患者深吸气后咳嗽,咳出肺部深处痰液并留取标本,收集痰液后应在30分钟内送检。经气管插管收集痰标本时,可使用一次性痰液收集器,用无菌镊夹持吸痰管插入气管深部,注意勿污染吸痰管。留痰过程也应注意无菌操作。

10.心理护理

评估患者的心理状态,采取有针对性的护理方法。当患者病情重,有呼吸困难、发热、咳嗽等明显不适症状时,会有烦躁和恐惧的情绪,加压通气、气管插管、机械通气患者尤其明显,上述情绪会加重呼吸困难。护士要鼓励患者倾诉,多与其交流,语言交流困难时,用文字或体态语言主动沟通,尽量消除其紧张、恐惧心理。医护人员应主动了解患者的经济状况及家庭成员情况,帮助患者寻求更多支持和帮助,及时向患者及家属介绍病情和治疗方案,使其信任和理解治疗、护理的作用,增加其安全感,保持其情绪稳定。

11.健康教育

出院前指导患者坚持呼吸功能锻炼,做深呼吸运动以增强体质。嘱患者减少去公共场所的次数以预防感冒,若上呼吸道感染急性期外出需戴口罩;居室保持良好的通风,保持空气清新;均衡膳食,增加机体抵抗力,戒烟,避免劳累。

(范　萌)

第六节　心力衰竭

心力衰竭简称心衰,是指心肌收缩力下降使心排血量不能满足机体代谢的需要,器官组织血液灌注不足,同时出现肺循环和(或)体循环静脉淤血表现的临床综合征,故又称充血性心力衰竭。临床上按发展的速度可将其分为急性和慢性心衰,以慢性为多;按病变的性质又可将其分为收缩性和舒张性心衰;按其发生的部位可将其分为左心衰、右心衰和全心衰;按输出量多少可将其分为低输出量型和高输出量型心衰。

一、慢性心力衰竭

(一)病因与发病机制

1.基本病因

(1)原发性心肌损害:冠心病心肌缺血、心肌梗死,心肌炎和心肌病,糖尿病心肌病维生素 B_1 缺乏和心肌淀粉样变性,则少见等。

(2)心脏负荷过重:①前负荷过重,主动脉瓣关闭不全、二尖瓣关闭不全、房室间隔缺损、动脉导管未闭、慢性贫血、甲亢、动静脉瘘;②后负荷过重,高血压、主动脉瓣狭窄、肺动脉高压、肺动脉瓣狭窄。

2.诱因

(1)感染:特别是呼吸道感染最常见,其次为感染性心内膜炎。

(2)心律失常:心房颤动是诱发心力衰竭的最重要因素。

(3)生理或心理压力过大,如过度劳累、情绪激动、精神过于紧张。

(4)心脏负担加重,如妊娠和分娩。

(5)血容量增加,如钠盐摄入过多,输液和输血过快、过多。

(6)其他,如药物使用不当、环境与气候情绪改变、合并其他疾病等。

3.发病机制

(1)心肌损害与心室重构。

(2)神经内分泌的激活。

(3)血流动力学异常。

(二)临床表现

1.左心功能不全

病理基础主要是肺循环静脉淤血及心排血量降低。

(1)症状:①呼吸困难,劳力性呼吸困难是最早出现的症状,随病情进展可出现夜间阵发性呼吸困难,为左心功能不全的典型表现,严重心衰竭时患者可出现端坐呼吸;②咳嗽、咳痰和咯血;③低心排血量症状,心、脑、肾及骨骼等脏器组织血液灌流不足,导致乏力、头晕、嗜睡或失眠、尿少、夜尿等。

(2)体征:两肺底可闻及湿啰音,随病情加重,可遍及全肺,有时伴有哮鸣音;心脏向左下扩大,心尖部可闻及舒张期奔马律,肺动脉瓣区第二心音亢进可出现心律失常。

2.右心功能不全

病理基础主要是体循环静脉淤血。

(1)胃肠道症状:食欲缺乏、恶心、呕吐、腹痛、腹胀、尿少、夜尿等伴呼吸困难。

(2)体征:颈静脉充盈或怒张、肝肿大和压痛、水肿。

(3)心脏体征:右心室或全心室扩大,胸骨左缘3~4肋间闻及舒张期奔马律。

3.全心功能不全

左、右心衰的临床表现同时存在或以一侧表现为主。右心衰竭、右心排血量减少常可导致夜间阵发性呼吸困难减轻。

4.心功能分级

Ⅰ级:体力活动不受限,日常活动不出现心悸、气短、乏力、心绞痛等症状。

Ⅱ级:体力活动轻度受限,休息时无症状,一般日常活动可出现心悸、气短、乏力、心绞痛等症状。

Ⅲ级:体力活动明显受限,小于日常活动即可出现上述症状。

Ⅳ级:不能从事任何体力活动,休息时也出现上述症状,活动后明显加重。

(三)辅助检查

1.X线检查

心脏扩大,左心衰时还有肺门阴影增大、肺纹理增粗等肺淤血征象,右心衰可有胸腔积液。

2.心电图

左室肥厚劳损、右室扩大。

3.超声心动图

测算左室射血分数、二尖瓣前叶舒张中期关闭速度、快速充盈期和心房收缩期二尖瓣血流速度等能较好地反映左室的收缩和舒张功能。

4.创伤性血流动力学检查

左心衰时肺毛细血管楔压升高,右心衰时中心静脉压升高。

（四）诊断要点

患者肺静脉淤血、体循环静脉淤血的表现明显，有心脏病的体征，合并辅助检查结果得出诊断。诊断应包括基本心脏病的病因、病理解剖、病理生理诊断及心功能分级。

（五）治疗要点

（1）去除或限制基本病因。

（2）消除诱因。

（3）减轻心脏负荷。①休息：体力休息和精神休息。②控制钠盐摄入。③利尿剂：消除水肿，减少循环血容量，减轻心脏前负荷，常用药有氢氯噻嗪和呋塞米（排钾利尿剂）、螺内酯和氨苯蝶啶（保钾利尿剂）。④血管扩张剂：以扩张静脉和肺小动脉为主的药可降低心脏前负荷，常用药有硝酸甘油、硝酸异酸梨醇酯等；以扩张小静脉为主的药可降低心脏后负荷，常用药有血管紧张素转换酶抑制剂（如卡托普利、依那普利）和α受体阻滞剂（如酚妥拉明、乌拉地尔）等；同时扩张小动脉及静脉的药可同时降低心脏的前后负荷，常用药有硝普钠等。

（4）增强心肌收缩力。①洋地黄类药物：常用制剂有毒毛花苷 K、毛花苷 C（西地兰）、地高辛、洋地黄毒苷等。②其他正性肌力药：常用有 β 受体兴奋剂，如多巴胺和多巴酚丁胺；磷酸二酯酶抑制剂，如氨力农和米力农。

二、急性心功能不全

急性心功能不全主要指急性左心衰，是由于某种病因使心排血量在短时间内急剧下降，甚至丧失排血功能，导致组织器官供血不足和急性淤血的综合征。

（一）病因与发病机制

1.病因

（1）急性弥散性心肌损害。

（2）严重的突发心脏排血受阻。

（3）严重心律失常。

（4）急性瓣膜反流。

（5）高血压危象。

2.发病机制

以上病因主要导致左心室输出量急剧下降或左室充盈障碍，引起肺循环压力骤然升高而出现急性肺水肿，严重者伴心源性休克。

（二）临床表现

突发严重呼吸困难（呼吸频率可达 30～40 次/分），端坐呼吸，频繁咳嗽，咳大量粉红色泡沫样痰，面色青灰，口唇发绀，大汗淋漓，极度烦躁。严重者可因脑缺氧而神志模糊，心尖部可闻及舒张期奔马律，两肺满布湿啰音和哮鸣音。

（三）诊断要点

根据典型症状和体征不难得出诊断结果。

（四）治疗要点

（1）体位：两腿下垂呈坐位，减少静脉回流。

（2）吸氧：高流量酒精湿化吸氧，氧流量为 6～8 L/min。

（3）镇静：5 mg 吗啡皮下注射或静脉推注，必要时隔 15 分钟重复一次，共 2～3 次。

（4）快速利尿：呋塞米快速注射。

（5）血管扩张剂：硝普钠或硝酸甘油静脉滴注。

（6）洋地黄制剂：毛花苷 C 或毒毛花苷 K 等快速制剂静脉推注。

（7）氨茶碱：0.25 g 氨茶碱加入 20 mL 5％的葡萄糖溶液内静脉注射。

（8）其他：积极治疗原发病，去除诱因等。

（范　萌）

第七节　心源性猝死

一、疾病概述

（一）概念和特点

心源性猝死（sudden cardiac death，SCD）是指由心脏原因引起的急性症状发作后，以意识突然丧失为特征的自然死亡。世界卫生组织将发病后立即或 24 小时以内的死亡定义为猝死，2007 年美国心脏病学学会（ACC）在会议上将发病 1 小时内死亡定义为猝死。

据统计，全世界每年有数百万人因心源性猝死丧生，占死亡人数的 15％～20％。美国每年有约 30 万人发生心源性猝死，占全部心血管病死亡人数的 50％以上，心源性猝死是 20～60 岁男性的首位死因。在我国，心源性猝死也居死亡原因的首位，虽然没有大规模的临床流行病学研究，但心源性猝死的比例在逐年增高，且随年龄增加发病率也逐渐增高，老年人心源性猝死的概率高达 80％～90％。

男性较女性心源性猝死的发病率高，美国弗雷明汉（Framingham）随访心源性猝死 20 年，发现男性发病率为女性的 3.8 倍；北京市的流行病学资料显示，心源性猝死的男性年平均发病率为 0.105‰，女性为 0.036‰。

（二）相关病理生理

冠状动脉粥样硬化是最常见的病理表现，病理研究显示，心源性猝死患者急性冠状动脉内血栓形成的发生率为 15％～64％。陈旧性心梗也是心源性猝死的病理表现，这类患者也可见心肌肥厚、冠状动脉痉挛、心电不稳与传导障碍等病理改变。

心律失常是导致心源性猝死的重要原因，通常包括致命性快速心律失常、严重缓慢性心律失常和心室停顿。致命性快速心律失常导致冠状动脉血管事件、心肌损伤、心肌代谢异常和（或）自主神经张力改变等因素相互作用，从而引起一系列病理生理变化，引发心源性猝死，但其最终的作用机制仍无定论。严重缓慢性心律失常和心室停顿的电生理机制是当窦房结和（或）房室结功能异常时，次级自律细胞不能承担起心脏的起搏功能，常见于病变弥漫累及心内膜下浦肯野纤维的严重心脏疾病。

非心律失常导致的心源性猝死较少，常由心脏破裂、心脏流入和流出道的急性阻塞、急性心脏压塞等原因导致。心肌电机械分离是指心肌细胞有电兴奋的节律活动，而无心肌细胞的机械收缩，是心源性猝死较少见的原因之一。

（三）病因与危险因素

1.基本病因

绝大多数心源性猝死发生在有器质性心脏病的患者。布劳沃德（Braunward）认为心源性猝死的病因有 10 大类：①冠状动脉疾患；②心肌肥厚；③心肌病和心力衰竭；④心肌炎症、浸润、肿瘤及退行性变；⑤瓣膜疾病；⑥先天性心脏病；⑦心脏电生理异常；⑧中枢神经及神经体液影响的心电不稳；⑨婴儿猝死综合征及儿童猝死；⑩其他。

（1）冠状动脉疾患：主要包括冠心病及其引起的冠状动脉栓塞或痉挛等。而另一些较少见的疾患，如先天性冠状动脉异常、冠状动脉栓塞、冠状动脉炎、冠状动脉机械性阻塞等都是引起心源性猝死的原因。

（2）心肌问题和心力衰竭：心肌问题引起的心源性猝死常在剧烈运动时发生，其机制是心肌电生理异常。由于慢性心力衰竭患者射血分数较低，常常引发猝死。

（3）瓣膜疾病：在瓣膜病中最易引发猝死的是主动脉瓣狭窄，瓣膜狭窄引起心肌突发性、大面积的缺血而导致猝死。梅毒性主动脉炎、主动脉扩张导致主动脉瓣关闭不全时引起的猝死也不少见。

（4）电生理异常及传导系统的障碍：心传导系统异常、长 QT 间期综合征、不明或未确定原因的室颤等都是引起心源性猝死的病因。

2.主要危险因素

（1）年龄：从年龄关系而言，心源性猝死有两个高峰期，即出生后至 6 个月内及 45～75 岁时。成年人心源性猝死的发病率随着年龄增长而增长，而老年人是成年人心源性猝死的主要人群。随着年龄的增长，高血压、高血脂、心律失常、糖尿病、冠心病和肥胖的发生率增加，这些危险因素促进了心源性猝死的发生。

（2）冠心病和高血压：在西方国家，约 80% 的心源性猝死是由冠心病及其并发症引起的。冠心病患者发生心肌梗死后，左室射血分数降低是心源性猝死的主要因素。高血压是冠心病的主要危险因素，且这两种疾病在临床上常常并存。高血压患者左室肥厚，维持血压的应激能力受损，交感神经控制能力下降，易出现快速心律失常而引发猝死。

（3）急性心功能不全和心律失常：急性心功能不全患者心脏机械功能恶化时，可出现心肌电活动紊乱，引发心力衰竭患者发生猝死。临床上，几乎都是由心律失常恶化引发的心源性猝死。

（4）抑郁：其机制可能是抑郁患者交感或副交感神经调节失衡，导致心脏的电调节失调。

（5）时间：美国 Framingham 随访 38 年的资料显示，猝死发生以 7～10 时和 16～20 时为两个高峰期，这可能与此时生活、工作紧张，交感神经兴奋，诱发冠状动脉痉挛，导致心律失常有关。

（四）临床表现

心源性猝死可分为四个临床时期：前驱期、终末事件期、心脏骤停期与生物学死亡期。

1.前驱期

前驱症状表现形式多样，具有突发性和不可测性，如在猝死前数天或数月，有些患者可出现胸痛、气促、疲乏、心悸等非特异性症状，但也可无任何前驱症状，突发心脏骤停。

2.终末事件期

终末事件期是指心血管状态出现急剧变化后到心脏骤停发生前的一段时间，时间从瞬间到 1 小时不等。心源性猝死所定义时间多指该时期持续的时间。其典型表现包括严重胸痛、急性呼吸困难、突发心悸或眩晕等。在猝死前常有心电活动改变，其中以致命性快速心律失常和室性异位搏动为主因的室颤猝死者,常先有室性心动过速,少部分以循环衰竭为死亡原因。

3.心脏骤停期

心脏骤停后脑血流急剧减少,患者出现意识丧失,伴有局部或全身的抽搐。心脏骤停刚发生时可出现叹息样或短促痉挛性呼吸,随后呼吸停止伴发绀,皮肤苍白或发绀,瞳孔散大,脉搏消失,二便失禁。

4.生物学死亡期

从心脏骤停至生物学死亡的时间长短取决于原发病的性质和复苏开始时间。心脏骤停后4～6分钟脑部出现不可逆性损害,随后经数分钟发展至生物学死亡。心脏骤停后立即实施心肺复苏和除颤是避免发生生物学死亡的关键。

(五)急救方法

1.识别心脏骤停

在最短时间内判断患者是否发生心脏骤停。

2.呼救

在不影响实施救治的同时,设法通知急救医疗系统。

3.初级心肺复苏

初级心肺复苏即基础生命活动支持,包括人工胸外按压、开放气道和人工呼吸,被简称"CBA"。如果具备自动电除颤仪(AED),应联合应用心肺复苏和电除颤。

4.高级心肺复苏

高级心肺复苏即高级生命支持,是在基础生命支持的基础上,应用辅助设备、特殊技术等建立更为有效的通气和血运循环,主要措施包括气管插管、电除颤转复心律、建立静脉通道并给药维护循环等。在这一救治阶段应给予心电、血压、血氧饱和度及呼气末二氧化碳分压监测,必要时还需进行有创血流动力学监测,如动脉血气分析、动脉压、中心动脉压、肺动脉压、肺动脉楔压等。早期电除颤对于救治心脏骤停至关重要,且越早进行越好。心肺复苏的首选药物是肾上腺素,每3～5分钟重复静脉推注1 mg,可逐渐增加剂量到5 mg。低血压时可使用去甲肾上腺素、多巴胺、多巴酚丁胺等,抗心律失常常用药物有胺碘酮、利多卡因、β受体阻滞剂等。

5.复苏后处理

处理原则是维护有效循环和呼吸功能,特别是维持脑灌注,预防再次发生心脏骤停,维护水电解质和酸碱平衡,防治脑水肿、急性肾衰竭和继发感染等,其重点是脑复苏、提高营养补充。

(六)预防

1.识别高危人群,采用相应预防措施

对高危人群,针对其心脏基础疾病采用相应的预防措施能减少心源性猝死的发生率,如对冠心病患者采用减轻心肌缺血、预防心梗或缩小梗死范围等措施;对急性心梗、心梗后充血性心衰的患者应用β受体阻滞剂;对充血性心衰患者应用血管紧张素转换酶抑制剂。

2.抗心律失常

胺碘酮在心源性猝死的二级预防中优于传统的Ⅰ类抗心律失常药物。抗心律失常的外科手术治疗对部分药物治疗效果欠佳的患者有一定的预防心源性猝死的作用。近年研究证明,埋藏式心脏复律除颤器(implantable cardioverter defibrillator,ICD)能改善一些高危患者的预后。

3.健康知识和心肺复苏技能的普及

高危人群应尽量避免独居,对其及家属进行相关健康知识和心肺复苏技能普及。

二、护理评估

（一）一般评估

（1）识别心脏骤停：当发现无反应或突然倒地的患者时，首先观察其对刺激的反应，并判断患者有无呼吸和大动脉搏动。判断心脏骤停的指标包括：意识突然丧失或伴有短阵抽搐；呼吸断续，喘息，随后呼吸停止；皮肤苍白或明显发绀，瞳孔散大，大小便失禁；颈、股动脉搏动消失；心音消失。

（2）患者主诉：胸痛、气促、疲乏、心悸等前驱症状。

（3）相关记录：记录心脏骤停和复苏成功的时间。

（4）复苏过程中须持续监测血压、血氧饱和度，必要时进行有创血流动力学监测。

（二）身体评估

1.头颈部

轻拍肩部呼叫，观察患者反应、瞳孔变化情况，气道内是否有异物。手指于胸锁乳突肌内侧沟中检测颈总动脉搏动（耗时不超过 10 秒）。

2.胸部

视诊患者胸廓起伏，感受其呼吸情况，听诊其呼吸音判断自主呼吸恢复情况。

3.其他

观察全身皮肤颜色及肢体活动情况，触诊全身皮肤温、湿度等。

（三）心理、社会评估

患者复苏后应评估其心理反应与需求，家庭及社会支持情况，引导患者正确配合疾病的治疗与护理。

（四）辅助检查结果评估

（1）心电图：显示心室颤动或心电停止。

（2）各项生化检查情况和动脉血气分析结果。

（五）常用药物治疗效果的评估

1.血管升压药的评估要点

（1）用药剂量、用药速度、用药方法（静脉滴注、注射泵/输液泵泵入）的评估与记录。

（2）血压的评估：患者意识是否恢复，血压是否上升到目标值，尿量、肤色和肢端温度的改变等。

2.抗心律失常药的评估要点

（1）持续监测心电，观察心律和心率的变化，评估药物疗效。

（2）不良反应的评估：应观察用药后是否发生不良反应，如使用胺碘酮可能引起窦性心动过缓、低血压等现象，使用利多卡因可能引起感觉异常、窦房结抑制、房室传导阻滞等。

三、主要护理诊断/问题

（一）循环障碍

与心脏收缩障碍有关。

（二）清理呼吸道无效

与微循环障碍、缺氧和呼吸形态改变有关。

（三）潜在并发症

脑水肿、感染、胸骨骨折等。

四、护理措施

（一）快速识别心脏骤停，及时进行心肺复苏和除颤

心源性猝死抢救成功的关键是快速识别心脏骤停和启动急救系统，尽早进行心肺复苏和复律治疗。快速识别是进行心肺复苏的基础，而及时行心肺复苏和尽早除颤是避免发生生物学死亡的关键。

（二）合理饮食

多摄入水果、蔬菜和黑鱼等易消化的清淡食物，可通过改善心律变异性来预防心源性猝死。

（三）用药护理

应严格按医嘱用药，并注意观察常用药的疗效和毒副作用，发现问题及时处理等。

（四）心理护理

复苏后部分患者会有明显的恐惧和焦虑心理，应帮助患者正确评估所面对的情况，鼓励患者积极参与治疗和护理计划的制订，使之了解心源性猝死的高危因素和救治方法。帮助患者建立良好有效的社会支持系统，帮助患者克服恐惧和焦虑的情绪。

（五）健康教育

1.高危人群

对高危人群，如冠心病患者，应教会患者及家属心源性猝死早期出现的症状和体征，使其能做到早发现、早诊断、早干预。教会家属基本救治方法和技能，嘱患者外出时随身携带急救物品，记清救助电话，以方便得到及时救助。

2.用药原则

按时、正确服用相关药物，让患者了解常用药物不良反应及自我观察要点。

五、急救效果的评估

（1）患者意识清醒。

（2）患者恢复自主呼吸和心跳。

（3）患者瞳孔缩小。

（4）患者大动脉搏动恢复。

（范　萌）

第八节　急性心肌梗死

急性心肌梗死（acute myocardial infarction，AMI）是急性心肌缺血性坏死，是在冠状动脉病变的基础上，发生冠状动脉血供急剧减少或中断，使相应的心肌发生严重而持久地急性缺血所致。病因通常是在冠状动脉样硬化病变的基础上继发血栓形成。非动脉粥样硬化所导致的心肌梗死可由感染性心内膜炎、血栓脱落、主动脉夹层形成、动脉炎等引起。

本病在欧美常见,20世纪50年代美国本病病死率大于3‰,20世纪70年代以后降到2‰以下。美国35～84岁人群中,男性年发病率为71‰,女性年发病率为22‰;每年约有80万人发生心肌梗死,45万人发生心肌再梗死。在我国,本病远不如欧美多见,20世纪70年代和80年代北京、河北、黑龙江、上海、广州等省市年发病率仅为0.2‰～0.6‰,其中以华北地区最高。

一、病因和发病机制

急性心肌梗死绝大多数(90%以上)是由冠状动脉粥样硬化所致。由于冠状动脉有弥漫而广泛的粥样硬化病变,使管腔有75%以上的狭窄,侧支循环尚未充分建立,在此基础上,一旦因为管腔内血栓形成、劳力、情绪激动、休克、外科手术或血压剧升等诱因而导致血供进一步急剧减少或中断,使心肌发生严重而持久的急性缺血达1小时以上,即可发生心肌梗死。

冠状动脉闭塞约0.5小时后,心肌开始坏死,1小时后心肌凝固性坏死,心肌间质发生充血、水肿、炎性细胞浸润,以后坏死心肌逐渐溶解,形成肌溶灶,随后渐有肉芽组织形成,1～2周后坏死组织开始吸收,逐渐纤维化,在6～8周形成瘢痕而愈合,即陈旧性心肌梗死。坏死心肌波及心包可引起心包炎;心肌全层坏死,可产生心室壁破裂,游离壁破裂或室间隔穿孔,也可引起乳头肌断裂;若仅有心内膜下心肌坏死,在心室腔压力的冲击下,外膜下层向外膨出,形成室壁膨胀瘤,造成室壁运动障碍甚至矛盾运动,严重影响左心室射血功能。冠状动脉可有一支或几支闭塞而引起所供血区部位的梗死。

急性心肌梗死时,心脏收缩力减弱,顺应性减低,心肌收缩不协调,心排血量下降,严重时发生泵衰竭、心源性休克及各种心律失常,病死率高。

二、病理生理

主要出现左心室舒张和收缩功能障碍的一些血流动力学变化,其严重度和持续时间取决于梗死的部位、程度和范围。当心脏收缩力减弱、顺应性减低、心肌收缩不协调时,左心室压力曲线最大上升速度(dp/dt)减低,左心室舒张期末压增高,舒张和收缩末期容量增多。射血分数减低,心搏血量和心排血量下降,心率增快或有心律失常,血压下降,静脉血氧含量降低。心室重构出现心壁厚度改变、心脏扩大和心力衰竭(先左心衰竭然后全心衰竭),可发生心源性休克。右心室梗死在心肌梗死患者中少见,其主要病理生理改变是右心衰竭的血流动力学变化,右心房压力增高,高于左心室舒张期末压,心排血量减低,血压下降。

急性心肌梗死引起的心力衰竭称为泵衰竭,按基利普(Killip)分级法可分为:Ⅰ级,尚无明显心力衰竭;Ⅱ级,有左心衰竭,肺部啰音出现范围小于50%肺野;Ⅲ级,有急性肺水肿,全肺闻及大、小、干、湿啰音;Ⅳ级,有心源性休克等不同程度或阶段的血流动力学变化。心源性休克是泵衰竭的严重阶段,但如兼有肺水肿和心源性休克则情况最严重。

三、临床表现

(一)病史

发病前常有明显诱因,如精神紧张、情绪激动、过度体力活动、饱餐、高脂饮食、糖尿病未得到控制、感染、手术、大出血、休克等,少数在睡眠中发病。约有半数以上的患者过去有高血压及心绞痛史,部分患者则无明确病史及先兆表现,首次发病即是急性心肌梗死。

（二）症状

1.先兆症状

急性心肌梗死多突然发病，少数患者起病症状轻微。1/2～2/3 的患者起病前 1～2 日至 1～2 周或更长时间有先兆症状，其中最常见的是稳定型心绞痛转变为不稳定型；或既往无心绞痛，突然出现心绞痛，且发作频繁，程度较重，用硝酸甘油难以缓解，持续时间较长。急性心肌梗死多伴恶心、呕吐、血压剧烈波动，心电图显示 ST 段一时性明显上升或降低，T 波倒置或增高。这些先兆症状如诊断及时，治疗得当，约半数以上患者可免于发生心肌梗死；即使发生，症状也较轻，预后较好。

2.胸痛

胸痛为最早出现且突出的症状。其性质和部位多与心绞痛相似，但常发生于安静或睡眠时，程度更为剧烈，呈难以忍受的压榨、窒息，甚至"濒死感"，伴有大汗淋漓及烦躁不安，持续时间可长达 1～2 小时甚至 10 小时以上，或时重时轻达数天之久。疼痛用硝酸甘油无法缓解，需用麻醉性镇痛药才能减轻；疼痛部位多在胸骨后，但范围较为广泛，常波及整个心前区，约 10% 的病例波及剑突下及上腹部或颈、背部，偶尔到下颌、咽部及牙齿处；约 25% 病例无明显的疼痛，多见于老年、糖尿病（由于感觉迟钝）或神志不清患者，或有急性循环衰竭者，疼痛被其他严重症状所掩盖。15%～20% 的病例在急性期无症状。

3.心律失常

心律失常见于 75%～95% 的患者，多发生于起病后 1～2 日内，而以 24 小时内最多见。经心电图观察可发现各种心律失常，可伴乏力、头晕、晕厥等症状，且为急性期引起死亡的主要原因之一。其中最严重的心律失常是室性异位心律（包括频发性期前收缩、阵发性心动过速和颤动）。频发（＞5 次/分）、多源、成对出现或 R 波落在 T 波上的室性期前收缩可能为心室颤动的先兆。房室传导阻滞和束支传导阻滞也较多见，严重者可出现完全性房室传导阻滞。室上性心律失常则较少见，多发生于心力衰竭患者。前壁心肌梗死易发生室性心律失常，下壁（膈面）梗死易发生房室传导阻滞。

4.心力衰竭

主要是急性左心衰竭，发生率为 32%～48%，为心肌梗死后收缩力减弱或不协调所致，可出现呼吸困难、咳嗽、烦躁及发绀等症状，严重时两肺满布湿啰音，形成肺水肿，进一步则导致右心衰竭；右心室心肌梗死者可一开始就出现右心衰竭，并伴血压下降。

5.低血压和休克

仅于疼痛剧烈时血压下降，未必是休克。但如疼痛缓解而收缩压仍低于 80 mmHg，且伴有烦躁不安、大汗淋漓、脉搏细快、尿量减少（＜20 mL/h）、神志恍惚甚至晕厥时，则为休克，主要为心源性，是由于心肌广泛坏死、心排血量急剧下降所致。而神经反射引起的血管扩张尚属次要，有些患者还有血容量不足的因素参与。

6.胃肠道症状

疼痛剧烈时，伴有频繁的恶心呕吐、上腹胀痛、肠胀气等，与迷走神经张力增高有关。

7.全身症状

主要是发热，一般在发病后 1～3 天出现，体温 38 ℃左右，持续约 1 周。

（三）体征

（1）约半数患者心浊音界轻度至中度增大，有心力衰竭时较显著。

(2)心率多增快,少数可减慢。

(3)心尖区第一心音减弱,有时伴有第三或第四心音奔马律。

(4)10％～20％的患者在病后2～3天出现心包摩擦音,多数在几天内又消失,由坏死波及心包面引起的反应性纤维蛋白性心包炎所致。

(5)心尖区可出现粗糙的收缩期杂音或收缩中晚期喀喇音,为二尖瓣乳头肌功能失调或断裂所致。

(6)可听到各种心律失常的心音改变。

(7)常见血压下降到正常以下(病前高血压者血压可降至正常),且可能不再恢复到起病前水平。

(8)还可伴有休克、心力衰竭的相应体征。

(四)并发症

心肌梗死除可并发心力衰竭及心律失常外,还可有下列并发症。

1.动脉栓塞

动脉栓塞主要为左室壁血栓脱落所引起,根据栓塞的部位,可能产生脑部或其他部位的相应症状,常在起病后1～2周发生。

2.心室壁瘤

梗死部位在心脏内压的作用下,显著膨出。心电图常示持久的ST段抬高。

3.心肌破裂

心肌破裂较少见,常在发病一周内出现,患者常突发心力衰竭甚至休克,造成死亡。

4.乳头肌功能不全

乳头肌功能不全的病变可分为坏死性与纤维性两种,在发生心肌梗死后,心尖区突然出现响亮的全收缩期杂音,第一心音减低。

5.心肌梗死后综合征

心肌梗死后综合征发生率约10％,于心肌梗死后数周至数月内出现,可反复发生,表现为发热、胸痛、心包炎、胸膜炎或肺炎等症状、体征,可能为机体对坏死物质的变态反应。

四、诊断要点

(一)诊断标准

诊断AMI必须至少具备以下标准中的两条。

(1)缺血性胸痛的临床病史,疼痛常持续30分钟以上。

(2)心电图的特征性改变和动态演变。

(3)心肌坏死的血清心肌标记物浓度升高和动态变化。

(二)诊断步骤

对疑为AMI的患者,应争取在10分钟内完成诊断。

(1)临床检查(问清缺血性胸痛病史,如疼痛性质、部位、持续时间、缓解方式、伴随症状;查明心、肺、血管等的体征)。

(2)描记18导联心电图(常规12导联加$V_7～V_9$,$V_{3R}～V_{5R}$),并立即进行分析、判断。

(3)进行简明的临床鉴别诊断后迅速作出初步诊断(老年人突发原因不明的休克、心衰、上腹部疼痛伴胃肠道症状、严重心律失常或较重而持续性的胸痛或胸闷,应慎重考虑有无发生本病的可能)。

(4)对病情作出基本评价并确定即刻处理方案。

(5)继之尽快进行相关的诊断性检查和监测,如血清心肌标记物浓度的检测,结合缺血性胸痛的临床病史、心电图的特征性改变,作出 AMI 的最终诊断。此外,尚应进行血常规、血脂、血糖、凝血时间、电解质等检测,二维超声心动图检查,床旁心电监护等。

(三)危险性评估

(1)伴下列任一项者,如高龄(>70 岁)、既往有心肌梗死史、心房颤动、前壁心肌梗死、心源性休克、急性肺水肿或持续低血压等,可确定为高危患者。

(2)病死率随心电图 ST 段抬高的导联数的增加而增加。

(3)血清心肌标记物浓度与心肌损害范围呈正相关,可助评估梗死面积和患者预后。

五、鉴别诊断

(一)不稳定型心绞痛

疼痛的性质、部位与心肌梗死相似,但发作持续时间短、次数频繁、含服硝酸甘油有效。心电图的改变及酶学检查是与心肌梗死区别的主要依据。

(二)急性肺动脉栓塞

大块的栓塞可引起胸痛、呼吸困难、咯血、休克,但多出现右心负荷急剧增加的表现,如心室增大、P_2 亢进、分裂和心衰体征,但没有心肌梗死时的典型心电图改变和血清心肌酶的变化。

(三)主动脉夹层

该病也具有剧烈的胸痛,有时出现休克,其疼痛常为撕裂样,一开始即达高峰,多放射至背部、腹部、腰部及下肢,两上肢的血压和脉搏常不一致是本病的重要体征,可出现主动脉瓣关闭不全的体征,心电图和血清心肌酶学检查无 AMI 时的变化,X 线和超声检查可出现主动脉明显增宽。

(四)急腹症

急性胆囊炎、胆石症、急性坏死性胰腺炎、溃疡病穿孔等常出现上腹痛及休克的表现,但应有相应的腹部体征,心电图及影像、酶学检查有助于鉴别。

(五)急性心包炎

尤其是非特异性急性心包炎,也可出现严重胸痛、心电图 ST 段抬高,但该病发病前常有上呼吸道感染,呼吸和咳嗽时疼痛加重,早期即有心包摩擦音,无心电图的演变及酶学异常。

六、处理

(一)治疗原则

改善冠状动脉血液供给,减少心肌耗氧,保护心脏功能,挽救因缺血而濒死的心肌,防止梗死面积扩大,缩小心肌缺血范围,及时发现、处理、防治严重心律失常、泵衰竭和各种并发症,防止猝死。

(二)院前急救

流行病学调查发现,50% 的患者在发病后 1 小时内在院外猝死,死因主要是可救治的心律失常。因此,院前急救的重点是尽可能缩短患者就诊延误的时间和院前检查、处理、转运所用的时间;尽量帮助患者安全、迅速地被转送到医院;尽可能及时地给予相关急救措施,如嘱患者停止任何主动性活动和运动,舌下含化硝酸甘油,高流量吸氧,镇静止痛(吗啡或哌替啶),必要时静脉注射或滴注利多卡因,或给予除颤治疗和心肺复苏;对缓慢性心律失常患者给予阿托品肌内注射或静脉注射;及时将患者情况告知急救中心或医院,在严密观察、治疗下迅速将患者送至医院。

(三)住院治疗

急诊室医师应力争在 10～20 分钟内完成病史、临床检数记录 18 导联心电图,尽快明确诊断。对 ST 段抬高者应在 30 分钟内收住冠心病监护病房(CCU)并开始溶栓,或在 90 分钟内开始行急诊经皮冠状动脉腔内血管成形术(PTCA)治疗。

1.休息

嘱患者卧床休息,保持环境安静,减少探视,防止不良刺激。

2.监测

在冠心病监护室进行 5～7 日心电图、血压和呼吸的监测,必要时进行床旁血流动力学监测,以便于观察病情和指导治疗。

3.护理

第一周完全卧床,加强护理,进食、漱洗、大小便、翻身等都需要别人帮助;第 2 周可从床上坐起;第 3～4 周可逐步离床和室内缓步走动。但病重或有并发症者,卧床时间宜适当延长。食物以易消化的流质或半流质为主,病情稳定后逐渐改为软食,便秘 3 日者可服轻泻剂或用甘油栓等,必须防止用力大便造成病情突变,焦虑、不安患者可用地西泮等镇静剂,禁止吸烟。

4.吸氧

在急性心肌梗死早期,即便未合并左侧心力衰竭或肺疾病,也常有不同程度的动脉低氧血症。其原因可能是细支气管周围水肿,使小气道狭窄,小气道阻力增加,气流量降低,局部换气量减少,特别是两肺底部最为明显。有些患者虽未测出动脉低氧血症,但由于肺间质液体增加,肺顺应性一过性降低,而有气短症状。因此,应给予吸氧,通常在发病早期用鼻塞给氧 24～48 小时,3～5 L/min,有利于氧气被运送到心肌,可减轻气短、疼痛或焦虑症状。严重左侧心力衰竭、肺水肿和并有机械并发症的患者,多伴有严重低氧血症,需面罩加压给氧或气管插管并机械通气。

5.补充血容量

心肌梗死患者,由于发病后出汗,呕吐或进食少,以及应用利尿药等因素,会发生血容量不足和血液浓缩,从而加重缺血和血栓形成,有心肌梗死面积扩大的危险。因此,如每日摄入量不足,应适当补液,以保持出入量的平衡。

6.缓解疼痛

发生 AMI 时,剧烈胸痛使患者交感神经过度兴奋,产生心动过速、血压升高和心肌收缩力增强,从而增加心肌耗氧量。并易诱发快速性室性心律失常,应迅速给予有效镇痛药。本病早期难以区分坏死心肌疼痛和可逆性心肌缺血疼痛,二者常混杂在一起,应先予含服硝酸甘油,随后静脉点滴硝酸甘油。如疼痛不能迅速缓解,应即用强的镇痛药,吗啡和派替啶最为常用。吗啡是解除急性心肌梗死后疼痛最有效的药物,其作用于中枢阿片受体而发挥镇痛作用,还可以阻滞中枢交感神经冲动的传出,导致外周动、静脉扩张,从而降低心脏前后负荷及心肌耗氧量,通过镇痛,减轻疼痛引起的应激反应,使心率减慢。吗啡一次给药后 10～20 分钟发挥镇痛作用,1～2 小时作用最强,持续 4～6 小时;通常静脉注射吗啡 5～10 mg,必要时每 1～2 小时重复一次,总量不宜超过 15 mg。吗啡治疗剂量时即可发生不良反应,随剂量增加,发生率增加,不良反应有恶心、呕吐、低血压和呼吸抑制,其他不良反应有眩晕、嗜睡、表情淡漠、注意力分散等。一旦出现呼吸抑制,可每隔3分钟静脉注射纳洛酮,有拮抗吗啡的作用,剂量为 0.4 mg,总量不超过 1.2 mg,一般用药后呼吸抑制症状可很快消除,必要时采用人工辅助呼吸。哌替啶有消除迷走神经作用和镇痛作用,其血流动力学作用与吗啡相似,75 mg 哌替啶相当于 10 mg 吗啡,不良反应有心动过速和呕吐,但较吗啡轻,可用阿托品 0.5 mg 对抗之;临床上可肌内注射 25～75 mg,必要时 2～3 小时重复,若过量则出现麻醉作用和呼吸抑制,当引起呼吸抑制时,也可应用纳洛酮治疗。对重度烦躁者可应用冬眠疗法,即经肌内注射哌替啶25 mg、异丙嗪(非那根)12.5 mg,必要时4～6 小时重复一次。

中药可用复方丹参滴丸,麝香保心丸口服,或 16 mL 复方丹参注射液加入250～500 mL 5％的葡萄溶液中静脉滴注。

(四)再灌注心肌

起病 3～6 小时内,使闭塞的冠状动脉再通,心肌得到再灌注,濒临坏死的心肌可得以存活或使坏死范围缩小,预后改善,是一种积极的治疗措施。

1.急诊溶栓治疗

溶栓治疗是 20 世纪 80 年代初兴起的一项新技术,其治疗原理是针对急性心肌梗死发病的基础,即冠状动脉血栓性闭塞。凝血酶原在异常刺激下被激活,形成凝血酶,使纤维蛋白原转化为纤维蛋白,然后与其他有形成分如红细胞、血小板一起形成血栓。机体内存在一个纤维蛋白溶解系统,由纤维蛋白溶解原和内源性或外源性激活物组成。在激活物的作用下,纤维蛋白溶酶原被激活,形成纤维蛋白溶酶,它可以溶解稳定的纤维蛋白血栓,还可以降解纤维蛋白原,促使纤维蛋白裂解,使血栓溶解,但是纤维蛋白溶酶的半衰期很短,要想获得持续的溶栓效果,只能依靠连续输入外源性补给激活物的办法。现在临床常用的纤溶激活物有两大类,一类为非选择性纤溶剂,如链激酶、尿激酶,它们除了激活与血栓相关的纤维蛋白溶酶原外,还激活循环中的纤溶酶原,导致全身的纤溶状态,因此可以引起出血并发症;另一类为选择性纤溶剂,有重组组织型纤溶酶原激活剂(rt-PA)、单链尿激酶型纤溶酶原激活剂(SCUPA)及乙酰纤溶酶原-链激酶激活剂复合物(APSAC),它们选择性地激活与血栓有关的纤溶酶原,而对循环中的纤溶酶原仅有中度作用,这样可以避免或减少出血并发症的发生。

(1)溶栓疗法的适应证如下。

1)持续性胸痛超过 0.5 小时,含服硝酸甘油片后症状不能缓解。

2)相邻两个或更多导联 ST 段抬高 0.2 mV 以上。

3)发病 12 小时内,或发病虽超过 6 小时,但患者仍有严重胸痛,并且 ST 段抬高的导联有 R 波。

(2)溶栓治疗的禁忌证如下。

1)近 10 天内施行过外科手术者,包括活检、胸腔或腹腔穿刺和心脏体外按压术等。

2)10 天内进行过动脉穿刺术者。

3)颅内病变,包括出血、梗死或肿瘤等。

4)有明显出血或潜在的出血性病变,如溃疡性结肠炎、胃十二指肠溃疡或有空洞形成的肺部病变。

5)有出血性或脑栓死倾向的疾病,如各种出血性疾病、肝肾疾病、心房纤颤、感染性心内膜炎,收缩压高于 180 mmHg,舒张压高于 110 mmHg 等。

6)妊娠期或分娩后前 10 天。

7)在半年至 1 年内进行过链激酶治疗者。

8)年龄大于 65 岁。因为高龄患者行溶栓疗法引起颅内出血者多,而且冠脉再通率低于中年患者。①链激酶(streptokinase,SK):SK 是 C 类乙型链球菌产生的酶,在体内将前活化素转变为活化素,后者将纤溶酶原转变为纤溶酶,有抗原性,用前需做皮肤过敏试验。SK 静脉滴注常用量为50 万~150 万 U 加入 100 mL 5%的葡萄糖溶液内,在 60 分钟内滴完,后每小时给予 10 万 U,滴注 24 小时。治疗前 0.5 小时肌内注射异丙嗪25 mg,加少量(2.5~5 mg)地塞米松同时滴注可减少变态反应的发生。用药前后须进行凝血方面的化验检查,用量大时尤应注意出血倾向。冠脉内注射时先做冠脉造影,经导管向闭塞的冠状动脉内注入硝酸甘油0.2~0.5 mg,后注入 SK 2 万 U,继之每分钟 2000~4000 U,再通后,继续用 2000 U/分的 SK 30~60 分钟。患者胸痛突然消失,ST 段恢复正常,心肌酶峰值提前出现为再通征象,可每分钟注入 1 次造影剂观察是否再通。②尿激酶(Urokinase,UK):作用于纤溶酶原使之转变为纤溶酶。本品无抗原性,作用较 SK 弱。150 万~200 万U 静脉滴注,30 分钟滴完。冠状动脉内应用时每分钟 6000 U,持续 1 小时以上至溶栓后再维持 0.5~1 小时。③组织型重组纤维蛋白溶酶原激活剂(rt-PA):本品对血凝块有选择性,故疗效高于 SK;冠脉内滴注 0.375 mg/kg,持续 45 分钟;静脉滴注用量为 0.75 mg/kg,持续90 分钟。

9)其他制剂还有单链尿激酶型纤维蛋白溶酶原激活剂(SCUPA),异化纤维蛋白溶酶原链激酶激活剂复合物(APSAC)等。

(3)文献资料显示,用药 2~3 小时的开通率,rt-PA 为 65%~80%,SK 为65%~75%,UK 为50%~68%,APSAC 为 68%~70%。究竟选用哪一种溶栓剂,不能根据以上数据武断地选择,而应根据患者的病变范围、部位、年龄、起病时间的长短以及经济情况等因素选择。比较而言,如患者年龄小于 45 岁、大面积前壁 AMI、两小时内到达医院、无高血压,应首选rt-PA;如果年龄大于 70 岁、下壁 AMI、有高血压,应选 SK 或 UK。由于 APSAC 的半衰期最长(70~120 分钟),因此可在患者家中或救护车上行一次性快速静脉注射;rt-PA 的半衰期最短(3~4 分钟),需静脉持续滴注90~180 分钟;SK 的半衰期为 18 分钟,给药持续时间为 60 分钟;UK 半衰期为 40 分钟,给药时间为 30 分钟。SK 与 APSAC 可引起低血压和变态反应,UK 与rt-PA 无这些不良反应。rt-PA 需要联合肝素使用,SK、UK、APSAC除具有纤溶作用外,还有明显的抗凝作用,不需要积极使用静脉肝素。另外,rt-PA 价格较贵,SK、UK 较低廉。以上这些因素在临床选用溶栓剂时都应予以考虑。

(4)溶栓治疗的并发症。

1)出血。①轻度出血:皮肤、黏膜、肉眼及显微镜下血尿或小量咯血、呕血等(穿刺或注射部位少量瘀斑不作为并发症)。②重度出血:大量咯血或消化道大出血,腹膜后出血等引起失血性休克或低血压,需要输血者。③危及生命部位的出血:颅内、蛛网膜下隙、纵隔内或心包出血。

2)再灌注心律失常,注意其对血流动力学的影响。

3)一过性低血压及其他的变态反应。

4)已证实有效的抗凝治疗可加速血管再通,有助于保持血管通畅。今后的研究应着重于改进治疗方法或使用特异性溶栓剂,以减少纤维蛋白分解,防止促凝血活动和纤溶酶原偷窃;研制合理的联合使用的药物和方法。

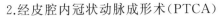

2.经皮腔内冠状动脉成形术(PTCA)

(1)直接 PTCA(direct PTCA):急性心肌梗死发病后直接做 PTCA。指征:静脉溶栓治疗有禁忌证者;合并心源性休克者;诊断不明患者,如急性心肌梗死病史不典型或左束支传导阻滞(LBBB)者;有条件在发病后数小时内行 PTCA 者。

(2)补救性 PTCA(rescue PTCA):在发病 24 小时内,静脉溶栓治疗失败,患者胸痛症状不缓解时,行补救性 PTCA,以挽救存活的心肌,限制梗死面积进一步扩大。

(3)半择期 PTCA(semi-elective PTCA):溶栓成功患者在梗死后 7～10 日内,有心肌缺血指征或冠脉再闭塞者。

(4)择期 PTCA(elective PTCA):在急性心肌梗死后 4～6 周,运动试验、动态心电图、^{201}Tl 运动心肌断层显像等证实有心肌缺血者。

(5)冠状动脉旁路移植术(CABG):适用于溶栓疗法及 PTCA 无效,而仍有持续性心肌缺血者;急性心肌梗死合并有左房室瓣关闭不全或室间隔穿孔等机械性障碍需要手术矫正和修补,须同时进行 CABG;多支冠状动脉狭窄或左冠状动脉主干狭窄者。

(五)缩小梗死面积

AMI 是心肌氧供/氧需严重失衡的表现,纠正这种失衡,就能挽救濒死的心肌,限制梗死的扩大,有效地减少并发症和改善患者的预后。控制心律失常、适当补充血容量和治疗心力衰竭均有利于减少梗死区,目前多主张采用以下几种用药方案。

1.扩血管药物

扩血管药物必须应用于梗死初期的发展阶段,即起病后 4～6 小时之内。一般首选硝酸甘油静脉滴注或异山梨酯舌下含化,也可在皮肤上用硝酸甘油贴片或软膏。使用时应注意:静脉给药时,最好有血流动力学监测,当肺动脉楔嵌压小于 15 mmHg,动脉压正常或增高时,其疗效较好,反之,则可使病情恶化;应从小剂量开始,在应用过程中保持肺动脉楔压不低于 15 mmHg(15～18 mmHg),且动脉压不低于正常低限,以保证必需的冠状动脉灌注。

2.β受体阻滞剂

大量临床资料表明,在 AMI 发生后的 4～12 小时内,给普萘洛安(心得安)、阿普洛尔(氨酰心安)、美托洛尔(美多心安)等治疗(最好是早期静脉内给药),常能明显降低患者的最高血清酶(CPK,CK-MB 等)水平,提示有限制梗死范围扩大的作用。但因这些药的负性肌力、负性频率作用,临床应用时,当心率低于每分钟 60 次,收缩压小于等于 110 mmHg 时,有心衰及下壁心梗者应慎用。

3.低分子右旋糖酐及复方丹参等活血化淤药物

一般可选用低分子右旋糖酐每日静脉滴注 250～500 mL,7～14 天为一个疗程。在低分子右旋糖酐内加入活血化瘀药物,如血栓通 4～6 mL,川芎嗪 80～160 mg 或复方丹参注射液 12～30 mL,疗效更佳。心功能不全者慎用低分子右旋糖酐。

4.极化液(GIK)

GIK 可减少心肌坏死,加速缺血心肌的恢复。但近几年,因其效果不显著,已趋向不用,仅用于 AMI 伴有低血容量者。其他改善心肌代谢的药物有维生素 C(3～4 g)、辅酶 A(50～100 U)、肌苷(0.2～0.6 g)、维生素 B_6(50～100 mg),每日静脉滴注一次。

5.其他

有人提出用大量激素(氢化可的松 150 mg/kg)或透明质酸酶(每次 500 U/kg,每 6 小时

1次,每日4次),或用钙拮抗剂(尼可地平 20 mg,每 4 小时 1 次)治疗 AMI,但对此分歧较大,尚无统一结论。

(六)严密观察,及时处理并发症

1.左心功能不全

因病理生理改变的程度不同,左心功能不全可表现为轻度肺淤血、急性左心衰(肺水肿)、心源性休克。

(1)急性左心衰(肺水肿):可选用吗啡、利尿剂(呋塞米等)、硝酸甘油(静脉滴注),尽早口服 ACEI 制剂(以短效制剂为宜);肺水肿合并严重高血压时应静脉滴注硝普钠,由小剂量 (10 μg/min)开始,据血压变化逐渐调整剂量;伴严重低氧血症者可行人工机械通气治疗;在 AMI 发病 24 小时内不主张使用洋地黄制剂。

(2)心源性休克:在严重低血压时应静脉滴注多巴胺 5～15 μg/(kg·min),一旦血压升至 90 mmHg 以上,则可同时静脉滴注多巴酚丁胺 3～10 μg/(kg·min),以减少多巴胺用量;如血压不升应使用大剂量[≥15 μg/(kg·min)]多巴胺;大剂量多巴胺无效时,可静脉滴注去甲肾上腺素 2～8 μg/min;轻度低血压时,可用多巴胺或与多巴酚丁胺合用;药物治疗无效者,应使用主动脉内球囊反搏(IABP);AMI 合并心源性休克时提倡行 PTCA 再灌注治疗;可酌情选用独参汤、参附汤、生脉散等中药。

2.抗心律失常

约有 90％以上急性心肌梗死患者出现心律失常,绝大多数发生在梗死后 72 小时内,不论是快速性还是缓慢性心律失常,对急性心肌梗死患者均可引起严重后果。因此,要求医护人员及早发现心律失常,特别是严重的心律失常前驱症状,并给予积极的治疗。

(1)对出现室性期前收缩的急性心肌梗死患者,应行严密心电监护及处理。频发的室性期前收缩或室速,应以利多卡因 50～100 mg 静脉注射,无效时间隔 5～10 分钟重复,控制后以每分钟1～3 mg 静脉滴注维持,情况稳定后可改为口服;美西律 150～200 mg,普鲁卡因酰胺 250～500 mg,溴苄胺100～200 mg等,6 小时维持 1 次。

(2)对已发生室颤应立即行心肺复苏术者,在进行心脏按压和人工呼吸的同时尽快实行电除颤,一般首次即采取较大能量(200～300 J),争取一次成功。

(3)对窦性心动过缓,如心率小于每分钟 50 次,或心率在每分钟 50～60 次但合并低血压或室性心律失常者,可静脉注射阿托品 0.3～0.5 mg,无效时间隔 5～10 分钟重复,但总量不超过 2 mg。也可以氨茶碱0.25 g或异丙基肾上腺素 1 mg 分别加入 300～500 mL 液体中静脉滴注,但这些药物可能会增加心肌氧耗或诱发室性心律失常,故均应慎用。以上治疗无效,症状严重时,可采用临时起搏措施。

(4)对房室传导阻滞Ⅰ度和Ⅱ度患者,可应用肾上腺皮质激素、阿托品、异丙肾上腺素治疗,但应注意其不良反应。对Ⅲ度及Ⅱ度Ⅱ型者宜行临时心脏起搏。

(5)对室上性快速心律失常者,可选用 β 阻滞剂、洋地黄类(24 小时内尽量不用)、维拉帕米(异搏定)、乙胺碘呋酮、奎尼丁、普鲁卡因酰胺等治疗。对阵发性室上性心律失常、房颤及房扑者,药物治疗无效时,可考虑直流同步电转复或人工心脏起搏器复律。

3.机械性并发症的处理

(1)心室游离壁破裂的处理。心室游离壁破裂可引起急性心包填塞,导致突然死亡,临床表现为电-机械分离或心脏停搏,常因难以即时救治而死亡。对亚急性心脏破裂者,应积极争取冠

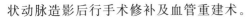

状动脉造影后行手术修补及血管重建术。

（2）室间隔穿孔的处理。室间隔穿孔伴血流动力学失代偿者,提倡在血管扩张剂和利尿剂治疗及主动脉球囊反搏术(IABP)支持下,早期或急诊手术治疗。如穿孔较小,无充血性心衰,血流动力学稳定,可保守治疗,6周后择期手术。

（3）急性二尖瓣关闭不全的处理。急性乳头肌断裂时突发左心衰和(或)低血压,主张用血管扩张剂、利尿剂及IABP治疗,在血流动力学稳定的情况下行急诊手术。对左心室扩大或乳头肌功能不全者,应积极应用药物治疗心衰,改善心肌缺血并行血管重建术。

（七）恢复期处理

住院3～4周后,如患者病情稳定,体力增进,可考虑出院。近年主张出院前做症状限制性运动负荷心电图、放射性核素和(或)超声显像检查,如显示心肌缺血或心功能较差,宜行冠状动脉造影检查,考虑行进一步处理。心室晚电位检查有助于预测发生严重室性心律失常的可能性。

七、护理

（一）护理评估

1.病史

发病前常有明显诱因,如精神紧张、情绪激动、过度体力活动、饱餐、高脂饮食、糖尿病未控制、感染、手术、大出血、休克等,少数在睡眠中发病,约有半数以上的患者过去有高血压及心绞痛史,部分患者则无明确病史及先兆表现,首次发病即是急性心肌梗死。

2.身体状况

（1）先兆。约半数以上患者在梗死前数日至数周,有乏力、胸部不适、活动时心悸、气急、心绞痛等症状,最突出的症状为心绞痛发作频繁,持续时间较长,疼痛较剧烈,甚至伴恶心、呕吐、大汗、心动过缓,硝酸甘油疗效差等,称为梗前先兆。存在梗前先兆的患者应警惕近期发生心肌梗死的可能,要及时住院治疗。

（2）症状。急性心肌梗死的临床表现与梗死的大小、部位、发展速度及原来心脏的功能情况等有关。①疼痛:是最常见的起始症状。典型的疼痛部位和性质与心绞痛相似,但疼痛更剧烈,诱因多不明显,持续时间较长,多在30分钟以上,也可达数小时或数日,休息和含服硝酸甘油多不能缓解。患者常烦躁不安、出汗、恐惧,或有濒死感。老年人、糖尿病患者以及脱水、休克患者常无疼痛。少数患者以休克、急性心力衰竭、突然晕厥为始发症状。部分患者的疼痛位于上腹部,或放射至下颌、颈部、背部上方,易被误诊,应与相关疾病鉴别。②全身症状:有发热和心动过速等。发热由坏死物质吸收所引起,一般在疼痛后24～48小时出现,体温一般在38 ℃左右,持续约一周。③胃肠道症状:频繁,常伴有早期恶心、呕吐、肠胀气和消化不良,特别是下后壁梗死,重症者可发生呃逆。④心律失常:见于75%～95%的患者,以发病24小时内最多见,可伴心悸、乏力、头晕、晕厥等症状。其中以室性心律失常居多,可出现室性期前收缩、室性心动过速、心室颤动或加速性心室自主心律。如出现频发的、成对的、多源的和R落在T的室性期前收缩或室性心动过速,常为心室颤动的先兆,室颤是急性心肌梗死早期的主要死因。室上性心律失常则较少,多发生在心力衰竭者中。缓慢型心律失常中以房室传导阻滞最为常见,束支传导阻滞和窦性心动过缓也较多见。⑤低血压和休克:见于20%～30%的患者。疼痛期的血压下降未必是休克,若疼痛缓解后收缩压仍低于80 mmHg,伴有烦躁不安、面色苍白、皮肤湿冷、大汗淋漓、脉细而快、少尿、精神迟钝甚或昏迷,则为休克。休克多在起病后数小时至一周内发生,主要是心源性,为心肌收缩力减弱、心排血量急剧下降所致,尚有血容量不足、严重心律失常、周围血管舒缩功能障碍和酸中毒等因素参与。⑥心力衰竭:主要为急性左心衰竭。可在发病最初的几天内发生,或在疼痛、休克好转阶段出现,是因为心肌梗死后心脏收缩力显著减弱或不协调所致,患者可突然出现呼吸困难、咳泡沫痰、发绀等症状,严重时可发生急性肺水肿,也可继而出现全心衰竭,并伴血压下降。

(3)体征。①一般情况:患者常焦虑不安或感到恐惧,手抚胸部,面色苍白,皮肤潮湿,呼吸增快,如左心功能不全时患者呼吸困难,常采半卧位或咯粉红色泡沫痰;发生休克时四肢厥冷,皮肤有蓝色斑纹。多数患者于发病第二天体温升高,一般在 38 ℃左右,不超过 39℃,一周内退至正常。②心脏:心脏浊音界可轻至中度增大;心率增快或减慢;可有各种心律失常;心尖部第一心音常减弱,可出现第三或第四心音奔马律;一般听不到心脏杂音,二尖瓣乳头肌功能不全或腱索断裂时心尖部可听到明显的收缩期杂音;室间隔穿孔时,胸骨左缘可闻及响亮的全收缩期杂音;发生严重的左心衰竭时,心尖部也可闻及收缩期杂音;1%～20%的患者可在发病 1～3 天内出现心包摩擦音,持续数天,少数可持续 1 周以上。③肺部:发病早期,肺底可闻及少数湿啰音,常在 1～2 天内消失,啰音持续存在或增多常提示左心衰竭。

3.实验室及其他检查

(1)心电图:可起到定性、定位、定期的作用。透壁性心肌梗死的典型改变是出现异常、持久宽而深的 Q 波或 QS 波。损伤型 ST 段的抬高,弓背向上与 T 波融合形成单向曲线,于起病数小时之后出现,数日至数周回到基线;起病数小时内 T 波异常增高,数日至两周左右变为平坦,继而倒置。但有5%～15%的病例心电图表现不典型,其原因包括小灶梗死、多处或对应性梗死、再发梗死、心内膜下梗死以及伴室内传导阻滞、心室肥厚或预激综合征等。以上情况可不出现坏死性 Q 波,只表现为 QRS 波群高度、ST 段、T 波的动态改变。另外,右心梗死、真后壁和局限性高侧壁心肌梗死的常规导联中不显示梗死图形,应加做特殊导联以明确诊断。

(2)心向量图:当心电图不能明确诊断为心肌梗死时,往往可通过心向量图得到证实。

(3)超声心动图:超声心动图并不能用来诊断急性心肌梗死,但对探查心肌梗死的各种并发症极有价值,尤其是室间隔穿孔破裂、乳头肌或腱索断裂或功能不全造成的二尖瓣关闭不全、脱垂、室壁瘤和心包积液。

(4)放射性核素检查:放射性核素心肌显影及心室造影中^{99m}Tc 及^{131}I 等形成热点成像或^{201}Ti、^{42}K 等形成冷点成像,先是 ST 段普通压低,继而 T 波倒置。成像可判断梗死的部位和范围。用门电路控制 γ 闪烁照相法进行放射性核素血池显像,可观察壁动作及测定心室功能。

(5)心室晚电位(LPs):心肌梗死时 LPs 阳性率 28%～58%,其出现不似陈旧性心梗稳定,但与室速与室颤有关,阳性者应进行心电监护及有效治疗。

(6)磁共振成像(MRI 技术):易获得清晰的空间隔像,故对发现间隔段运动障碍、间隔心肌梗死并发症较其他方法优越。

(7)实验室检查。①血常规:白细胞计数上升,达$(10～20)×10^9$/L,中性粒细胞增至 75%～90%。②红细胞沉降率增快;C-反应蛋白(CRP)增高可持续 1～3 周。③血清酶学检查:心肌细胞内含有大量的酶,心肌细胞受损时这些酶进入血液,测定血中心肌酶谱对诊断及估计心肌损害程度有十分重要的价值。常用的有血清肌酸磷酸激酶(CPK),发病 4～6 小时在血中出现,24 小时达峰值,后很快下降,2～3 天消失;乳酸脱氢酶(LDH),在起病 8～10 小时后升高,2～3 天达到高峰时间,持续 1～2 周恢复正常。其中 CPK 的同工酶 CPK-MB 和 LDH 的同工酶

CDH,诊断的特异性最高,其增高程度还能准确地反映梗死的范围。④肌红蛋白测定:血清肌红蛋白升高出现时间比 CPK 略早,约在 2 小时左右,多数 24 小时内即恢复正常;尿肌红蛋白在发病后 5~40 小时开始排泄,平均持续时间达 83 小时。

（二）护理目标

（1）患者疼痛减轻。

（2）患者能遵医嘱服药,了解治疗的重要性。

（3）患者的活动量增加、心率正常。

（4）患者的生命体征维持在正常范围。

（5）患者看起来放松。

（三）护理措施

1.一般护理

（1）安置患者于冠心病监护病房（CCU）,连续监测心电图、血压、呼吸 5~7 日,对行漂浮导管检查者做好相应护理,询问患者有无心悸、胸闷、胸痛、气短、乏力、头晕等不适。

（2）病室保持安静、舒适,限制探视,有计划地护理患者,减少对患者的干扰,保证患者充足的休息和睡眠时间,防止任何不良刺激。据病情安置患者于半卧位或平卧位,如无并发症,24 小时内可在床上活动肢体。无并发症者可在床上坐起,逐渐过渡到坐在床边或椅子上,每次 20 分钟,每日 3~5 次,鼓励患者深呼吸;第 1~2 周后开始在室内走动,逐步过渡到室外行走;第 3~4 周可试着上下楼梯或出院。病情严重或有并发症者应适当延长卧床时间。

（3）向患者介绍本病知识和监护室的环境,关心、尊重、鼓励、安慰患者,以和善的态度回答患者提出的问题,帮助其树立战胜疾病的信心。

（4）给予患者低钠、低脂、低胆固醇、无刺激、易消化的饮食,少量多餐,避免进食过饱。

（5）对于心肌梗死患者,由于卧床休息、消化功能减退、哌替啶或吗啡等止痛药物的应用,使胃肠功能和膀胱收缩被抑制,易发生便秘和尿潴留。对此,应予以足够的重视,酌情给予轻泻剂,嘱患者排便时勿屏气,避免增加心脏负担和导致附壁血栓脱落,排便不畅时宜加用开塞露,对 5 日无大便者可行保留灌肠或给低压盐水灌肠;对排尿不畅者,可采用物理或诱导法协助排尿,必要时行导尿。

（6）吸氧:氧治疗可改善低氧血症,有利于心肌梗死的康复。急性期给患者高流量吸氧,持续48 小时,氧流量在每分钟 3~5 L,病情变化时可延长吸氧时间,待疼痛减轻,休克解除,可降低氧流量,应注意鼻导管的通畅,24 小时更换一次。如果合并急性左心衰竭,出现重度低氧血症时,病死率较高,可采用加压吸氧或酒精除泡沫吸氧。

（7）防止血栓性静脉炎或深部静脉血栓形成:血栓性静脉炎表现为受累静脉局部红、肿、痛,可延伸呈条索状,多因反复静脉穿刺输液和多种药物输注所致。所以行静脉穿刺时应严格无菌操作,若患者感觉输液局部皮肤疼痛或红肿,应及时更换穿刺部位,并予以热敷或理疗。下肢静脉血栓形成一般在血栓较大引起阻塞时才出现患肢肤色改变、皮肤温度升高和可凹性水肿,应注意每日协助患者做被动下肢活动 2~3 次,注意下肢皮肤温度和颜色的变化,避免选用下肢静脉输液。

2.病情观察与护理

急性心肌梗死系危重疾病,应早期发现危及患者生命的先兆表现,如能得到及时处理,可使病情转危为安,故需严密观察以下情况。

(1)血压。开始发病时应 0.5～1 小时测量一次血压,随血压恢复逐步减少测量次数至每日 4～6 次,血压基本稳定后每日测量 1～2 次。若收缩压在 90 mmHg 以下,脉压减小,且音调低落,要注意患者的神志状态、脉搏、面色、皮肤色泽及尿量等,判断是否有心源性休克的发生。此时,在通知医师的同时,应对休克者采取抗休克措施,如补充血容量,应用升压药、血管扩张剂以及纠正酸中毒,避免脑缺氧,保护肾功能等,有条件者应准备好中心静脉压测定装置或漂浮导管,调节正确输液量及液体滴速。

(2)心率、心律。在冠心病监护病房(CCU)进行连续的心电、呼吸监测,在心电监测示波屏上,应注意观察心率及心律变化,及时检出可能作为恶性心动过速先兆的任何室性期前收缩,以及室颤或完全性房室传导阻滞、严重的窦性心动过缓、房性心律失常等。①每分钟 5 次以上;②呈二、三联律;③多元性期前收缩;④室性期前收缩的 R 波落在前一次主搏的 T 波之上。当室性期前收缩有以上①～④的特征时,为转变阵发性室性心动过速及心室颤动的先兆,易造成心脏骤停。遇上述情况,在立即通知医师的同时,需应用相应的抗心律失常药物,并准备好除颤器和人工心脏起搏器,协同医师进行抢救处理。

(3)胸痛。急性心肌梗死患者常伴有持续剧烈的胸痛,因此,应注意观察患者的胸痛程度,因剧烈胸痛可导致低血压,加重心肌缺氧,扩大梗死面积,引起心力衰竭、休克及心律失常。常用的给药方案有罂粟碱肌内注射或静脉滴注,硝酸甘油 0.6 mg 含服,疼痛较重者可用哌替啶或吗啡。在护理中应注意可能出现的药物不良反应,同时注意观察血压、尿量、呼吸及一般状态,确保用药的安全。

(4)呼吸急促。注意观察患者的呼吸状态,对有呼吸急促的患者应注意观察其血压、皮肤黏膜的血循环情况、肺部体征的变化以及血流动力学和尿量的变化,当发现患者有呼吸急促、不能平卧、烦躁不安、咳嗽、咯泡沫样血痰时,立即取半坐位,给予吸氧,准备好快速强心、利尿剂,配合医师按急性心力衰竭处理。

(5)体温。急性心肌梗死患者可有低热,体温在 37～38.5 ℃,多持续 3 天左右,如体温持续升高,一周后仍不下降,应疑有继发肺部或其他部位感染,及时向医师报告。

(6)意识变化。如发现患者意识恍惚,烦躁不安,应注意观察血流动力学及尿量的变化。警惕心源性休克的发生。

(7)器官栓塞。在急性心肌梗死第一、二周内,注意观察组织或脏器有无发生栓塞,因左心室内附壁血栓可脱落,而引起脑、肾、四肢、肠系膜等动脉栓塞,若发现栓塞应及时向医师报告。

(8)心室膨胀瘤。在心肌梗死恢复过程中,心电图表现虽有好转,但患者仍有顽固性心力衰竭或心绞痛发作,应疑有心室膨胀瘤的发生。这是由于在心肌梗死区愈合过程中,心肌被结缔组织所替代,成为无收缩力的薄弱纤维瘢痕区,该区内受心腔内的压力而向外呈囊状膨出,造成心室膨胀瘤,应配合医师进行 X 线检查以确诊。

(9)心肌梗死后综合征。需注意在急性心肌梗死后 2 周、数月甚至 2 年内,可并发心肌梗死后综合征,表现为肺炎、胸膜炎和心包炎征象,同时也有发热、胸痛、血沉和白细胞升高现象,酷似急性心肌梗死的再发,这是由坏死心肌引起机体自身免疫变态反应所致。如心肌梗死的特征性心电图变化有好转现象,但患者有上述表现时,应做好 X 线检查的准备,配合医师作出鉴别诊断。因本病应用激素治疗效果良好,但若因误诊而用抗凝药物,可导致心腔内出血而发生急性心包填塞,故应严密观察病情,在确诊为本病后,应向患者及家属做好解释工作,解除其顾虑,必要时给患者应用镇痛及镇静剂;做好休息、饮食等生活护理。

（四）健康教育

（1）注意劳逸结合，根据心功能进行适当的康复锻炼。

（2）避免紧张、劳累、情绪激动、饱餐、便秘等诱发因素。

（3）节制饮食，禁忌烟酒、咖啡、刺激性食物，多吃蔬菜、蛋白质类食物，少食动物脂肪、胆固醇含量较高的食物。

（4）按医嘱服药，随身常备硝酸甘油等扩张冠状动脉的药物，定期复查。

（5）指导患者及家属在病情突变时采取简易应急措施。

（范　萌）

第九节　重症肌无力危象

一、疾病概论

重症肌无力（myasthenia gravis，MG）是神经-肌肉接头处传递功能障碍所致的慢性疾病，主要由乙酰胆碱受体抗体介导，是细胞免疫和补体参与的自身免疫性疾病。重症肌无力的临床特征为受累肌肉极易疲劳，经休息和抗胆碱酯酶药物治疗后部分恢复，若其在病程中突然出现呼吸衰竭、肺活量明显减少，称为重症肌无力危象。

（一）病因与发病机制

1.病因

重症肌无力危象在原有重症肌无力的基础上，常由下列因素诱发：①感染；②创伤、分娩、胸腺切除手术或放射线治疗；③重症肌无力治疗不当（如未经抗胆碱酯酶药物治疗、抗胆碱酯酶药量不足或过量或长期使用抗胆碱酯酶药物者突然停药）；④某些药物的影响（如箭毒、吗啡等）。

2.发病机制

目前，重症肌无力的发病机制尚未完全明了，可能是因为体内产生的乙酰胆碱受体抗体（acetylcholine receptor antibody，AchR-Ab）在补体的参与下与乙酰胆碱受体（acetylcholine receptor，AchR）发生应答，足够的循环抗体能致突触后膜传递障碍而发生肌无力，在此基础上，再由上述不良因素诱发重症肌无力危象。

（二）临床表现

重症肌无力危象是重症肌无力的主要死亡原因，患者可因呼吸肌、膈肌受累而出现咳嗽无力、呼吸困难，甚至因呼吸麻痹或继发吸入性肺炎而死亡；心肌偶可受累，常致突然死亡。

（三）救治原则

（1）不同危象的特殊处理。①肌无力危象：静脉用抗胆碱酯酶药物，如新斯的明1 mg溶于5％葡萄糖注射液或生理盐水1000 mL中静脉滴注，或0.3～1.0 mg静脉注射，也可用溴吡斯的明1.2 mg静脉注射，必要时定期重复使用。若用药后症状不减轻甚至加重，应警惕胆碱能危象的发生。②胆碱能危象：立即停用抗胆碱酯酶药物，静脉注射或肌内注射阿托品，每次0.5～2.0 mg，每15～30分钟重复1次，直到毒蕈碱样症状消失为止，同时可给予碘解磷定。③反拗性危象：立即停用一切药物，行气管插管或气管切开术，呼吸机辅助呼吸，至少72小时以后，才可从小剂量开始应用抗胆碱酯酶药物。

(2)糖皮质激素和免疫抑制剂。糖皮质激素能缩短危象发作持续时间,对于胸腺瘤者,免疫抑制剂疗效优于抗胆碱酯酶药。

(3)注意维持水、电解质平衡。

(4)病因治疗。由胸腺瘤引起的重症肌无力并发危象者,待病情控制后,择期行手术治疗。

二、护理评估

(一)病史

重症肌无力危象是在重症肌无力的基础上由某些因素诱发的,因此需了解患者重症肌无力发生的时间,主要症状特点,平时用药情况,包括药物的名称、剂量、服药时间等,危象发生前的精神状况,有无不良的精神刺激、应激状况等,危象发生主要的症状、救治情况,此外还应了解家属成员有无类似病史。

(二)身心状况

1.症状与体征

临床上将重症肌无力危象分为肌无力危象、胆碱能危象和反拗性危象三种类型。

(1)肌无力危象为最主要的临床类型,暴发型尤为多见,为疾病发展所致。其多发生在感染、创伤或减药、停药后,出现呼吸衰竭者为肌无力危象,临床表现为烦躁不安,咽喉肌及呼吸肌进行性无力而出现呼吸、吞咽困难,咳嗽排痰无力,导致分泌物阻塞,发生严重缺氧,甚至呼吸衰竭而死亡。肌无力危象多发生于感染、创伤或停药后,无抗胆碱酯酶药中毒症状,静脉注射新斯的明 $2\sim10$ mg 后,症状可显著好转,其作用时间可持续 $2\sim4$ 分钟。

(2)胆碱能危象是由于抗胆碱酯酶药物过量,突触后膜产生除极阻断所致,约占重症肌无力危象的 3%,临床表现除有上述肌无力危象症状外,常有瞳孔缩小,泪液、唾液、呼吸道分泌物增多,腹痛、腹胀、腹泻等毒蕈碱样作用和肌束震颤。新斯的明试验使肌无力症状加重,阿托品试验使毒蕈碱中毒症状得到改善。

(3)反拗性危象又称为无反应危象,是由于突触后膜大量乙酰胆碱受体受损,对抗胆碱酯酶药物失去反应,致突触后膜难以达到充分的极化所致,临床表现与胆碱能危象相似。停用抗胆碱酯酶药物症状无改善,新斯的明试验症状加重或无改善。

2.心理和社会状况

患者在原有疾病基础上病情加剧,出现呼吸衰竭等表现,病情危重,使患者及家属感到焦虑不安、恐惧、消极悲观,甚至悲观绝望。

(三)辅助检查

1.电生理试验

虽然一次低频超强电刺激可使正常人神经冲动释放乙酰胆碱量减少,但仍可保持正常的神经肌肉接头传导,安全系数为 3 或 4;重症肌无力患者乙酰胆碱受体数目减少,安全系数降低,故多数患者电生理试验阳性。

2.抗乙酰胆碱受体抗体(AchR-Ab)测定

AchR-Ab 测定大多数为阳性。

3.胸腺 CT 扫描

多数患者胸腺肿大或有胸腺瘤。

三、护理诊断

（一）清除呼吸道无效

这与咳嗽无力及呼吸道分泌物增多有关。

（二）气体交换受损

这与呼吸肌、膈肌受累有关。

四、护理目标

(1)呼吸道分泌物及时获得清除,呼吸道保持畅通。

(2)呼吸困难获得缓解,缺氧得到纠正,生命体征平稳。

五、护理措施

（一）一般护理

(1)绝对卧床休息。

(2)给氧:对呼吸困难者均应行输氧,有明显发绀者应行面罩给氧,必要时行气管插管或气管切开术,呼吸机辅助呼吸。

(3)饮食:因多不能进食,应通过鼻饲流质加强营养。

(4)其他:定时改变体位、拍背、引流痰液、使用深部吸引器,定时做雾化吸入,以防止肺不张;做好口腔护理、皮肤护理,预防口腔炎和压疮的发生。

（二）急救护理

1.病情监测

密切观察病情:注意呼吸频率与节律的变化,观察有无呼吸困难加重、发绀、咳嗽无力、瞳孔变化、出汗、唾液或呼吸道分泌物增多等现象。

2.用药护理

使用抗胆碱酯酶药物时,应严格遵医嘱执行,用药过程中注意观察患者症状是否有所减轻,如用药后症状不减轻,甚至加重,应警惕胆碱能危象的发生并及时报告医师。禁止使用阻滞神经-肌肉传递的药物,如氨基糖苷类抗生素、普鲁卡因胺等。

（三）健康指导

(1)保持心情舒畅,生活有规律。

(2)按医嘱正确用药,定期到医院复诊,外出时随身携带好药物及病历。

(3)避免疲劳,预防感染。

(4)病情加重时及时到医院就诊。

六、护理评价

(1)患者呼吸道分泌物及时获得清除,未发生吸入性肺炎,呼吸道保持畅通,气管切开者未发生继发感染。

(2)患者生命体征平稳,血气分析正常。

(3)患者了解重症肌无力危象的预防知识,能按医嘱正确用药。

（范　萌）

第十节　超高热危象

危象不是一个独立的疾病,它是指某一疾病在病程进展过程中所表现出的一组急性综合征。多数危象的发生是由于某些诱发因素导致基础疾病的原有内环境急剧变化,并对生命重要器官特别是大脑构成严重的威胁。若抢救不及时,超高热危象的病死率和致残率均较高,但若能够及时发现并治疗,护理措施得当,危象是可以得到有效的控制的。

体温超过 41 ℃ 称为高热,超高热危象是指高热同时伴有抽搐、昏迷、休克、出血等,多有体温调节中枢功能障碍。超高热可使肌肉细胞快速代谢,引起肌肉僵硬、代谢性酸中毒及心脑血管等系统的损害,严重时可导致患者死亡。

一、病因

（一）感染性发热

任何病原体(各种病毒、细菌、真菌、寄生虫、支原体、螺旋体、立克次体等)引起的全身各系统、器官的感染。

（二）非感染性发热

病原体以外的各种物质引起的发热均属于非感染性发热,常见病因如下。

1.体温调节中枢功能异常

体温调节中枢受到损害,使体温调定点上移,造成发热,常见于中暑、安眠药中毒、脑外伤、脑出血等。

2.变态反应与过敏性疾病

变态反应时形成抗原抗体复合物,激活白细胞释放内源性致热源而引起发热,如血清病、输液反应、药物热及某些恶性肿瘤等。

3.内分泌与代谢疾病

如甲亢、硬皮病等。

二、临床表现

（一）体温升高

患者体温达到或超过 41 ℃,会出现呼吸急促、烦躁、抽搐、休克、昏迷等症状。

（二）发热的特点

许多发热疾病具有特殊热型,根据不同热型,可提示某些疾病的诊断,如稽留热常见于伤寒、大叶性肺炎,弛张热常见于败血症、严重化脓性感染等。

（三）伴随症状

发热可伴有皮疹、寒战、淋巴结或肝脾肿大等表现。

三、实验室及其他检查

有针对性地进行血、尿、便、脑脊液等常规检查,病原体显微镜检查,细菌学检查,血清学检

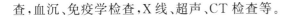

查,血沉、免疫学检查,X 线、超声、CT 检查等。

四、治疗要点

（一）治疗原则

迅速降温,有效防治并发症,加强支持治疗,对因治疗。

（二）治疗措施

1.降温

迅速而有效地将体温降至 38.5 ℃是治疗超高热危象的关键。

（1）物理降温的常用方法:①冰水擦浴:对高热、烦躁、四肢末梢灼热者可用;②温水擦浴:对寒战、四肢末梢厥冷的患者,用 32～35 ℃温水擦浴,以免寒冷刺激加重血管收缩;③酒精擦浴:用30％～50％酒精擦拭;④冰敷:将冰帽、冰袋置于前额及腋窝、腹股沟、腘窝等处。

物理降温的注意事项:①擦浴方法是自上而下,由耳后、颈部开始,直至患者皮肤微红,体温降至38.5 ℃左右;②不宜在短时间内将体温降得过低,以防引起虚脱;③伴皮肤感染或有出血倾向者,不宜行皮肤擦浴;④降温效果不佳者可适当配合药物降温等措施。

（2）药物降温的常用药物:①复方氨基比林 2 mL 或柴胡注射液 2 mL 肌内注射;②阿司匹林、扑热息痛、地塞米松等;③对高热伴惊厥的患者,可用人工冬眠药物（哌替啶 100 mg、异丙嗪 50 mg、氯丙嗪50 mg）全量或半量静脉滴注。

药物降温的注意事项:降温药物可以减少产热和利于散热,故用药时要防止患者虚脱,及时补充水分;冬眠药物可引起血压下降,使用前应补足血容量,纠正休克,注意血压的变化。

2.病因治疗

（1）对于各种细菌感染性疾病,除对症处理外,还应早期使用广谱抗生素,如有病原体培养结果及药敏试验结果,可针对感染细菌应用敏感的抗生素。

（2）非感染性发热,一般病情复杂,应根据患者的原发病进行有针对性的处理。

五、护理措施

（一）一般护理

保持室温在 22～25 ℃,迅速采取有效的物理降温方式。对于高热惊厥的患者,将其置于保护床内,防止坠床或碰伤,备舌钳或牙垫防止舌咬伤,建立静脉通路,保持呼吸道通畅。

（二）严密观察病情

注意观察患者生命体征、神志、末梢循环和出入量的变化,特别应注意体温的变化及伴随的症状。每4 小时测 1 次体温,当体温降至 39 ℃以下后,每日测 4 次体温,直至体温恢复正常。应时刻观察降温治疗的效果,避免降温速度过快,防止患者出现虚脱现象。

（三）加强基础护理

（1）嘱患者卧床休息,保持室内空气新鲜,避免着凉。

（2）降温过程中出汗较多的患者,要及时更换衣裤被褥,保持皮肤清洁舒适;卧床的患者,要定时翻身,防止褥疮。

（3）给予高热量、半流质饮食,鼓励患者多进食、多饮水,每天液体入量达 3000 mL,保持大便通畅。

(4)加强口腔和呼吸道护理,防止感染及黏膜溃破;协助患者排痰;对于咳嗽无力或昏迷无咳嗽反射者,可行气管切开,保持呼吸道通畅。

(范　萌)

第十一节　高血压危象

在高血压过程中,由于某种诱因使周围小动脉发生暂时性强烈痉挛,使血压进一步地急剧增高,引起一系列神经-血管加压性危象、某些器官性危象及体液性反应,这种临床综合征称为高血压危象。

一、病因

本病可发生于缓进型或急进型高血压、各种肾性高血压、嗜铬细胞瘤、妊娠高血压综合征、卟啉病等,也可见于主动脉夹层动脉瘤和脑出血。对于使用单胺氧化酶抑制剂治疗的高血压患者,进食过含酪胺的食物或应用拟交感药物后,也可导致血压的急剧升高。精神创伤、情绪激动、过度疲劳、寒冷刺激、气候因素、月经期和更年期内分泌改变等为高血压危象的常见诱因,在上述诱因的作用下,原有高血压患者的周围小动脉突然发生强烈痉挛,周围阻力骤增,血压急剧升高,导致本病的发生。心、脑、肾动脉有明显硬化的患者,在危象发生时易发生急性心肌梗死、脑出血和肾衰竭。

二、发病机制

高血压危象的发生机制,多数研究者认为是在诱发因素的作用下,血液循环中肾素、血管紧张素、去甲基肾上腺素和精氨酸加压素等收缩血管活性物质突然急骤升高,引起肾脏出入球小动脉收缩或扩张,这种情况若持续存在,除了血压急剧增高外还可导致压力性多尿,继而发生循环血容量减少,又反射性地引起血管紧张素Ⅱ、去甲肾上腺素和精氨酸加压素生成和释放增加,使循环血中血管活性物质和血管毒性物质达到危险水平,从而加重肾小动脉收缩。

三、病情评估

(一)主要症状

1.神经系统症状

剧烈头痛、多汗、视力模糊、耳鸣、眩晕或头晕、手足震颤、抽搐、昏迷等。

2.消化道症状

恶心、呕吐、腹痛等。

3.心脏受损症状

胸闷、心悸、呼吸困难等。

4.肾脏受损症状

尿频、少尿、无尿、排尿困难或血尿等。

(二)主要体征

(1)突发性血压急剧升高,收缩压大于 200 mmHg,舒张压大于等于 120 mmHg,以收缩压升高为主。

（2）心率加快（大于 110 次/分），心电图可表现为左室肥厚或缺血性改变。

（3）眼底视网膜渗出、出血和视神经盘水肿。

（三）主要实验室检查

危象发生时，血中游离肾上腺素或去甲肾上腺素增高、肌酐和尿素氮增高、血糖增高，尿中可出现蛋白和红细胞，酚红排泄率、内生肌酐清除率均可低于正常。

（四）详细评估

（1）有无突然性血压急剧升高。在原高血压的基础上，动脉血压急剧上升，收缩压高达 200 mmHg，舒张压在 120 mmHg 以上。

（2）有无存在诱发危象的因素，包括情绪激动、寒冷刺激、精神打击、过度劳累、内分泌功能失调等。

（3）血压、脉搏、呼吸、瞳孔、意识，注意有无脑疝的前驱症状。

（4）患者对疾病、治疗方法以及饮食和限盐的了解。

（5）观察尿量及外周血管灌注情况，评估出入量是否平衡。

（6）用药效果及不良反应。

（7）有无并发症发生。

四、急救护理

（一）急救干预

（1）立即将患者置于半卧位，吸氧，保持安静。

（2）尽快降血压，一般收缩压应小于 160 mmHg，舒张压应小于 100 mmHg，平均动脉压应小于 120 mmHg；不必急于将血压完全降至正常；一般采用硝酸甘油、压宁定（利喜定）静脉给药。

（3）抽搐、躁动不安者使用地西泮等镇静药。

（4）如有脑水肿发生可适当使用脱水药和利尿药，常用药物有 20％甘露醇和呋塞米。

（二）基础护理

（1）保持环境安静，患者绝对卧床休息。

（2）给氧，昏迷患者应保持呼吸道通畅，及时清除呼吸道分泌物。

（3）建立静脉通路，保证降压药的及时输入。

（4）做好心理护理，消除紧张状态，避免情绪激动，酌情使用有效镇静药。

（5）限制钠盐摄入，每天小于 6 g，多食新鲜蔬菜和水果，保证足够的钾、钙、镁摄入；禁食刺激性食物如酒、烟等，昏迷患者给予鼻饲。

（6）保持大便通畅，排便时避免过度用力。

（7）严密观察血压，严格按规定的测压方法定时测量血压并做好记录，最好进行 24 小时动态血压监测，并进行心电监护，观察心率、心律变化，发现异常及时处理。

（8）观察头痛、烦躁、呕吐、视力模糊等症状经治疗后有无好转，精神状态有无由兴奋转为安静。随着血压的下降，高血压脑病患者的神志可以恢复，抽搐可以停止，所以应迅速降压、制止抽搐以减轻脑水肿，按医嘱适当使用脱水剂。

（9）记录 24 小时出入量，对昏迷患者给予留置导尿，维持水、电解质和酸碱平衡。

(三)预见性观察

(1)心力衰竭:主要为急性左心衰,应注意观察患者的心率、心律变化,做心电监护,及时观察是否有心悸、呼吸困难、粉红色泡沫样痰等情况出现。

(2)脑出血:表现为嗜睡、昏迷、肢体偏瘫、面瘫,伴有或不伴有感觉障碍,应加以观察,出现情况及时处理。

(3)肾衰竭:观察患者尿量,定期复查肾功能,使用呋塞米时尤应注意。

(范　萌)

第十二节　溶血危象

溶血危象是指在慢性溶血病程中突然出现严重的急性溶血,或具有潜在溶血因素的患者在某些诱因作用下突然发生大量血管外或血管内溶血。溶血危象是一严重威胁患者生命的综合征,若不及时救治常可危及生命。

一、病因与诱因

(一)病因

1.红细胞结构和功能异常

如遗传性椭圆或球形红细胞增多、口形红细胞增多症、自体免疫性溶血性贫血等。

2.血红蛋白病

海洋性贫血、不稳定血红蛋白病、血红蛋白结构异常等。

3.红细胞酶缺乏

6-磷酸葡萄糖脱氢酶缺乏症、丙酮酸激酶缺乏症。

4.其他

血型不合输血、药物性溶血等。

(二)诱因

常见诱因有感染、外科手术、创伤、妊娠、过度疲劳、大量饮酒、情绪波动、服酸性药物及食物等。

二、发病机制

本病的发病机制尚不十分明确。正常红细胞平均寿命有 $100\sim120$ 天,当红细胞平均寿命短于 20 天时,将出现溶血性贫血,根据红细胞的破坏部位又分为血管内溶血和血管外溶血。大量溶血使血浆中游离血红蛋白急骤增加而发生血红蛋白血症,当游离血红蛋白大于 $0.7\sim1.49$ g/L 时,溶血 12 小时后可发生黄疸,并通过肾排泄而出现血红蛋白尿,大量血红蛋白刺激和沉淀可使肾血管痉挛和肾小管梗阻,以至肾小管坏死,发生急性肾衰竭。另外,大量红细胞破坏可引起严重贫血,甚至发生心功能不全、休克、昏迷,部分溶血危象患者可继发急性骨髓功能障碍,即再生障碍性危象。

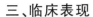

三、临床表现

(一)寒战与发热

大部分患者先有寒战、面色苍白、四肢发凉,继之体温可达 40 ℃。

(二)四肢、腰背疼痛

患者多有全身及腰背酸痛,伴有腹痛,或伴明显肌紧张。溶血严重者可继发少尿、无尿及急性肾衰竭,还可出现恶心、呕吐、腹胀等消化道症状。

(三)血压下降

血型不合所致的溶血危象中,血压下降不易被纠正,这与抗原、抗体反应所致的过敏性休克、血管舒缩功能失调有关。骤然大量溶血还可导致高钾血症、心律失常,甚至心脏停搏。

(四)出血倾向与凝血障碍

大量红细胞破坏可以消耗血液内的凝血物质,导致明显出血倾向,部分患者常因感染、休克、肾衰竭、电解质紊乱而并发 DIC。

(五)贫血加重、黄疸加深

原有贫血突然加重,全身乏力,心悸气短,危象发生 12 小时后可见全身皮肤、黏膜黄染急剧加深。

(六)肝、脾明显肿大

溶血危象时,患者的肝脾均明显肿大,尤以脾肿大为著,常与贫血及黄疸程度成正比。另外,因大量溶血,胆红素排泄过多,在胆道沉积,易并发胆结石。

四、实验室及其他检查

(一)红细胞破坏增加

血清间接胆红素增高,尿中尿胆原增加。血浆游离血红蛋白含量增高,血清结合球蛋白降低或消失,出现高铁血红素清蛋白血症、血红蛋白尿(尿可呈淡红色、棕色)、含铁血黄素尿,红细胞寿命缩短。

(二)红细胞系代偿增生的表现

网织红细胞增加,骨髓幼红细胞增生,周围血液中出现幼红细胞。

五、治疗要点

(一)治疗原则

迅速终止溶血,消除血红蛋白血症,纠正重度贫血,防治急性肾衰竭和其他并发症。

(二)治疗措施

1.去除病因

查寻有无变应原或药物,去除一切可能的诱因和病因,控制感染。接受输血者出现溶血可疑症状时,应立即停止输血。

2.控制溶血

输入 500～1000 mL 右旋糖酐或 706 羧甲淀粉,阻止血红蛋白尿的发作,适用于伴有感染、外伤、输血反应和腹痛危象者。急性溶血可经服用或静脉滴注 5％碳酸氢钠而减轻;肾上腺皮质激素主要用于自身免疫而致的获得性溶血性贫血的溶血危象;重症者可选用地塞米松或氢化可的松静脉快速给药,病情稳定后改用强的松口服;必要时可选用硫唑嘌呤、环孢素等免疫抑制剂。

3.输血、纠正贫血

当大量溶血造成严重贫血时,输血是抢救患者生命的关键措施之一,但要根据原发病的不同采用成分输血,如病情危急且无分离洗涤红细胞的条件,可在输血前用大量糖皮质激素。

4.防治急性肾衰竭

纠正血容量后,尽早应用 25% 甘露醇 250 mL,于 15~30 分钟内快速滴注,使尿量维持在 100 mL/h 以上,24 小时尿量应达 1500~2400 mL,适量给予 5% 碳酸氢钠还可以碱化尿液,防止肾小管机械阻塞。已发生急性肾衰竭者按急性肾衰竭处理。

六、护理措施

(一)紧急护理措施

发生溶血危象时,立即使患者卧床,抬高床头以利肺扩张及气体交换,输血的患者立即停止输血,同时将余血、患者血标本和尿标本送检,并给予吸氧,建立静脉通道,迅速按医嘱用药。

(二)严密观察病情

严密观察生命体征、意识的变化,注意尿色、尿量的变化,观察有无黄疸或贫血加重,及时了解化验结果。输血时注意严格执行规章制度,输血速度应缓慢,并密切观察患者反应。使用糖皮质激素期间注意避免感染,使用环磷酰胺者指导其多饮水以防出血性膀胱炎等,使用硫唑嘌呤、环孢素等免疫抑制剂时,必须密切观察药物的不良反应。

(三)一般护理

(1)嘱患者卧床休息,保持呼吸道通畅。对寒战或发热者,护理时注意保暖和降温,对躁动者注意保护其安全。

(2)做好生活护理,保持病房安静、舒适,避免各种精神因素刺激。

(3)给予心理护理,减轻患者恐惧、不安情绪,使其积极配合治疗。

(四)健康宣教

慢性溶血患者应该注意休息,防止劳累,清淡饮食,随季节加减衣物,预防感染,可减少溶血危象的发生;保持情绪稳定,可减少并发症,促进疾病康复。

(范　萌)

第十章　血液透析护理技术

第一节　血液透析治疗技术及护理

一、对患者评估

（一）透析前评估

血液透析前对患者进行必要的评估,是防止透析中并发症的最重要的要素。透析前评估包括体重、血压和脉搏,行静脉置管的患者还包括体温。

1.水负荷状况

查看患者前次透析记录,讨论以前透析中出现的问题,评估目前的水负荷状况并作出恰当的判断,需要记录患者的水肿、气短、高血压、体重、中心静脉压、病史、尿量、液体入量等情况。

2.血管通路

应认真评估、检查通路是否有感染和肿胀。

3.感染征象

检查穿刺部位有无感染、局部敷料清洁度等,如有感染征象,应做拭子培养;如有发生,应进行静脉血培养。更换敷料时必须执行无菌操作。

（二）透析后评估

（1）根据透析后体重、透析前体重和干体重来确定预定的超滤量是否实现,并调整干体重。

（2）通过观察患者全身情况和血压记录评估患者对超滤量的耐受情况。

（3）如实际超滤量与预定量不符,最可能的原因有体重下降值计算错误、超滤控制错误、患者在透析过程中额外丢失液体、透析过程中静脉补液或进食水、透析前后称体重时的着装不一致及体重秤故障等。

二、血液透析技术规范

（一）超滤

1.确定超滤

确定超滤必须考虑超滤率和患者的生理状况及心血管并发症。对于透析过程中始终保持过

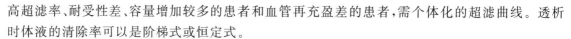

高超滤率、耐受性差、容量增加较多的患者和血管再充盈差的患者,需个体化的超滤曲线。透析时体液的清除率可以是阶梯式或恒定式。

2.钠曲线

钠曲线即调钠血液透析,指透析液钠浓度从血液透析开始至结束呈从高到低或从低到高,或高低反复变化,而透析后血钠浓度恢复正常的透析方法。钠曲线可以帮助患者达到超滤目标,但应注意钠超负荷的风险。

3.容量监测

通过超声或光电方式,借助计算机反映患者血细胞比容和血红蛋白浓度,计算出相对血容量,防止超滤过多、过快引起的有效血容量减少,引起不良反应。协助医务人员为患者设定理想的干体重。

(二)透析液离子浓度的选择

应根据不同患者的个体差异或同一患者的病情变化选择合适的透析液成分。

(三)透析器的选择

(1)对慢性肾衰竭患者,透析器的选择应参考溶质分子清除、超滤率、透析时间、生物相容性、是否有血液滤过和患者体重决定。

(2)对急性肾衰竭患者,透析器应根据患者的生化指标和体液平衡情况进行选择。

(四)血液透析机及管路的准备

(1)在治疗前彻底预冲透析器(按照不同透析器厂家说明进行预冲处理),并将所有的空气排出透析器,以避免治疗开始后回路中形成泡沫。

(2)预冲完毕,透析机即进入重复循环模式。

(3)在透析机上设定好目标脱水量、治疗时间、肝素剂量以及任何需修改的治疗内容。

(五)开始透析

有两种方式可供选择:

(1)连接动脉管路和静脉管路,开启血泵至 100 mL/min。

(2)只连接动脉管,开启血泵至 100 mL/min,当血流到静脉端时接通管路,逐渐增加泵速到预定速度。

患者进入透析治疗阶段后应确保患者:①动脉和静脉管路安全;②患者舒适;③机器处于透析状态;④抗凝已经启动;⑤悬挂 500 mL 生理盐水与血管通路连接以备急需;⑥已经按照程序设定脱水量;⑦完成护理记录;⑧用过的敷料已经丢掉;⑨如果看不到护士,确定患者伸手即可触及呼叫器。

在整个透析过程中,应巡视、观察、记录患者的一般情况、血压、脉搏、静脉压、动脉压、超滤量、超滤率、肝素剂量等,对首次透析和急诊透析的患者应予以监护。

透析时工作人员应时刻注意个人卫生和无菌操作,每次进行操作前都应确保手、手套和工作服清洁,戴防血液或化学物质的面罩,或对高危患者采取针对性预防措施等。

(六)结束透析

(1)透析结束时,透析机将发出听觉或视觉信号,提醒程序设定的治疗时间已经达到。为避免延迟下机,应提前准备好下机所需物品,确定至少有 500 mL 的生理盐水可用于回输血液。

(2)血泵速度为 150 mL/min 时,要用 100～300 mL 的生理盐水才能使体外循环的血液回到患者循环中。

（3）测量患者血压,如血压无异常,当静脉管中的颜色呈现亮粉色时,即可以停止回输血液。因为有空气栓塞的风险,不推荐使用空气回血。

（4）动静脉内瘘和人工血管瘘患者下机处理:①在患者带瘘上肢下垫一块治疗巾作为无菌区,暂停血泵;②拔除动脉针,封闭动脉管;③无菌操作时将动脉管与回水管连接,开启血泵,回输血液;④当血液完全回输到患者体内后,关闭血泵;⑤拔除针头,纱布加压穿刺点止血;⑥当出血停止后,用纱布和敷料覆盖过夜。

（5）静脉置管患者下机处理:①在患者的置管上肢下垫一块治疗巾作为无菌区,戴无菌手套,采用非接触技术断开血管通路;②提前消毒导管接头,断开后用至少 10 mL 生理盐水冲洗导管,1000～5000 U/ mL肝素封管(恰好充满且不溢出),立即接上无菌帽。

（七）抗凝方法

（1）应个体化并且经常做回顾性分析,其方法和剂量应参考活化凝血时间值、通路情况及透析后透析器和管路的清洁程度等。

（2）肝素是最常使用的抗凝剂,可以采取初始注射剂量、初始注射剂量＋维持量、仅给维持量、间断给药等方式给药。还可以选择低分子肝素、局部用枸橼酸盐、前列环素或无肝素透析。

（3）急性肾衰竭患者肝素的用法应该参照患者整体状况和每次透析情况而定。

（4）尿毒症的患者可能有血小板功能异常和活动性出血,合并有创操作的患者应使用小剂量肝素或无肝素透析。

（5）在无肝素透析时,应保持较高血流速,每隔 15～30 分钟用盐水冲洗管路和透析器,以防止血栓形成。冲洗所用的盐水的量应在超滤量中去除。但目前很少使用无肝素透析,因为血栓形成将会引起整个管路血液损失。

（八）血标本采集方法

1.透析前

进针后立即从瘘管针采集血样本,针不需要预冲,如瘘管针已预冲,应通过留置导管先抽出 10 mL血,再收集样本,以免污染。

2.透析后

考虑到电解质的反跳,样本再循环或回血生理盐水污染等,应在透析结束时,将超滤量设置为零,减慢血流速至 50～100 mL/min,约 10 秒后,从动脉瘘管处采血留取标本,电解质反跳通常发生在透析结束后 2～30 分钟。

三、透析机报警原因及处理

（一）血路部分

1.动脉压(血泵前)

通常动脉压(血泵前)为－200～－80 mmHg,超过－250 mmHg将发生溶血。如果血管通路无法提供足够的血流,动脉负压增大,机器产生报警,应关闭血泵。血泵关闭后,动脉负压缓解,报警消除,血泵恢复运转直到再次产生负压报警,如此反复循环。

（1）负压过大的原因:①动脉针位置不当(针不在血管内或紧贴血管壁);②患者血压降低(累及通路血流);③通路血管痉挛(仅见于动静脉内瘘);④吻合口狭窄(动静脉内瘘吻合口或移植血管动脉吻合口);⑤动脉针或通路凝血;⑥动脉管道打结;⑦抬高手臂后通路塌陷(如怀疑,可让患者坐起,使通路低于心脏水平);⑧穿刺针口径太小,血流量太大;⑨深静脉导管尖端位置不当、活瓣栓子形成或纤维阻塞。

(2)处理:①减少血流量,动脉负压减低,使报警消除;②确认动脉针或通路无凝血,动脉管道无打结;③测定患者血压,若患者血压降低,给予补液,减少超滤率;④如压力不降低,则松开动脉针胶布,稍做前后移动或转动;⑤提高血流量到原先水平,如动脉压仍低,重复前一步骤;⑥若仍未改善,在低血流量下继续透析,延长透析时间,或另外打开动脉针透析(原针保留,肝素盐水冲洗,透析结束时拔除),如血流量需要大于 350 mL/min,一般需用 15G 针;⑦如换针后动脉低负压仍持续存在,则可能有血管通路狭窄,用两手指短暂加压阻断动脉针和静脉针之间的血流,如泵前负压明显加大,说明动脉血流部分来自下游,而上游通道的血流量不足;⑧检查深静脉导管是否扭结,改变颈或臂位置,或稍微移动导管,转换导管口,如无效,注射尿激酶或组织血浆酶原激活剂,行放射学检查确定导管位置。

2.静脉压监测

通常静脉压力为 50～250 mmHg,随针的大小、血流量和血细胞比容的变化而变化。

(1)静脉压增高的原因:①移植血管的静脉压可高达 200 mmHg,移植血管的高动脉压会传到静脉血管;②小静脉针(16G),高血流量;③静脉血路上的滤器凝血,这是肝素化不充分的最早表现,也是透析器早期凝血的表现;④血管通路静脉端狭窄(或痉挛);⑤静脉针位置不当或静脉血路扭结;⑥静脉针或血管通路静脉端凝血。

(2)静脉压增高的处理:①用生理盐水冲洗透析器和静脉滤器,如果静脉滤器凝血,而透析器无凝血(冲洗时透析器纤维干净),立即更换凝血的静脉管道,调整肝素剂量后重新开始透析;②判断静脉针或血管通路静脉端是否阻塞可以采用关闭血泵,迅速夹闭静脉血路,与静脉针断开,用生理盐水注入静脉针,观察阻力大小的方法;③用两手指轻轻加压阻断动脉针和静脉针之间的血流,如为下流狭窄引起静脉流出道梗阻,静脉压会因上流受阻而进一步增高。

3.空气探测

最容易发生空气进入血液循环的部位在动脉针和血泵之间,因为这部分为负压,常见于动脉针周围(特别是负压很大时)、管道连接处、泵段血管破裂处以及输液管。透析结束时,回血操作不当也会引起空气进入体内。许多空气栓塞是在因假报警而关闭空气探测器后发生的,应注意避免,因空气栓塞可能致命。

4.血管路扭结和溶血

血泵和透析器之间的血管路扭结会造成严重溶血,这一段通常测不出高压,因为动脉压监测器通常设在泵前,即使泵后有动脉压力监测器,如果扭结发生在探测器之前,此处的高压也无法被测出。

(二)透析液路

1.电导度

电导度增高最常见的原因是净化水进入透析机的管道扭结或低水压造成供水不足;电导度降低最常见的原因是浓缩液耗尽;比例泵故障也可导致电导度增高或降低。当电导度异常时,将透析液旁路阀打开,使异常透析液不经过透析器而直接排出。

2.温度

温度异常通常是由加热器故障引起,但旁路阀可以对患者进行保护。

3.漏血

气泡、黄疸患者的胆红素或污物进入透析液均会引起假漏血报警。当透析液不出现肉眼可见的颜色改变时,需用测定血红蛋白尿的试纸检测流出透析器的透析液来判断漏血报警的真伪,如果确定漏血,透析液室压力应设置在-50 mmHg以下,以免细菌或细菌产物从透析液侧进入血液。空心纤维型透析器轻微漏血时会自行封闭,可继续透析,但一般情况下应回血,更换透析器或停止透析。预防:①预冲时进行透析器漏血检测;②透析中避免跨膜压过高,如有凝血、静脉回路管弯曲打折等发生应立即处理;③透析中跨膜压不能超过透析器的承受力。

四、血液透析治疗的常见急性并发症及处理

(一)低血压

低血压最常见,发生率可达$50\%\sim70\%$。

1.原因

有效血容量减少、血管收缩力降低、心源性及透析膜生物相容性差、严重贫血及感染等。

2.临床表现

典型症状为出冷汗、恶心、呕吐,重者表现为面色苍白、呼吸困难、心率加快、一过性意识丧失,甚至昏迷。

3.处理

取头低足高位,停止超滤,给予吸氧,必要时快速补充生理盐水$100\sim200$ mL或葡萄糖溶液20 mL,输血浆和清蛋白,并结合病因及时处理。

4.预防

措施如下:①用容量控制型透析机,使用血容量监测器;②指导患者限制盐的摄入,控制饮水量;③避免过度超滤;④透析前停用降压药,对症治疗纠正贫血;⑤改变透析方法,如采用碳酸氢盐透析、血液透析滤过、钠曲线和超滤曲线、低温透析等;⑥有低血压倾向的患者应避免在透析期间进食。

(二)失衡综合征

发生率为$3.4\%\sim20\%$。

1.原因

血液透析时血液中的毒素迅速减少,血浆渗透压下降,但由于血脑屏障使脑脊液中的尿素等溶质含量下降较慢,以至脑脊液的渗透压大于血液渗透压,水分由血液进入脑脊液形成脑水肿,这也与透析后脑脊液与血液之间的pH值梯度增大,即脑脊液中的pH值相对较低有关。

2.临床表现

轻者表现为头痛、恶心、呕吐、困倦、烦躁不安、肌肉痉挛、视力模糊、血压升高;重者表现为癫痫发作、惊厥、木僵甚至昏迷。

3.处理

轻者不必处理;重者可减慢透析血流量以降低溶质清除率和改变pH,但透析有时需终止。可给予50%葡萄糖溶液或10 mL 3%氯化钠溶液静脉推注,或静脉滴注清蛋白,必要时给予镇静剂及其他对症治疗。

4.预防

措施如下:①开始血液透析时采用诱导透析方法,透析强度不能过大,避免使用大面积高效透析器,逐步增加透析时间,避免清除溶质过快;②长期透析患者则应适当提高透析液的钠浓度。

(三)肌肉痉挛

肌肉痉挛的发生率为 10%～15%,主要部位为腓肠肌和足部。

1.原因

肌肉痉挛常与低血压同时发生,可能与透析时超滤过多、过快,低钠透析等有关。

2.临床表现

肌肉痉挛多发生在透析的中后期,多见于老年人,以肌肉痉挛性疼痛为主,一般持续 10 分钟。

3.处理

减慢超滤速度,静脉输注生理盐水、高渗糖水或高渗盐水。

4.预防

措施如下:①避免过度超滤;②改变透析方法,如采用钠曲线和超滤曲线等;③睡前口服维生素 E 或奎宁;④透析后静脉注射左旋卡尼汀。

(四)发热

发热常发生在透析中或透析后。

1.原因

感染、致热源反应及输血反应等。

2.临床表现

致热源反应通常发生在透析后 1 小时,主要症状有寒战、高热、肌痛、恶心、呕吐、痉挛和低血压。

3.处理

静脉注射地塞米松 5 mg,症状通常在几小时内自然消失,24 小时内完全恢复;若有感染存在,应及时与医师沟通,应用抗生素。

4.预防

措施如下:①严格执行无菌操作;②严格用消毒水处理设备和管道。

(五)空气栓塞

1.原因

血液透析过程中,各管路连接不紧密、血液管路破裂、透析器膜破损及透析液内空气弥散入血,回血时不慎等。

2.临床表现

少量无反应,如血液内进入 5 mL 以上空气可出现呼吸困难、咳嗽、发绀、胸部紧迫感、烦躁、痉挛、意识丧失甚至死亡。

3.处理

一旦发生空气栓塞,应立即夹闭静脉通路并关闭血泵。患者取头低左侧位,通过面罩或气管吸入 100%氧气,必要时做右心房穿刺抽气,同时注射地塞米松,严重者要立即送高压氧舱治疗。

4.预防

措施如下:①透析前严格检查管道有无破损,连接是否紧密;②回血时集中注意力,气体进入静脉端时要及时停止血泵转动;③避免在血液回路上输液,尤其泵前负压部分;④定期检修透析机,确保空气探测器工作正常。

（六）溶血

1.原因

透析液低渗、温度过高;透析用水中的氧化剂和还原剂(氯胺、酮、硝酸盐)含量过高;消毒剂残留;血泵和管道内红细胞的机械损伤及血液透析中的异型输血等。

2.临床表现

急性溶血时,患者有胸部紧迫感、心悸、心绞痛、腹背痛、气急、烦躁,可伴畏寒、血压下降、血红蛋白尿甚至昏迷;大量溶血时患者可出现高钾血症,静脉回路血液呈淡红色。

3.处理

立即关闭血泵,停止透析,丢弃体外循环血液;给予高流量吸氧,明确溶血原因后应尽快开始透析;贫血严重者应输入新鲜全血。

4.预防

措施如下:①透析中防止凝血;②保证透析液质量;③定期检修透析机和水处理设备;④输血时,认真执行查对制度,严格遵守操作规程。

五、透析器首次使用综合征

在透析时,因使用新的透析器发生的临床综合征,称为首次使用综合征,分为 A 型首次使用综合征和 B 型首次使用综合征。

1.A 型首次使用综合征

该型又称超敏反应型,多发生于血液透析开始后的 5～30 分钟内,主要表现为呼吸困难、全身发热感、皮肤瘙痒、麻疹、咳嗽、流泪、流涕、打喷嚏、腹部绞痛、腹部痉挛,严重者可发生心跳骤停甚至死亡。

(1)原因:主要是因为患者对环氧乙烷、甲醛等消毒液或透析器的黏合剂过敏或透析器膜的生物相容性差等,使得补体系统激活、白细胞介素释放。

(2)处理原则:①立即停止透析,勿将透析器内血液回输体内;②按抗变态反应常规处理,如应用肾上腺素、抗组胺药和激素等。

(3)预防措施:①透析前将透析器充分冲洗(不同的透析器有不同的冲洗要求),使用新透析器前要仔细阅读操作说明书;②认真查看透析器的环氧乙烷消毒日期;③部分透析器反应与合并应用血管紧张素转换酶抑制剂(ACEI)有关,应停用;④对使用环氧乙烷消毒的透析器过敏者,可改用 γ 射线或蒸气消毒的透析器。

2.B 型首次使用综合征

该型又称非特异型,多发生于透析开始后数分钟至 1 小时,主要表现为胸痛,伴有或不伴有背部疼痛。

(1)原因:目前尚不清楚。

(2)处理原则:①加强观察,症状不明显者可继续透析;②症状明显者可予以吸氧和对症治疗。

(3)预防措施:①试用不同的透析器;②充分冲洗透析器。

六、血液透析突发事件应急预案

(一)透析中失血

1.原因

管路开裂、破损,接管松脱和静脉针脱落等。

2.症状

出血、血压下降,甚至发生休克。

3.应急预案

停血泵,查找原因,尽快恢复透析通路;必要时回血,给予输液或输血;心电监护,对症处理。

4.预防

透析前将透析器管路、管路针等各个接头连接好,预冲时要检查是否有渗漏;固定管路时,应给患者留有活动的余地。

(二)电源中断

1.应急预案

措施如下:①通知工程师检查稳压器和线路,电话通知医院供电部门。②配备带有后备电源的透析机,停电后还可运行 20～30 分钟。③若没有后备电源的透析机,停电后应立即将动静脉夹打开,手摇血泵,速度为每分钟100 mL左右。④若15～30 分钟内供电恢复可不回血;若暂时仍不能恢复供电可回血结束透析,并尽可能记录机器上的各项参数。

2.预防

措施如下:①保证透析中心为双向供电;②停电后 15 分钟内可用发电机供电;③给透析机配备后备电源,停电后可运行 20～30 分钟。

(三)水源中断

1.应急预案

措施如下:①机器报警并自动改为旁路;②通知工程师检查水处理设备和管路,电话通知医院供水部门;③若1～2 小时不能解除,应终止透析并记录机器上的各项参数。

2.预防

措施如下:①保证透析中心为专路供水;②在水处理设备前设置水箱,并定期检修水处理设备。

(朱　慧)

第二节　透析患者的心理特点

患者心理是指患者在患病或出现主观不适后,伴随着诊断、治疗和护理过程所发生的一系列心理反应。在生物心理社会医学模式中,患者心理的研究与应用是临床工作中的一项重要内容。人的心理与躯体疾病是一个统一体,准确地把握透析患者的心理特点,对于建立融洽的医患关系,有效地控制疾病进展,全面地改善透析患者的生存质量是十分有益的。

一、否认心理

多数尿毒症患者在患病之初都有过否认心理。有的患者否认尿毒症的诊断,拒绝需要透析治疗这个严酷的事实,他们常以自己的主观感觉良好来否认疾病的存在,照常工作、学习,以维持暂时的心理平衡;有的患者怀疑医师的诊断,反复询问病情,到处奔走就医,企图通过复查,推翻原有的结论;有的患者否认疾病的严重性,他们虽能接受尿毒症的诊断,但仍存在不同程度的侥幸心理,总认为医师喜欢把病情说得重一些,对疾病的严重程度半信半疑,因此不按医嘱行事,尽可能拖延做血管通路手术的时间;还有的患者表现沉闷,内心极端痛苦,不去积极治疗,甚至拒绝治疗;更多的患者则压抑自己强烈的情绪反应,表现为迟钝、犹豫,进而感到孤独,产生被遗弃感。研究者认为,否认疾病的存在在短时间内和一定程度上可缓解应激,减轻过分的担忧与恐惧,具有一定的积极意义,但是不顾事实的长期否认,将会延误治疗的时机。

二、焦虑心理

透析患者由于惧怕透析过程中可能出现的痛苦,担心失去正常生活的能力,尤其害怕死亡的来临,会表现出真实的痛苦与焦虑。有的患者对于长期依赖透析治疗这个事实不理解或不接受,越接近透析日期,心理负担越重,焦虑和恐惧感越明显,甚至会坐卧不安,食不知味,夜不能寐。此外,医院环境的不良刺激,也容易使透析患者心境不佳,情绪低落,特别是当看到为抢救危重患者来回奔忙的医护人员,看到同病相怜的病友死亡时,更容易产生恐惧与焦虑的心理,患者会认为自己也面临着同样威胁。长期的过度焦虑,会导致心理的失衡,不利于疾病的治疗。

三、抑郁心理

抑郁是一种闷闷不乐,忧愁压抑的消极心情,主要是由现实丧失或预期丧失引起的。接受透析治疗对于任何人来说,都不是一件愉快的事,多少都伴随着丧失,所以多数透析患者都会产生程度不等的抑郁情绪,并因病情轻重和治疗效果的不同而有所差异,突出表现为自尊心低、沮丧、伤感、绝望和失助感,患者往往会把生活看得灰暗,总认为自己的将来比现在更糟,缺乏自信,消极接受治疗,严重者甚至出现自杀行为。

四、孤独与怪癖心理

透析患者由于受到抑郁、焦虑等消极情绪的长期折磨,心理会产生扭曲。他们暂时或长期丧失生活自理能力,自感无助于家庭与社会,会因为成为家庭与社会的累赘而产生孤独感,这种心理变化长期持续存在会导致行为上的怪癖。他们常常把医护人员和家属当作替罪羊,无休止地向他们发泄不满,怨天尤人,一会儿责怪医师没有精心治疗,一会儿埋怨家人没有尽心照顾,要求逐渐增多,情绪极易激惹,有时会为了一点小事大发雷霆,任性挑剔,伤害他人感情,甚至出现自残和攻击医护人员的行为。

五、依赖心理

透析患者大都存在一种依赖他人的心理状态,对自己的日常行为、生活自理能力失去信心,自己有能力做的事情也不愿去做,事事依赖他人,行为变得被动顺从。一向独立、意志坚强的人也变得犹豫不决,一向自负好胜的人也变得畏缩不前。透析患者的这种被动依赖心理,不利于疾病的控制,如一味姑息迁就他们的依赖心理,难以培养他们与疾病斗争的信念。

六、悲观与绝望心理

对于刚被确诊为尿毒症的患者,悲观是其常见的心理反应,在那些主观症状越来越明显,尤其在经过一段透析治疗却没有达到预期效果的患者身上表现得更为突出,他们由抱有希望到失望再到绝望,惶惶不可终日,痛苦心情难以言表。有的患者为了不给家人添麻烦,不让他们过分地担忧,反而表现得异常平静;有的透析患者意志薄弱,失去信心,不敢面对现实,万念俱灰,求生意志丧失殆尽,坐等死亡的到来。

（朱　慧）

第三节　透析患者的需求

对于透析患者来说,有物质与医疗服务的需求,但相对更重要的是心理需求能够得到满足。虽然透析患者的心理需求因人而异,但也有共性规律可循,笔者根据马斯洛提出的人的需求层次理论,结合自己的观察与思考,认为透析患者主要有以下六种心理需求。

一、需要尊重

透析患者希望得到他人及社会的理解和尊重,特别是希望得到医护人员的关心和重视,得到较好的治疗待遇。不同社会角色的人常有意或无意地透露和显示自己的身份,想让别人知道他们的重要性,期望医护人员对他们给予特殊照顾。作为医护人员应该懂得,一切患者都是因为生病才来就医,在这一方面,大家都是平等的,所以,对待透析患者既要一视同仁,又要让他们每一个人都能感受到他是得到特殊照顾的。

二、需要接纳

由于透析患者需要定期到医院接受透析治疗,打乱了原有的生活习惯和作息时间,肯定会有一个逐步适应的过程,尤其是当走进一个陌生的地方,需要尽快地熟悉环境,被新的群体(透析患者、透析室医护人员)所接纳,会特别渴望医护人员和病友能够主动与其进行沟通和相处,在情感上被接纳。

三、需要信息

有研究资料表明,在一般性疾病患者中,80％的患者有了解自己疾病真实情况的想法,而80％的医师拒绝告诉患者。到底是否应当告知患者疾病的相关信息呢?笔者认为,对于透析患者,应当矫正他们对透析治疗的不正确认识,根据患者的需要程度和心理承受能力,提供适当的信息,这对于解除其不必要的恐惧与焦虑,避免产生消极的情绪反应是十分有益的。但应注意,给透析患者提供的信息不可完全真实,否则会加剧其应激心理;又不可完全不真实,否则,他们根本不会相信。对于透析患者,应当向他们提供以下信息:①尿毒症是不能治愈的慢性疾病,透析治疗是维持他(她)们生命的重要手段,拒绝治疗就意味着放弃生命;②建立血管通路(动静脉内瘘及临时性或半永久性血管通路)是进行血液透析治疗的必需条件,是维持性血液透析患者的生命线,应当倍加呵护;③医院、透析中心(室)有关规章制度及透析时间安排的有关信息;④干体重的概念、透析充分、饮食管理、饮水管理等与疾病相关的信息;⑤医疗费用支付问题的有关信息等。当透析患者了解了这些信息,将有利于坚定他们战胜疾病的信心,患者的依从性也会得到增强。

四、需要安慰

不管意志多么坚强的人,一旦进入透析治疗阶段后,心理都会失衡,再乐观豁达的人此时也希望得到亲朋好友尤其是医护人员的安慰和鼓励。因此,在患者透析治疗或住院期间,医护人员和与患者亲近的人应通过各种形式给予他们精神上的安慰和鼓励,这对控制和稳定病情是不可或缺的。

五、需要安全感

由于透析治疗的特殊性及透析患者在治疗过程中出现的种种不适,容易使他们产生不安全感。他们需要了解自己的病情,期盼生命不再受到威胁,希望各种治疗既安全顺利又无痛苦。他们把能得到安全感和生命延续视为求医的最终目的。因此,医护人员对透析患者进行任何治疗前,都应向他们做耐心细致的解释,以增强他们的安全感。

六、需要和谐的环境

健康人的生活常常是丰富多彩的,而透析患者则几乎被束缚和封闭在一个单调的世界里,白色的墙壁,白色的床单,白色的工作服,循环往复的透析治疗,使他们始终处于一种被动的状态。患者往往会感到无所事事,度日如年,特别是那些年轻及事业心较强的患者,更会如此。所以,要根据透析中心(室)的客观条件尽可能营造出一种和谐温馨的环境,并根据透析患者身体的具体情况,安排他们做适当的文体活动,不时给予透析患者有新鲜感的刺激,这将有利于调动他们的主观能动性,使他们保持愉悦的心情,促进他们身体的康复。

(朱 慧)

第四节 透析患者心理问题的评估方法

一、评定量表概论

评定量表是评定个人行为的常用工具,是心理卫生评估的重要手段。它具有心理测验的特征,但在形式上又与之有所区别。在心理咨询和心理治疗中,应用评定量表可以使研究结论具有客观性、可比性和可重复性。

二、评定量表的价值

(一)客观

每个评定量表都有一定的客观标准,不论是谁,也不论在什么时间,在什么条件下评定受评者,都应根据这个标准,做出等级评定,因此得出的结论比较客观。

(二)量化

用数字代替文字描述(量化),有助于分类研究,便于对观察结果做统计学处理,研究结果符合科学要求。

(三)全面

评定量表的内容全面系统,等级清楚,用它来收集个体资料,评价心理卫生,估计防治效果等,不会遗漏重要内容。

(四)经济

评定量表的操作方法比较容易掌握,完成每一份量表只需要 20～30 分钟,省时、省力、省钱,评定者与受评者都乐于接受。

三、评定量表的应用

(一)SCL-90 症状自评量表

1.SCL-90 症状自评量表的内容

ScCLl-90 症状自评量表(见表 10-1)内容量大,反映症状丰富,准确地刻画了患者自觉症状的特点,作为心理卫生问题的一种评定工具,可以帮助医护人员了解透析患者的心理状况。

表 10-1　SCL-90 症状自评量表

姓名:		性别:		年龄:		病室:		研究编号:	
病历号:			评定日期:				第　评定次		
		没有	很轻	中等	偏重	严重			
1.头痛		[　]	[　]	[　]	[　]	[　]			
2.神经过敏,心中不踏实		[　]	[　]	[　]	[　]	[　]			
3.头脑中有不必要的想法或字句盘旋		[　]	[　]	[　]	[　]	[　]			
4.头晕或昏倒		[　]	[　]	[　]	[　]	[　]			
5.对异性的兴趣减退		[　]	[　]	[　]	[　]	[　]			
6.对旁人责备求全		[　]	[　]	[　]	[　]	[　]			
7.感到别人能控制您的思想		[　]	[　]	[　]	[　]	[　]			
8.责怪别人制造麻烦		[　]	[　]	[　]	[　]	[　]			
9.忘性大		[　]	[　]	[　]	[　]	[　]			
10.担心自己的衣饰整齐及仪态的端正		[　]	[　]	[　]	[　]	[　]			
11.容易烦恼和激动		[　]	[　]	[　]	[　]	[　]			
12.胸痛		[　]	[　]	[　]	[　]	[　]			
13.怕空旷的场所和街道		[　]	[　]	[　]	[　]	[　]			
14.感到自己的精力下降,活动减慢		[　]	[　]	[　]	[　]	[　]			

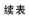

续表

	没有	很轻	中等	偏重	严重
15.想结束自己的生命	[　　]	[　　]	[　　]	[　　]	[　　]
16.听到旁人听不到的声音	[　　]	[　　]	[　　]	[　　]	[　　]
17.发抖	[　　]	[　　]	[　　]	[　　]	[　　]
18.感到大多数人都不可信任	[　　]	[　　]	[　　]	[　　]	[　　]
19.胃口不好	[　　]	[　　]	[　　]	[　　]	[　　]
20.容易哭泣	[　　]	[　　]	[　　]	[　　]	[　　]
21.同异性相处时感到害羞不自在	[　　]	[　　]	[　　]	[　　]	[　　]
22.感到受骗、中了圈套或有人想抓住您	[　　]	[　　]	[　　]	[　　]	[　　]
23.无缘无故地感到害怕	[　　]	[　　]	[　　]	[　　]	[　　]
24.自己不能控制地大发脾气	[　　]	[　　]	[　　]	[　　]	[　　]
25.怕单独出门	[　　]	[　　]	[　　]	[　　]	[　　]
26.经常责怪自己	[　　]	[　　]	[　　]	[　　]	[　　]
27.腰痛	[　　]	[　　]	[　　]	[　　]	[　　]
28.感到难以完成任务	[　　]	[　　]	[　　]	[　　]	[　　]
29.感到孤独	[　　]	[　　]	[　　]	[　　]	[　　]
30.感到苦闷	[　　]	[　　]	[　　]	[　　]	[　　]
31.过分担忧	[　　]	[　　]	[　　]	[　　]	[　　]
32.对事物不感兴趣	[　　]	[　　]	[　　]	[　　]	[　　]
33.感到害怕	[　　]	[　　]	[　　]	[　　]	[　　]
34.您的感情容易受到伤害	[　　]	[　　]	[　　]	[　　]	[　　]
35.旁人能知道您的私下想法	[　　]	[　　]	[　　]	[　　]	[　　]
36.感到别人不理解您、不同情您	[　　]	[　　]	[　　]	[　　]	[　　]
37.感到别人对您不友好、不喜欢您	[　　]	[　　]	[　　]	[　　]	[　　]
38.做事必须做得很慢以保证做得正确	[　　]	[　　]	[　　]	[　　]	[　　]
39.心跳得很厉害	[　　]	[　　]	[　　]	[　　]	[　　]
40.恶心或胃部不舒服	[　　]	[　　]	[　　]	[　　]	[　　]
41.感到比不上他人	[　　]	[　　]	[　　]	[　　]	[　　]
42.肌肉酸痛	[　　]	[　　]	[　　]	[　　]	[　　]
43.感到有人在监视您、谈论您	[　　]	[　　]	[　　]	[　　]	[　　]
44.难以入睡	[　　]	[　　]	[　　]	[　　]	[　　]
45.做事必须反复检查	[　　]	[　　]	[　　]	[　　]	[　　]
46.难以做出决定	[　　]	[　　]	[　　]	[　　]	[　　]
47.怕乘电车、公共汽车、地铁或火车	[　　]	[　　]	[　　]	[　　]	[　　]
48.呼吸有困难	[　　]	[　　]	[　　]	[　　]	[　　]
49.一阵阵发冷或发热	[　　]	[　　]	[　　]	[　　]	[　　]

	没有	很轻	中等	偏重	严重
50.因为感到害怕而避开某些东西、场合或活动	[ ]	[ ]	[ ]	[ ]	[ ]
51.脑子变空了	[ ]	[ ]	[ ]	[ ]	[ ]
52.身体发麻或刺痛	[ ]	[ ]	[ ]	[ ]	[ ]
53.喉咙有梗塞感	[ ]	[ ]	[ ]	[ ]	[ ]
54.感到前途没有希望	[ ]	[ ]	[ ]	[ ]	[ ]
55.不能集中注意力	[ ]	[ ]	[ ]	[ ]	[ ]
56.感到身体的某一部分软弱无力	[ ]	[ ]	[ ]	[ ]	[ ]
57.感到紧张或容易紧张	[ ]	[ ]	[ ]	[ ]	[ ]
58.感到手或脚发重	[ ]	[ ]	[ ]	[ ]	[ ]
59.想到死亡的事	[ ]	[ ]	[ ]	[ ]	[ ]
60.吃得太多	[ ]	[ ]	[ ]	[ ]	[ ]
61.当别人看着您或谈论您时感到不自在	[ ]	[ ]	[ ]	[ ]	[ ]
62.有一些不属于您自己的想法	[ ]	[ ]	[ ]	[ ]	[ ]
63.有想打人或伤害他人的冲动	[ ]	[ ]	[ ]	[ ]	[ ]
64.醒得太早	[ ]	[ ]	[ ]	[ ]	[ ]
65.必须反复洗手、点数目或触摸某些东西	[ ]	[ ]	[ ]	[ ]	[ ]
66.睡得不稳不深	[ ]	[ ]	[ ]	[ ]	[ ]
67.有想摔坏或破坏东西的冲动	[ ]	[ ]	[ ]	[ ]	[ ]
68.有一些别人没有的想法或念头	[ ]	[ ]	[ ]	[ ]	[ ]
69.感到对别人神经过敏	[ ]	[ ]	[ ]	[ ]	[ ]
70.在商店或电影院等人多的地方感到不自在	[ ]	[ ]	[ ]	[ ]	[ ]
71.感到做任何事情都很困难	[ ]	[ ]	[ ]	[ ]	[ ]
72.一阵阵恐惧或惊恐	[ ]	[ ]	[ ]	[ ]	[ ]
73.感到在公共场合吃东西很不舒服	[ ]	[ ]	[ ]	[ ]	[ ]
74.经常与人争论	[ ]	[ ]	[ ]	[ ]	[ ]
75.单独一人时神经很紧张	[ ]	[ ]	[ ]	[ ]	[ ]
76.别人对您的成绩没有作出恰当的评价	[ ]	[ ]	[ ]	[ ]	[ ]
77.即使和别人在一起也感到很孤单	[ ]	[ ]	[ ]	[ ]	[ ]
78.感到坐卧不安心神不定	[ ]	[ ]	[ ]	[ ]	[ ]
79.感到自己没有什么价值	[ ]	[ ]	[ ]	[ ]	[ ]
80.感到熟悉的东西变成陌生或不像是真的	[ ]	[ ]	[ ]	[ ]	[ ]
81.大叫或摔东西	[ ]	[ ]	[ ]	[ ]	[ ]
82.害怕在公共场所昏倒	[ ]	[ ]	[ ]	[ ]	[ ]
83.感到别人想占您的便宜	[ ]	[ ]	[ ]	[ ]	[ ]
84.为一些有关"性"的想法而很苦恼	[ ]	[ ]	[ ]	[ ]	[ ]
85.您认为应该因为自己的过错而受到惩罚	[ ]	[ ]	[ ]	[ ]	[ ]

	没有	很轻	中等	偏重	严重
86.感到要赶快把事情做完	〔　　〕	〔　　〕	〔　　〕	〔　　〕	〔　　〕
87.感到自己的身体有严重的问题	〔　　〕	〔　　〕	〔　　〕	〔　　〕	〔　　〕
88.从未感到和其他人很亲近	〔　　〕	〔　　〕	〔　　〕	〔　　〕	〔　　〕
89.感到自己有罪	〔　　〕	〔　　〕	〔　　〕	〔　　〕	〔　　〕
90.感到自己的脑子有毛病	〔　　〕	〔　　〕	〔　　〕	〔　　〕	〔　　〕

SCL-90症状自评量表含有90个项目,分为10大类即10个因子,10个因子的定义及所含项目为以下几项。

(1)躯体化(反映主观的身体不适应):包括1、4、12、27、40、42、48、49、52、53、56、58共12项。

(2)强迫症状:包括3、9、10、28、38、45、46、51、55、56共10项。

(3)人际关系敏感:包括6、21、34、36、37、41、61、69、73共9项。

(4)忧郁:包括5、14、15、20、22、26、29、30、31、32、54、71、79共13项。

(5)焦虑:包括2、17、23、33、39、57、72、78、80、86共10项。

(6)敌对:包括11、24、63、67、74、81共6项。

(7)恐怖:包括13、25、47、50、70、75、82共7项。

(8)偏执:包括8、18、43、68、76、83共6项。

(9)精神病性:包括7、16、35、62、77、84、85、87、88、90共10项。

(10)其他(反映睡眠及食欲):包括19、44、59、60、64、66、89共7项。

2.SCL-90症状自评量表的应用

(1)评分标准:每项采用5级评分制。

1分:没有;自觉无该项症状。

2分:很轻;自觉有该项问题,但发生得不频繁、不严重。

3分:中等;自觉有该项症状,其严重程度为轻到中度。

4分:偏重;自觉有该项症状,其程度中到严重。

5分:严重;自觉有该项症状,频度与程度都十分严重。

凡是自认为没有症状的,都可记1分,没有反向评分项目。

(2)判断标准。①总分:将90个项目的各单项得分相加便得到总分。总均分=总分/90,总的来说,患者的自我感觉总是介于总均分在1～5分之间的某个分值上。阴性项目数:表示患者"无症状"项目有多少;阳性项目数:表示患者在多少项目中呈现"有症状"。阳性症状均分=(总分-阴性项目数)/阳性项目数,表示有"症状"项目的平均得分,可以看出该患者自我感觉不佳的项目范围内症状的严重程度。例如,某患者总分130分,阴性项目为24,阳性项目则为90-24=66,阳性症状均分为(130-24)/66=1.61,即阳性症状较轻。②因子分:SCL-90有10个因子,每一个因子反映患者某一方面的情况,因此,因子分可了解患者症状分布的特点及其病情的具体演变过程。因子分=组成某一因子各项目的总分/组成某一因子的项目数。例如,某患者偏执因子各项得分之和为18分,偏执因子的总项目为6项,所以,其偏执因子得分为18/6=3,这位患者的偏执因子是3分,处于中度水平。

(二)汉密尔顿抑郁量表(HRSD)

1.HRSD 的内容

汉密尔顿抑郁量表是汉密尔顿于 1960 年编制,1967 年又发表了新版本。本量表是经典的抑郁评定量表(属于他评量表,见表 10-2),包括 24 条,方法简单,标准明确,容易掌握。

表 10-2　汉密尔顿抑郁量表(HRSD)

项目	得分					项目	得分				
1.抑郁情绪	0	1	2	3	4	13.全身症状	0	1	2		
2.有罪感	0	1	2	3	4	14.性症状	0	1	2		
3.自杀	0	1	2	3	4	15.疑病	0	1	2	3	4
4.入睡困难	0	1	2			16.体重减轻	0	1	2		
5.睡眠不深	0	1	2			17.自知力	0	1	2		
6.早醒	0	1	2			18.日夜变化	0	1	2		
7.工作和兴趣	0	1	2	3	4	19.人格或现实解体	0	1	2	3	4
8.迟缓	0	1	2	3	4	20.偏执症状	0	1	2	3	4
9.激越	0	1	2	3	4	21.强迫症状	0	1	2		
10.精神性焦虑	0	1	2	3	4	22.能力减退感	0	1	2	3	4
11.躯体性焦虑	0	1	2	3	4	23.绝望感	0	1	2	3	4
12.胃肠道症状	0	1	2			24.自卑感	0	1	2	3	4

2.汉密尔顿抑郁量表(HRSD)的应用

(1)评分标准:采用 5 级评分(0~4 分)。

0 分:无;自觉无该项症状。

1 分:轻度;自觉有该项问题,但发生得不频繁、不严重。

2 分:中度;自觉有该项症状,其严重程度为轻到中度。

3 分:重度;自觉有该项症状,其程度为中到严重。

4 分:严重;自觉有该项症状,频度与程度都十分严重。

(2)判断标准:对照标准算出分数:小于 8 分,无抑郁;>20 分,轻度或中度抑郁;大于 35 分,严重抑郁。

(朱　慧)

参考文献

[1] 马秀芬,王婧.内科护理[M].北京:人民卫生出版社,2020.

[2] 高运合.临床护理技术与实践[M].北京:中医古籍出版社,2019.

[3] 时均燕.内科护理理论与实践[M].成都:四川科学技术出版社,2020.

[4] 耿田军.现代实用护理技术与实践[M].上海:上海交通大学出版社,2019.

[5] 王姗姗.护理实践与技术[M].天津:天津科学技术出版社,2019.

[6] 陶子荣,戴玉.神经内科护理查房[M].北京:化学工业出版社,2020.

[7] 孙冬冬.现代护理技术与临床实践[M].上海:上海交通大学出版社,2019.

[8] 夏五妹.现代基础护理技术与临床实践[M].开封:河南大学出版社,2019.

[9] 苑志勇.临床内科常见疾病诊疗与护理[M].北京/西安:世界图书出版公司,2020.

[10] 朱俊玲.心内科疾病护理与康复[M].南昌:江西科学技术出版社,2020.

[11] 缪景霞,姚志琪,宋慧娟.内科护理学思维导图[M].广州:广东科技出版社,2019.

[12] 陈营.全科临床护理实践技术[M].长沙:湖南科学技术出版社,2019.

[13] 赵珊.现代实用护理技术与临床实践[M].长春:吉林科学技术出版社,2019.

[14] 金立军,熊天山,孟共林.内科护理学[M].北京:北京大学医学出版社,2020.

[15] 刘丽琴.现代内科护理精粹[M].西安:西安交通大学出版社,2018.

[16] 宋美茹.最新内科护理精要[M].天津:天津科学技术出版社,2018.

[17] 李辉,赵伟英,刘含凤.实用内科护理新思维[M].北京:科学技术文献出版社,2018.

[18] 张文燕,冯英,柳国芳.护理临床实践[M].青岛:中国海洋大学出版社,2019.

[19] 姜秀玲.现代临床护理实践[M].郑州:郑州大学出版社,2019.

[20] 王清,张秋平.现代临床护理实践[M].上海:上海交通大学出版社,2019.

[21] 陈雪.实用内科护理新思维[M].天津:天津科学技术出版社,2018.

[22] 刘丹.护理基础与临床实践[M].天津:天津科学技术出版社,2019.

[23] 王丽萍.现代护理实践与护理技能[M].天津:天津科学技术出版社,2019.

[24] 田玉泉.护理操作理论与临床实践[M].长春:吉林大学出版社,2019.

[25] 李建萍.精编护理学理论与实践[M].长春:吉林科学技术出版社,2019.

[26] 赵风琴.现代临床内科护理与实践[M].汕头:汕头大学出版社,2019.

[27] 周春美,陈焕芬.基础护理技术[M].北京:人民卫生出版社,2019.

［28］张宏等.现代内科临床护理［M］.天津：天津科学技术出版社,2018.

［29］丁琼,王娟,冯雁.内科疾病护理常规［M］.北京：科学技术文献出版社,2018.

［30］毛春华,邱洪流,景丽.内科护理［M］.武汉：华中科技大学出版社,2018.

［31］郭华丽,平萍,李娜.内科临床治疗及护理技术［M］.武汉：湖北科学技术出版社,2018.

［32］周立兰.现代临床护理理论与实践［M］.开封：河南大学出版社,2019.

［33］李冉.实用临床护理理论与实践［M］.北京：中国纺织出版社,2019.

［34］周华艳.新编临床护理理论与实践［M］.昆明：云南科技出版社,2019.

［35］刘萍.内科临床护理技能实践［M］.汕头：汕头大学出版社,2019.

［36］刘小青,姜金霞.护理管理者护理信息能力研究进展［J］.护理研究,2020,34(3):444-446.

［37］王芳.护理风险管理在外科护理管理中的应用效果研究［J］.临床医药文献电子杂志,2020,7(32):69＋88.

［38］陈玲.妇产科常用护理技术操作是什么？［J］.健康之家,2020(11):84-85.

［39］赵靖.集束化护理理念在基础护理技术中的应用［J］.医药界,2019(6):0070-0071.

［40］张俐玲.无痛护理技术对提高手术室护理质量的研究［J］.全科口腔医学电子杂志,2019,6(26):106.